● 广州市高校创新创业（就业）教育项目
（穗教高教［2019］15号）成果

李映桃 主编

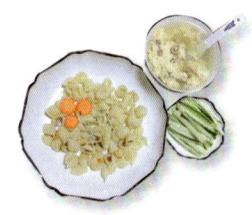

图说
糖妈妈饮食
3+3

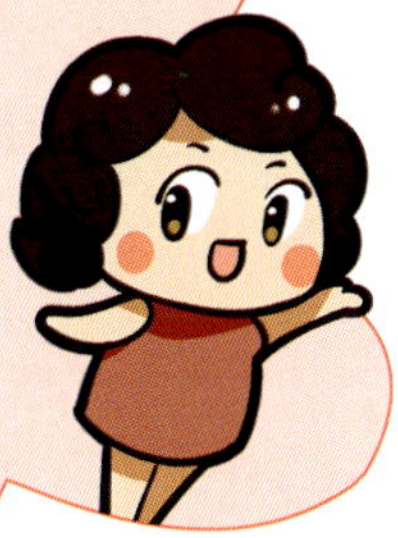

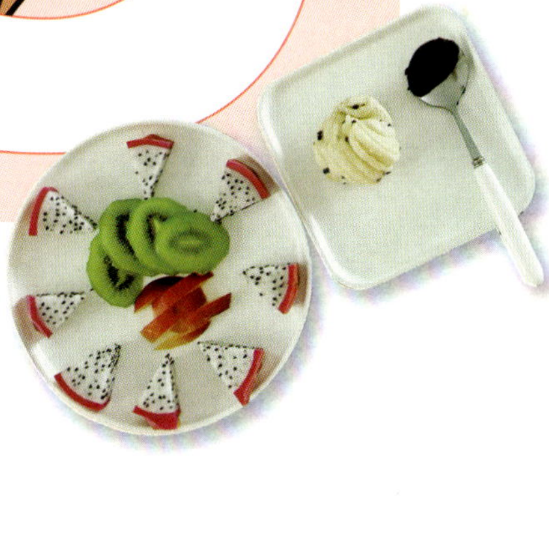

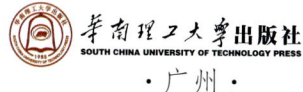
华南理工大学出版社
·广州·

图书在版编目（CIP）数据

图说糖妈妈饮食3+3 / 李映桃主编. —广州：华南理工大学出版社，2020.1（2022.10重印）
ISBN 978-7-5623-6180-0

Ⅰ.①图… Ⅱ.①李… Ⅲ.①妊娠合并症-糖尿病-诊疗-图解 Ⅳ.①R714.256-64

中国版本图书馆CIP数据核字（2019）第301127号

Tushuo Tangmama Yinshi 3+3
图说糖妈妈饮食3+3
李映桃　主编

出版人：柯　宁

出版发行：华南理工大学出版社
（广州五山华南理工大学17号楼，邮编510640）
http://hg.cb.scut.edu.cn　E-mail: scutc13@scut.edu.cn
营销部电话：020-87113487　87111048（传真）

策划编辑：吴翠微
责任编辑：张　楚　陈　蓉
印　刷　者：佛山家联印刷有限公司
开　　本：787mm×960mm　1/16　印张：16.25　字数：255千
版　　次：2020年1月第1版　2022年10月第3次印刷
定　　价：138.00元（含卡片）

版权所有　盗版必究　　印装差错　负责调换

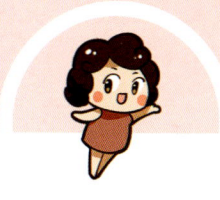

《图说糖妈妈饮食 3+3》编委会

主　任：李映桃　　吴伟珍

副主任：郑　暄　　陈　佳　　黎思颖　　梁丽霞　　昝　琼
　　　　王　艳

编　委（按姓氏笔画排序）：

马敏婷	王练深	王振宇	王旖霞	韦　新	邓燕红
艾贤妍	龙土红	卢　婵	卢澄钰	叶端玲	白　恬
白敏华	邝玉梅	刘少婷	刘玉冰	刘丽静	刘驿乐
刘美兰	汤艳文	许继晗	杜雅冰	杜燕芳	李　炫
李　振	李兆生	李晓瑾	李旖旎	杨　轶	杨　舒
杨韵贤	肖彩茶	吴小庄	吴小君	吴伟红	岑慧红
邱文愉	邱翠玲	何　青	张　宇	张　娟	张　瑜
张兆金	张映暖	张路家	张馨玥	陈　芳	陈　利
陈友焕	陈少意	陈若芬	陈郁葱	陈海霞	苗永青
林丽君	林迎珠	林淑娟	欧昆林	罗　昊	罗太珍
周梦阳	赵永朝	钟肖英	钟彩娟	昝　千	贺　芳
袁晓玲	徐丽明	徐晓丹	徐崇彬	黄　蓓	黄心怡
黄芳英	黄丽华	黄贤君	黄莉莉	黄福儿	黄璀玥
常结仪	梁文宛	梁建钟	梁嘉敏	梁黎璇	彭迪华
韩利红	曾丽珠	曾青山	曾健仪	湛献能	温有金
谢玉珍	谢添香	蔡　舒	樊　瑶	霍佩均	戴　卉

美术设计：钟　清　　凌彩琼　　朱苑桐

序

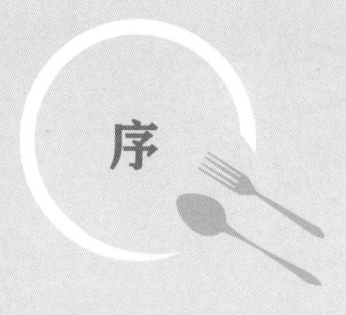
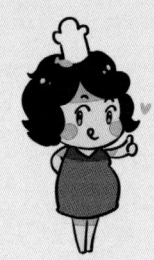

我向来的原则是,若出书,序宜自作,不宜他书。碰上他人央己作序,也要斟酌再三,生怕因为自己的序,毁掉一本好书。广州医科大学附属第三医院产科主任李映桃教授不仅业务水平高,而且是一位热心科普创作的好医生,她创立了微信公众号"柔济糖妈妈在线",并和科室的同仁一起撰写了《图说糖妈妈饮食3+3》一书。映桃主任是我的大学同窗好友,遂欣然作序。

生命最初的1000天是指从女性怀孕到宝宝出生之后的两岁,这是一个人生长发育的机遇窗口期。母亲怀孕期间的营养状况,不但决定着宝宝的生长发育、认知能力,还和其成年之后的健康状况密切相关。妊娠期糖尿病是指孕妇在妊娠期首次发生或发现的糖代谢异常。发病与肥胖、高龄、缺乏运动等因素密切相关。目前我国妊娠期糖尿病的发病率大约为18.9%,个别地区高达25%。妊娠期糖尿病不仅使孕产妇和子代身心受损,而且给家庭和社会带来沉重的经济负担。

健康教育是防治妊娠期糖尿病的基础和关键。80%以上的妊娠期糖尿病妇女仅需规范饮食和运动治疗,血糖就可以得到良好控制,母婴结局良好。对于大部分糖妈妈来说,"管好嘴"的落实和实施比较困难,由于很难掌握食物交换份法,而且每餐都要计算摄入的能量,她们会因感到特别繁琐而放弃。《图说糖妈妈饮食3+3》是一本"看图对话"式的科普图册,通过对话的方式教会糖妈妈计算每天摄入的总能量和营养素的种类,科学地搭配食物、餐次配比,选择正确的烹饪方法、进食顺序等,以控制好血糖并促进胎儿健康发育。这本书既可以让初级入门的热衷于"粗茶淡饭"的糖妈妈直接依据食谱掌握饮食搭配,也可以让对生活有精致追求的"美食家"糖妈妈,从30多套"3+3"食谱中选择搭配出多样化的美食,促使糖妈妈们通过科学饮食和体重管理来达到母婴安康的目的。

国务院印发《健康中国行动(2019—2030年)》,这是以较低成本取得较高健康绩效的有效策略,是解决当前健康问题的现实途径,是落实健康中国战略的重要举措。《图说糖妈妈饮食3+3》科普图册的出版,可提高民众主动防治妊娠期糖尿病的积极性,提高干预效果,控制医疗成本,节省卫生资源,是践行《健康中国行动(2019—2030年)》中"健康知识普及行动"和"妇幼健康促进行动"的具体表现,对保护妇女儿童健康权益、维护生殖健康能起到推进作用,有助于提高国民健康水平。

何 丽

2019年10月于北京

何丽,中国疾病预防控制中心营养与健康所科技处处长,研究员,硕士生导师,北京市健康科普专家;中央电视台《健康之路》、北京卫视《养生堂》等栏目特邀嘉宾。从事营养与慢性病研究30年。参与30多项重大科研项目,发表论文40多篇;获中华预防医学科技奖三等奖1项。

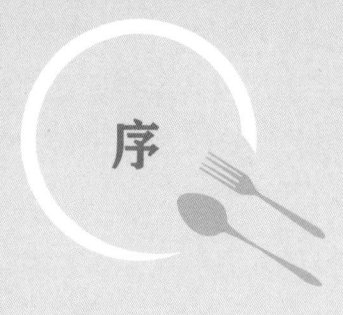
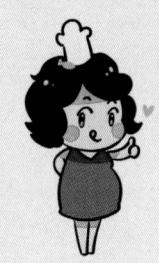

序

  我向来的原则是，若出书，序宜自作，不宜他书。碰上他人央己作序，也要斟酌再三，生怕因为自己的序，毁掉一本好书。广州医科大学附属第三医院产科主任李映桃教授不仅业务水平高，而且是一位热心科普创作的好医生，她创立了微信公众号"柔济糖妈妈在线"，并和科室的同仁一起撰写了《图说糖妈妈饮食3+3》一书。映桃主任是我的大学同窗好友，遂欣然作序。

  生命最初的1000天是指从女性怀孕到宝宝出生之后的两岁，这是一个人生长发育的机遇窗口期。母亲怀孕期间的营养状况，不但决定着宝宝的生长发育、认知能力，还和其成年之后的健康状况密切相关。妊娠期糖尿病是指孕妇在妊娠期首次发生或发现的糖代谢异常。发病与肥胖、高龄、缺乏运动等因素密切相关。目前我国妊娠期糖尿病的发病率大约为18.9%，个别地区高达25%。妊娠期糖尿病不仅使孕产妇和子代身心受损，而且给家庭和社会带来沉重的经济负担。

  健康教育是防治妊娠期糖尿病的基础和关键。80%以上的妊娠期糖尿病妇女仅需规范饮食和运动治疗，血糖就可以得到良好控制，母婴结局良好。对于大部分糖妈妈来说，"管好嘴"的落实和实施比较困难，由于很难掌握食物交换份法，而且每餐都要计算摄入的能量，她们会因感到特别繁琐而放弃。《图说糖妈妈饮食3+3》是一本"看图对话"式的科普图册，通过对话的方式教会糖妈妈计算每天摄入的总能量和营养素的种类，科学地搭配食物、餐次配比，选择正确的烹饪方法、进食顺序等，以控制好血糖并促进胎儿健康发育。这本书既可以让初级入门的热衷于"粗茶淡饭"的糖妈妈直接依据食谱掌握饮食搭配，也可以让对生活有精致追求的"美食家"糖妈妈，从30多套"3+3"食谱中选择搭配出多样化的美食，促使糖妈妈们通过科学饮食和体重管理来达到母婴安康的目的。

国务院印发《健康中国行动（2019—2030年）》，这是以较低成本取得较高健康绩效的有效策略，是解决当前健康问题的现实途径，是落实健康中国战略的重要举措。《图说糖妈妈饮食3+3》科普图册的出版，可提高民众主动防治妊娠期糖尿病的积极性，提高干预效果，控制医疗成本，节省卫生资源，是践行《健康中国行动（2019—2030年）》中"健康知识普及行动"和"妇幼健康促进行动"的具体表现，对保护妇女儿童健康权益、维护生殖健康能起到推进作用，有助于提高国民健康水平。

何 丽

2019年10月于北京

何丽，中国疾病预防控制中心营养与健康所科技处处长，研究员，硕士生导师，北京市健康科普专家；中央电视台《健康之路》、北京卫视《养生堂》等栏目特邀嘉宾。从事营养与慢性病研究30年。参与30多项重大科研项目，发表论文40多篇；获中华预防医学科技奖三等奖1项。

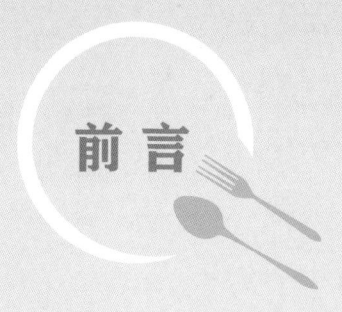
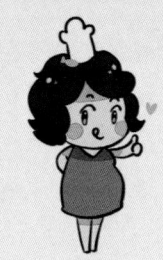

妊娠期糖尿病（gestational diabetes mellitus，GDM）是指孕妇在妊娠期首次发生或发现的糖代谢异常，包括部分妊娠前已患有糖尿病但未曾获得诊断而仅在此次妊娠期被发现的糖尿病患者。2015年国际糖尿病联盟发表的最新数据显示，全球范围内罹患妊娠合并糖尿病的妇女约为2090万，GDM占比为85.1%。GDM发病与育龄妇女肥胖、高龄、缺乏运动等因素密切相关。人们饮食结构的改变、静态的生活方式、生育年龄逐渐后移以及诊断标准不断更新，使得各个国家和地区的GDM发病率呈现整体上升的趋势，我国GDM的发病率由2006年的5.5%升至2017年的18.9%，个别地区高达25%。

GDM对孕产妇及子代健康都将造成危害。研究显示，GDM妇女剖宫产、妊娠高血压疾病、羊水过多、分娩创伤等风险明显增高，产后15～25年后罹患糖尿病的风险较正常孕妇增加50%～70%。同时，子代出现巨大儿等不良结局（如肩难产、缺血缺氧性脑病、新生儿低血糖等）的风险更高；子代罹患2型糖尿病风险也增高。GDM不仅使孕产妇及子代身心受损，而且给家庭和社会带来了沉重的经济负担。

健康教育是防治GDM的基础和关键。80%以上GDM妇女仅需规范饮食和运动治疗，血糖就可以得到良好控制，母婴结局良好。但GDM属

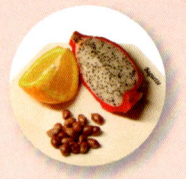

于一种慢性疾病，健康教育需要贯穿于整个孕期乃至产后6~12个月，甚至终生，尤其以"管住嘴——科学饮食管理"为重点和难点，落实和实施异常困难。2019年美国糖尿病协会（ADA）发布了有关营养治疗的新共识，强调临床医生需要考虑糖妈妈的文化背景、个人喜好、合并症及所生活的社会经济环境，为其制定个性化的饮食计划。但对于大部分糖妈妈来说，掌握食物交换份法很困难，且每餐都要计算食物热量特别繁琐。目前国内尚无一本糖妈妈喜闻乐见的、备受大家推崇的、"看图对话"（conversation maps，CP）模式的、通俗易懂的科普读物，为此，打造一本颇具特色的科普图册《图说糖妈妈饮食3+3》实属必要。

本书以"看图对话"模式，根据妊娠前体质量指数（body mass index，BMI）、饮食习惯等为糖妈妈定制个性化的食疗方案，内容包括每日总热量、宏量营养素和微量营养素的摄入种类、食物数量及比例、餐次配比、烹饪食物方法、进食食物顺序等，保障GDM妇女的饮食中有充足的能量，促进胎儿健康发育。本书还特别个性化、人文化地为糖妈妈们提供了出行时的饮食配餐方案，也考虑到让初级入门的热衷于"粗茶淡饭"的糖妈妈，可以直接依据食谱就餐，简单明了地掌握饮食搭配；另外，还专门针对"美食家"类型、有精致生活要求的糖妈妈们，特别设置了多套一日"3+3"模式的可自由搭配的餐单，既能满足视觉美感的要求，又能满足味蕾的需求，更能帮助糖妈妈们通过科学饮食和体重管理达到母婴安康的目的。特别需要强调的是，90%的美食图中的菜品，均为"柔济糖妈妈俱乐部"的糖妈妈们和医护工作者自己烹饪出品

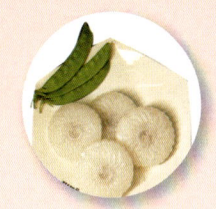

的，是经过了8年临床验证的、有利于糖妈妈"孕期控糖控重""产后甩糖减重"的美味佳肴。

"3+3"主要指"3大餐+3小餐"，即一日六餐，大餐之间加小餐，从早晨7：00至夜间22：00，根据糖妈妈的生活和工作规律，合理安排进餐时间，保障24小时糖妈妈的能量供应；"3+3"还指优化食物选择，即平衡3大宏量营养素（蛋白质、脂肪和碳水化合物）、3种微量营养素（铁、钙、镁）和3种基础营养素（水、纤维素、维生素）的摄取；"3+3"还包括优化食物营养结构，即营养素占比依据"饮食习惯、个人喜好和代谢目标"3种个体化特点而定，并鼓励"3多"：多摄入非淀粉类蔬菜，多方面减少添加糖（特别是含糖饮料）及精制谷物的摄入，多摄入未加工食品。

阅读《图说糖妈妈饮食3+3》，你还可体会"医、护、患""社会、家庭和个人"在控糖过程中协作时不同层次的责任所在。

这本科普图册，以"看图对话"模式呈现，简单明了，图文并茂，适宜各种文化层次的糖妈妈、社区健康教育者和妊娠期糖尿病专科护士，以及妇产科的各级医护人员。您一睹其芳容，会有转角遇到爱地心动！一看就明，一学就会，值得拥有它！

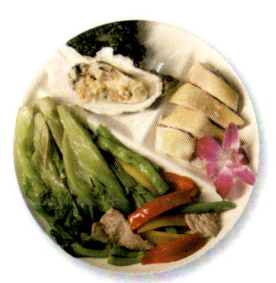

李映桃

2019年7月于羊城

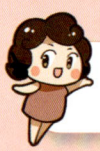

书中主食的简要说明

1. 二米饭

（1）米和水的比例需讲究，杂粮（大米和杂粮之比约为8:2）与水的质量比为1∶1.2～1.5。

（2）杂粮25g（生重）煮成杂粮饭后质量约为62.5g。

（3）二米与二米饭的质量比约为1∶2.5。

2. 杂粮粥

（1）主料：杂粮（小米）45g、大米10g；配料：猪肉末35g，叶菜、姜丝少许；辅料：干贝5g、虫草花5g、姬松茸5g、虾皮1g。

（2）可做成杂粮粥1.5～2碗，热量约为280kcal（3.1份）。

（3）烹饪步骤：除叶菜外，其他食材全部放入锅中，并加约3碗水。大火煮开后转中火，将叶菜加进去煮熟即可出锅。（全程煮约15分钟，但因烹饪用具及火候等相关因素，具体时间根据实际情况调整，以杂粮煮熟不爆开花为原则即可。）

3. 花卷

富强粉与水的质量比为2∶1。100g面粉做出4个花卷，每个熟重约35g，为1份（90kcal）。

4. 饺子（猪肉白菜馅）

（1）饺子皮材料：富强粉100g、水60mL；饺子馅材料：猪肉末100g、白菜100g、姜末5g、调料（盐、糖、鸡精、料酒、香油）适量。

（2）可做出饺子17～18个，约3个为1份（热量约为90kcal）。

（3）烹饪方法：蒸锅内多放些水，烧开；把饺子放入蒸屉中，用大火蒸10分钟即可。

5. 馄饨（香菇猪肉馅）

（1）馄饨皮材料：富强粉150g、水60mL；馄饨馅材料：猪肉末100g、鲜香菇50g、姜末5g、调料（盐、糖、酱油、料酒、香油）适量。

（2）可做出馄饨33～40个，4～5个为1份（热量约为90kcal）。

（3）烹饪方法：蒸锅内多放些水，烧开；把馄饨放入蒸屉中，用大火蒸10分钟即可。

6. 拌面/粉

（1）原料：面/粉30～50g（面可选择爽口的干面饼如荞麦面饼，粉可选择意粉、通心粉等），猪瘦肉30g，叶菜50g，油、盐适量。

（2）烹饪方法：①在锅内放少许清水，开火。水开后将叶菜、猪瘦肉放入水中烫熟、捞起备用。②锅中放入适量清水，待水开放入面/粉，煮3～5分钟（面）/7～10分钟（粉），熟后即刻捞起备用（煮熟就行，不要煮烂）。③将面/粉、猪瘦肉、叶菜、盐加菜籽油或橄榄油拌匀即可食用。

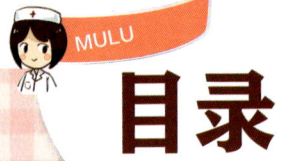

目录

第一章

认识食物和食物的烹饪方法

一、吃了这么久,你真的认识食物了吗? / 2

（一）认识主食 / 3

（二）认识副食 / 5

（三）食物与血糖的关系 / 12

二、如何烹饪才更健康? / 20

（一）推荐的烹饪方法 / 20

（二）不推荐的烹饪方法 / 24

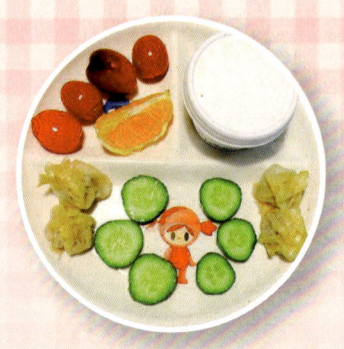

第二章

认识主食和副食的计量和速配 / 27

一、谷薯类主食的制作和计量 / 28

二、蔬菜的挑选和搭配 / 33

三、水果的挑选和搭配 / 33

四、豆制品的挑选和搭配 / 34

五、奶制品的挑选和搭配 / 34

六、蛋白类（肉蛋类）的挑选和搭配 / 36

七、坚果类的挑选和搭配 / 36

八、油盐糖的挑选和搭配 / 37

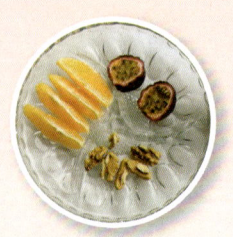

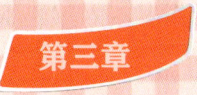

快速搭配的进阶 / 39

第一节 初级版(适合初级玩家) / 40

    常用的居家健康饮食搭配(7天) / 40

    上班族如何快速搭配出健康饮食(5天) / 58

    住院期间如何搭配出健康饮食(5天) / 71

第二节 中级版(适合中级玩家) / 84

第三节 高级版(适合高级玩家) / 109

第四节 外出就餐如何搭配健康饮食 / 135

第五节 早、中、晚孕一周食谱速查 / 140

    早 孕 / 140

    中孕单胎 / 157

    中孕双胎 / 174

    晚孕单胎 / 191

    晚孕双胎 / 208

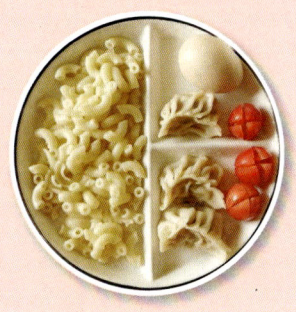

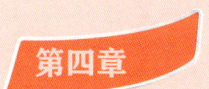

不推荐的食物搭配 / 227

参考文献 / 236

附录一:常见食物中碳水化合物含量表 / 237

附录二:"糖妈妈标准餐具"规格 / 239

附录三:糖妈妈"背饭"小记 / 240

附录四:编委糖妈妈们的孕期控重控糖和产后减重甩糖的战况 / 242

附录五:扑克牌的设计和使用说明 / 245

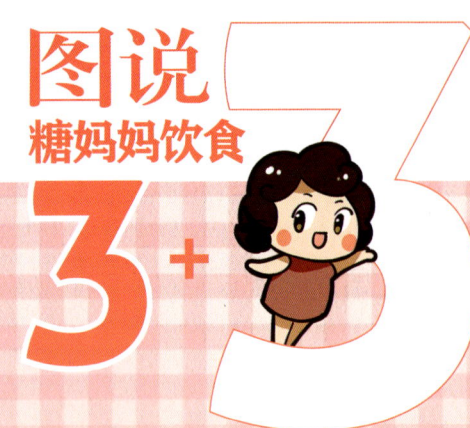

图说
糖妈妈饮食
3+3

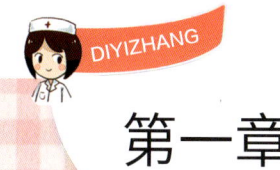

第一章

认识食物和食物的烹饪方法

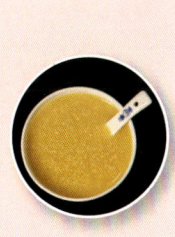

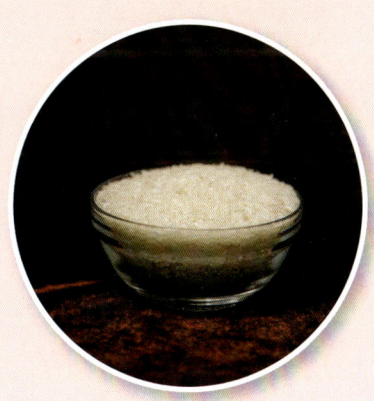

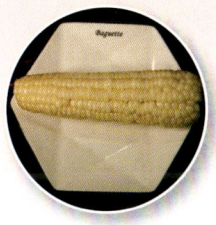

一、吃了这么久,你真的认识食物了吗?

人类为什么要进食呢?因为食物可以提供人类生存所必需的营养元素。人体必需的营养元素除了水以外,还有三大宏量营养元素:碳水化合物、蛋白质、脂肪;三大微量营养元素:膳食纤维、微量元素(矿物质)和维生素。

人体日常所需的营养素通过摄入不同类型的食物来满足。我们日常吃饭,餐桌上常见的食物可以简单地分为主食和副食,也可以详细地分为四大类,分别是谷薯类、蔬果类、肉蛋豆奶类和油脂类。进一步细分可分为八小类,分别为谷薯类、蔬菜类、水果类、大豆类、奶制品类、肉蛋类、坚果类和油脂类。

主食		副食					
谷薯类		蔬果类		肉蛋豆奶类		油脂类	
谷类	(米饭)	蔬菜类	(西兰花)	大豆类	(豆腐)	坚果类	(核桃)
薯类	(土豆)	水果类	(樱桃)	奶制品类	(牛奶)	油脂类	(食用油)
				肉蛋类	(肉)		

（一）认识主食

主食可以分为谷类和薯类两种，谷类就是我们日常所说的五谷，如大米、小米、小麦、燕麦等，以及加工后的各种面类、粉类。而薯类主要指的是根茎类食物，例如土豆、红薯、山药、芋头等。

❶ 谷类

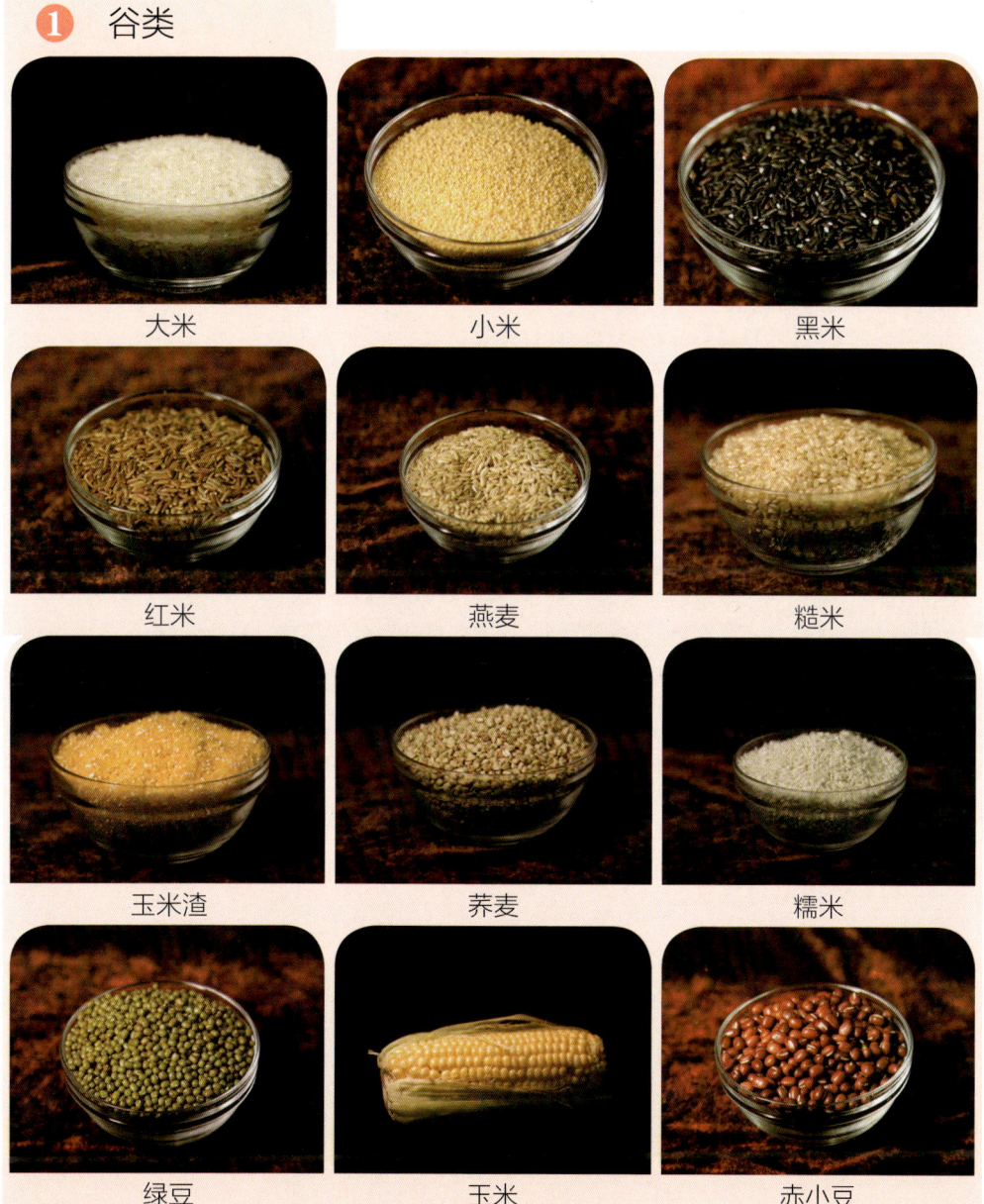

大米　小米　黑米

红米　燕麦　糙米

玉米渣　荞麦　糯米

绿豆　玉米　赤小豆

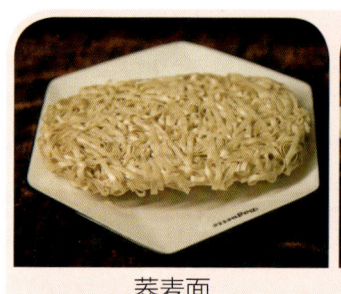
荞麦面

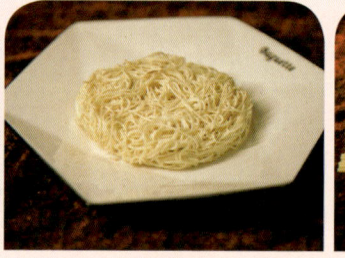
鸡蛋面

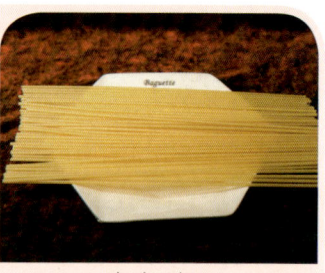
意大利面

❷ 薯类

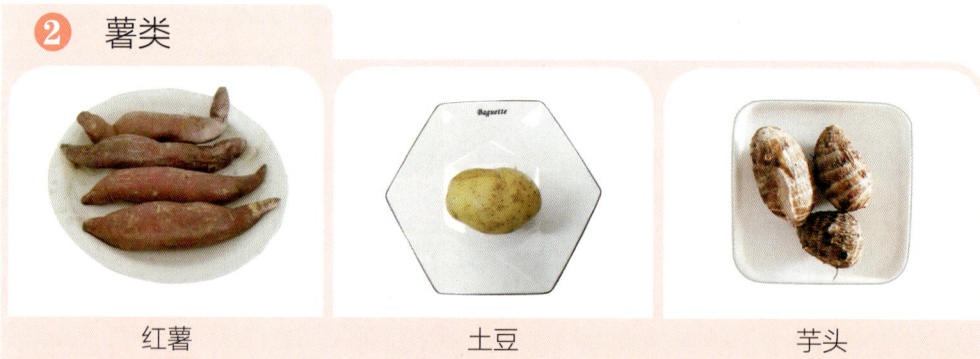

红薯　　　　　土豆　　　　　芋头

❸ 常见的主食

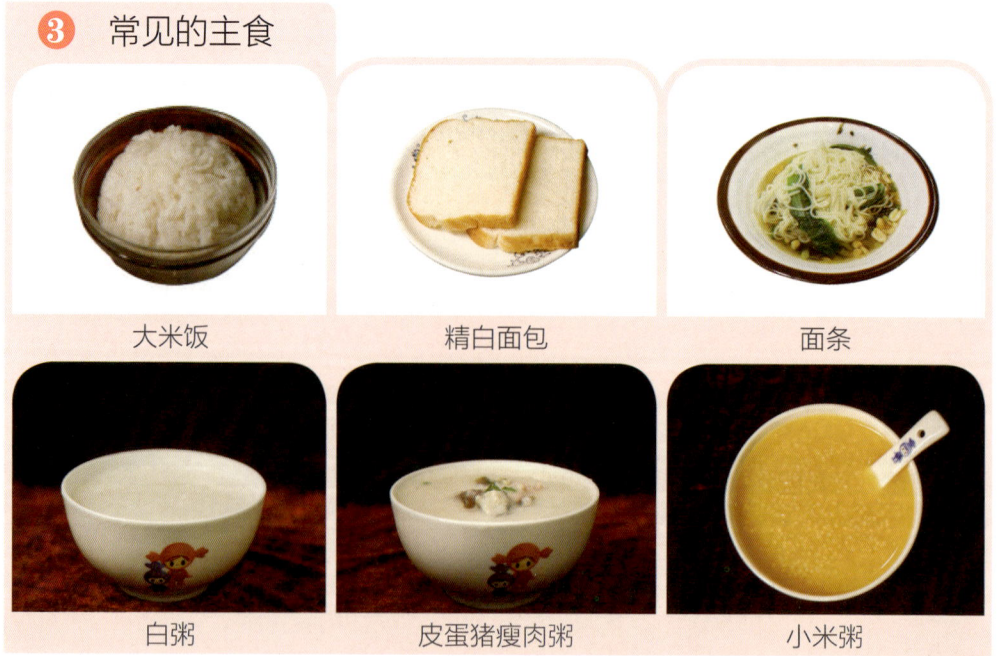

大米饭　　　精白面包　　　面条

白粥　　　皮蛋猪瘦肉粥　　　小米粥

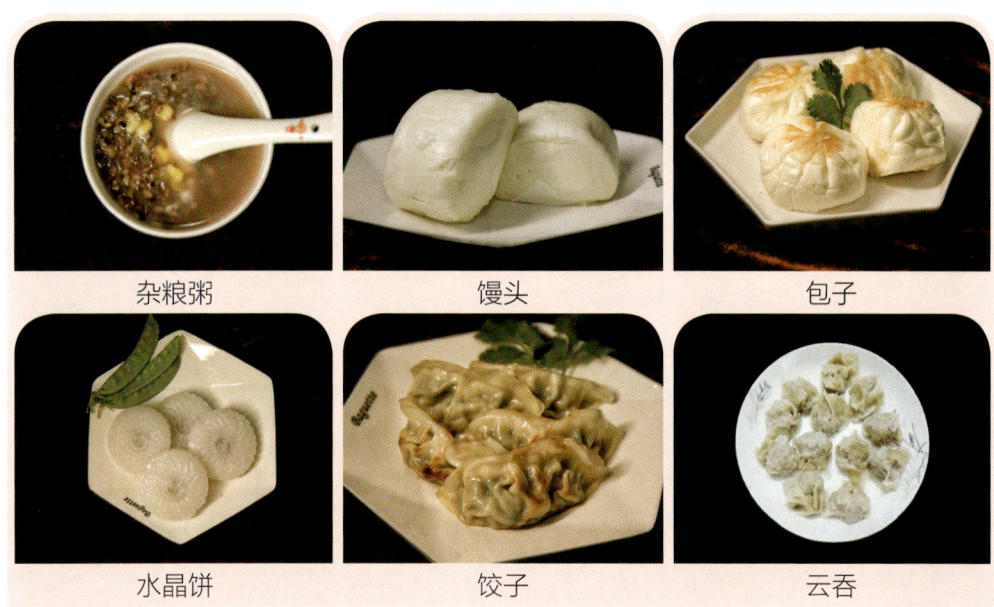

（二）认识副食

副食是指除了米、面等主食以外，用以下饭的鸡鸭鱼肉、蔬菜、水果以及其他不是主食的食品。

❶ 蔬菜类

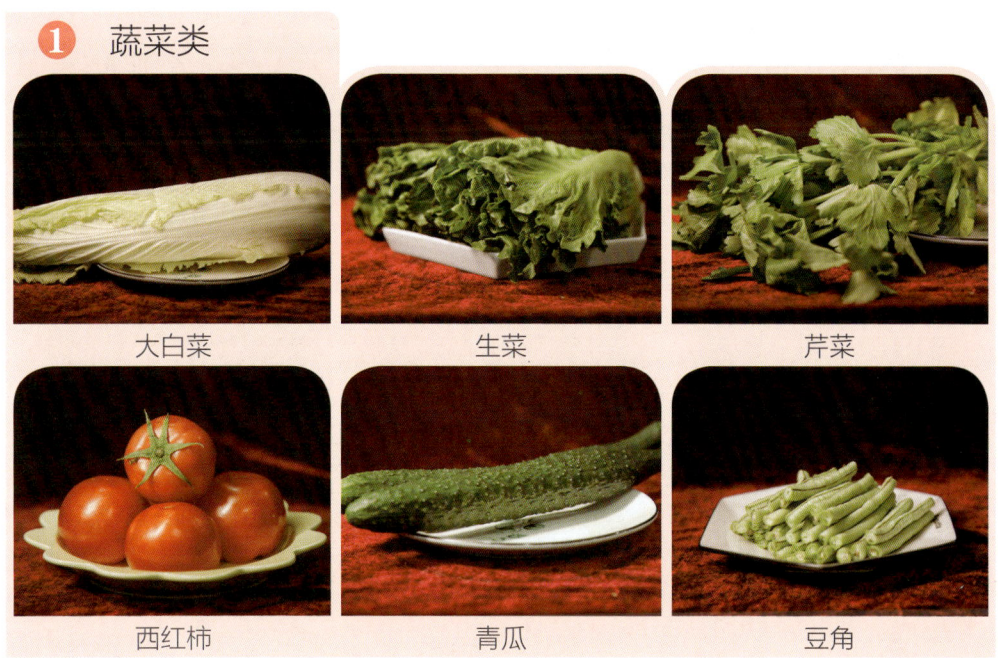

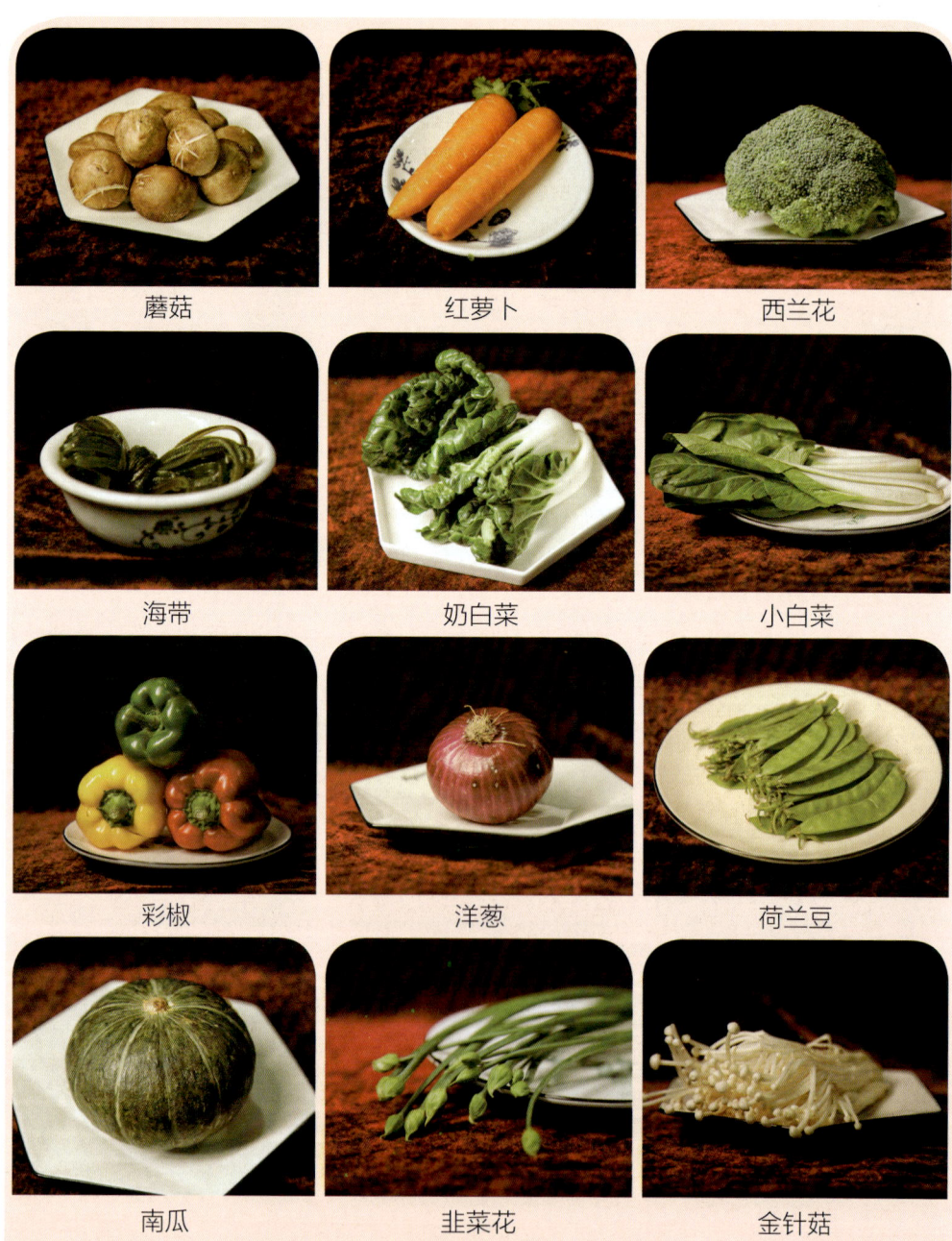

蘑菇	红萝卜	西兰花
海带	奶白菜	小白菜
彩椒	洋葱	荷兰豆
南瓜	韭菜花	金针菇

❷ 水果类

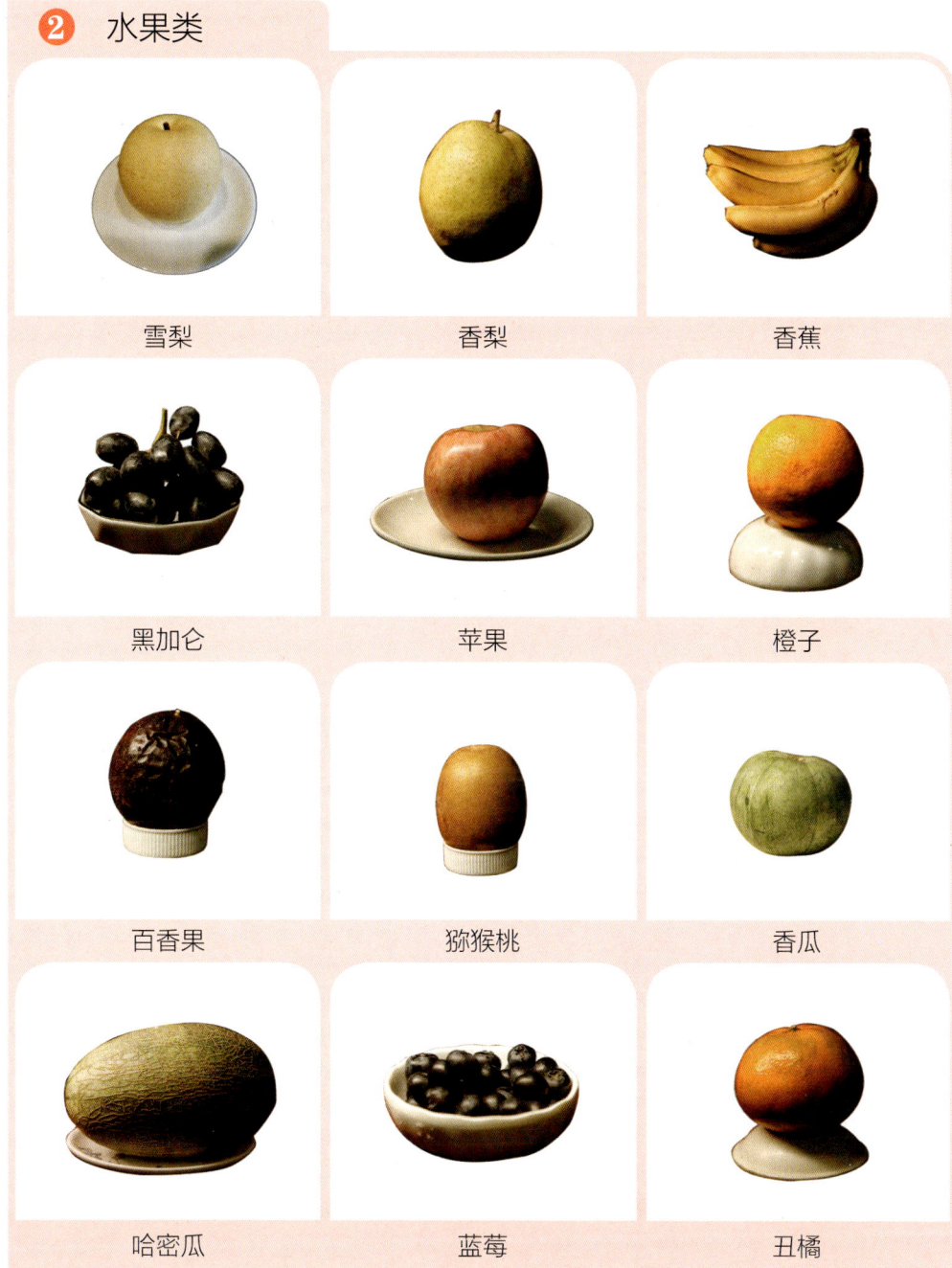

雪梨	香梨	香蕉
黑加仑	苹果	橙子
百香果	猕猴桃	香瓜
哈密瓜	蓝莓	丑橘

第一章 认识食物和食物的烹饪方法

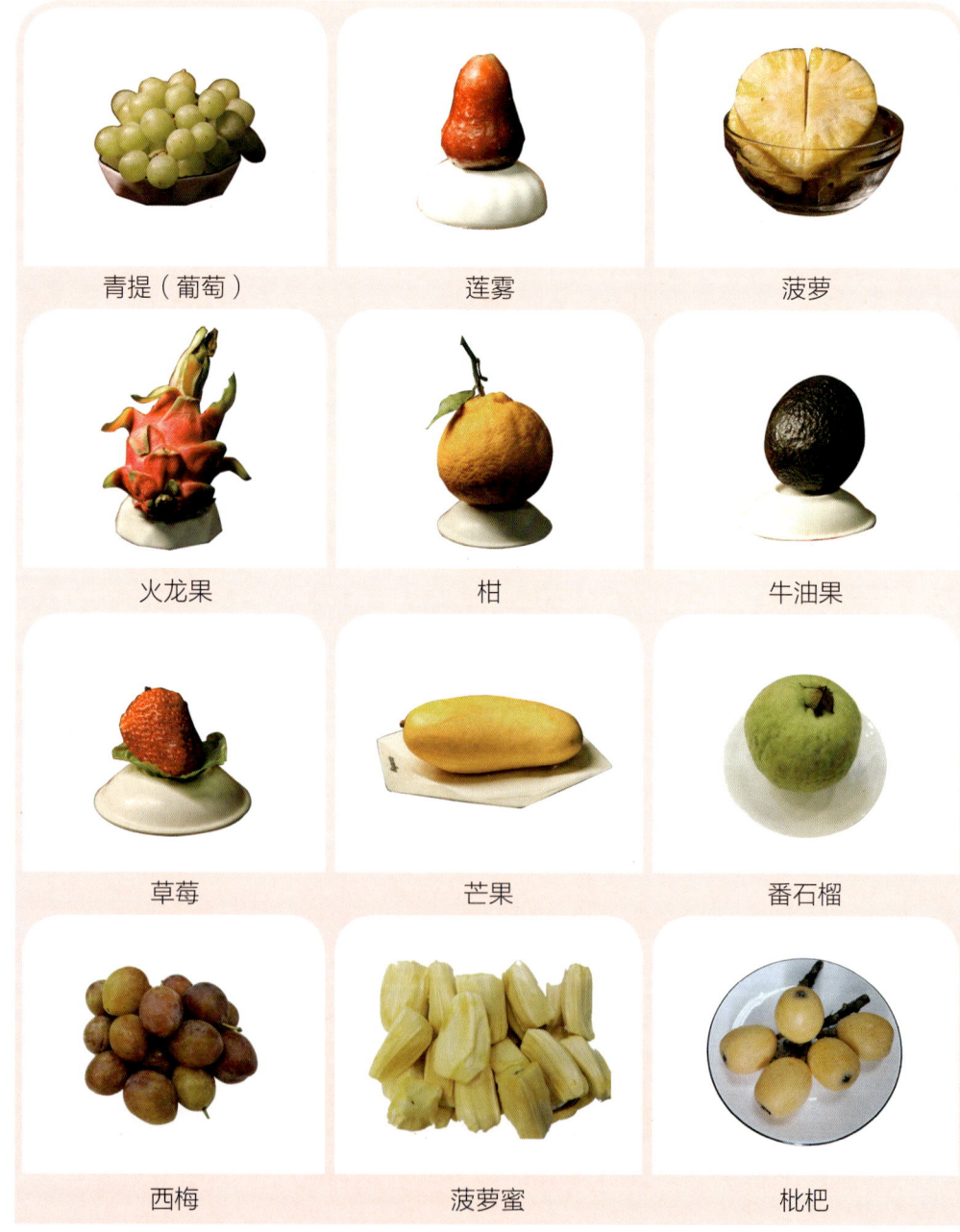

❸ 大豆类

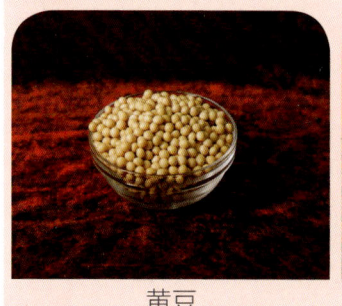

黄豆

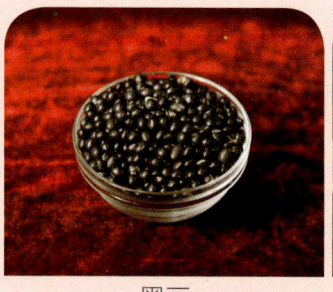

黑豆

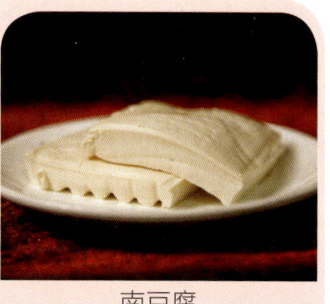

南豆腐

❹ 奶制品类

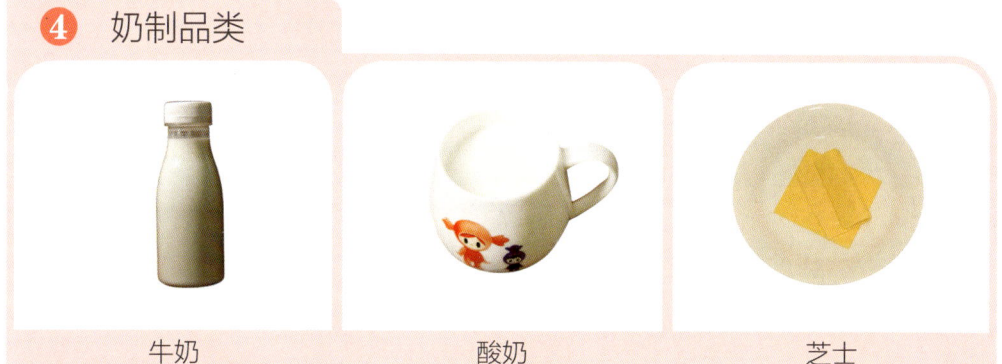

牛奶　　　　　酸奶　　　　　芝士

❺ 肉蛋类

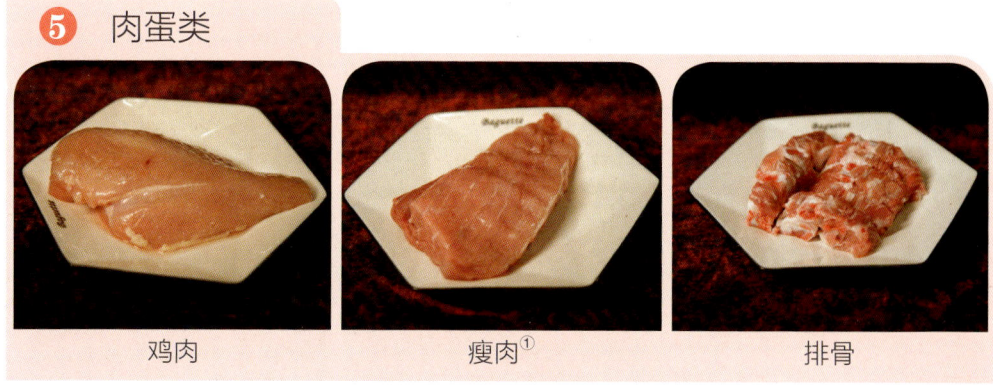

鸡肉　　　　　瘦肉①　　　　排骨

---

① 全书未加特别说明的"瘦肉"均指猪瘦肉。

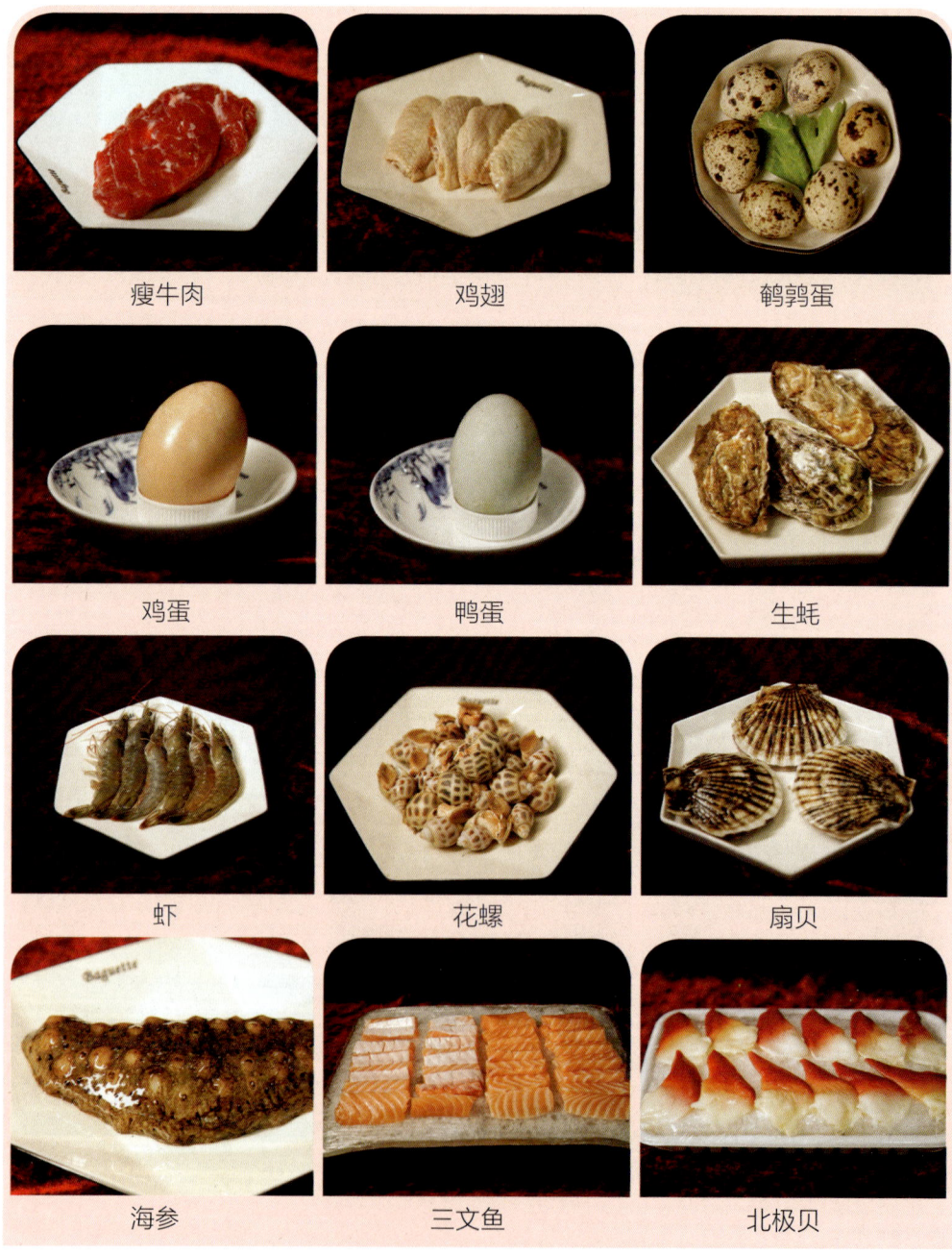

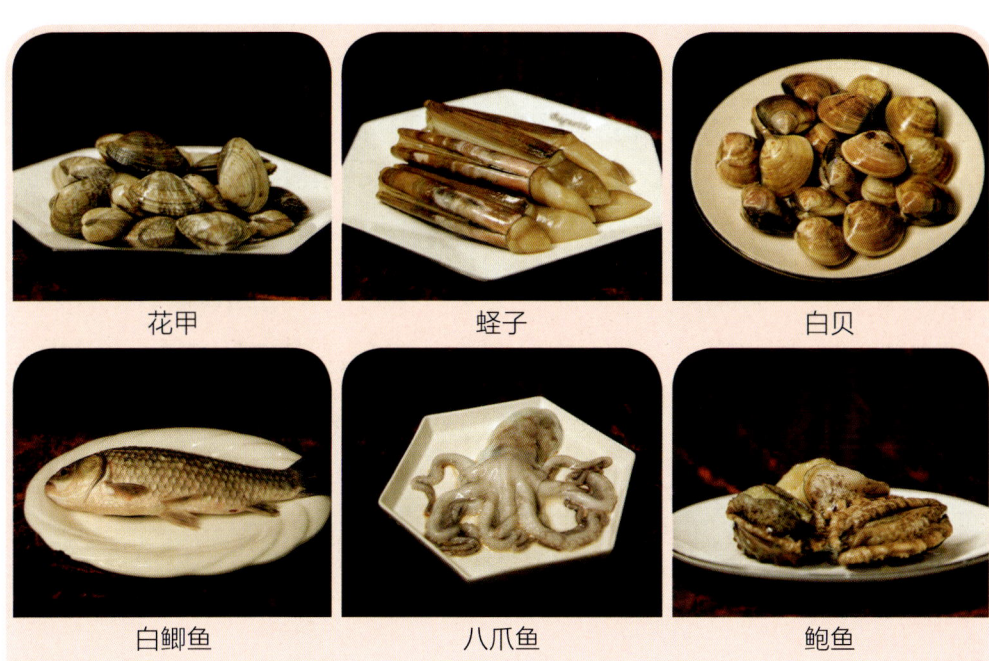

6 坚果类

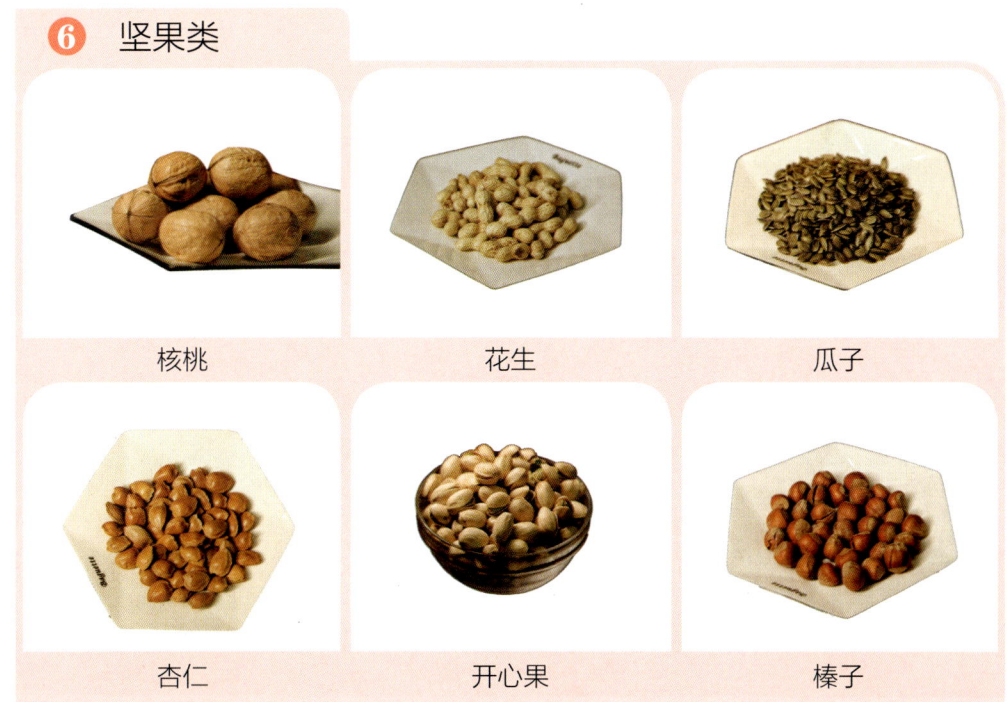

❼ 油脂类

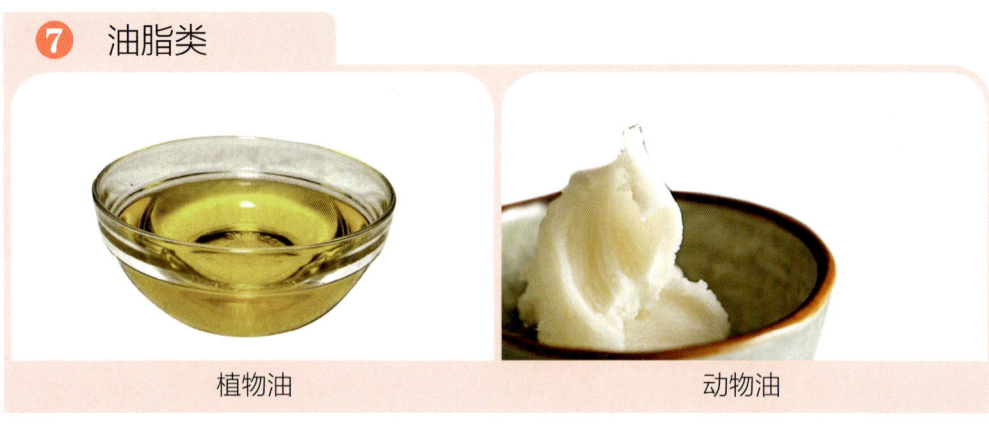

植物油　　　　　　　　　动物油

（三）食物与血糖的关系

1.血糖生成指数与食物分类

血糖生成指数（glycemic index，GI）是衡量食物摄入后引起餐后血糖反应的一项有意义的指标，指含50g碳水化合物的食物与相当量的葡萄糖在一定时间（一般为2小时）内体内血糖反应水平的百分比值，反映出食物与葡萄糖相比升高血糖的速度和能力。通常把葡萄糖的血糖生成指数定为100。

糖妈妈们在选择食物时，应尽量选择低GI食物，合理安排膳食。

根据GI值，通常将食物分为3类：GI高于70，称为高GI食物；GI介于55~70，称为中GI食物；GI低于55，称为低GI食物。

如图1-1所示，相对高GI食物而言，低GI食物对血糖的影响更小，血糖的峰值较低，血糖下降速度也更平缓。

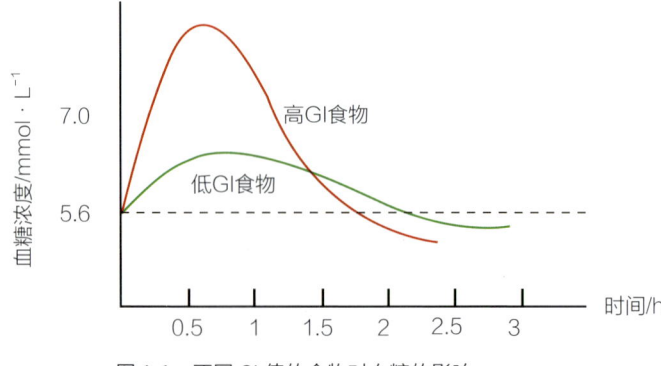

图1-1　不同GI值的食物对血糖的影响

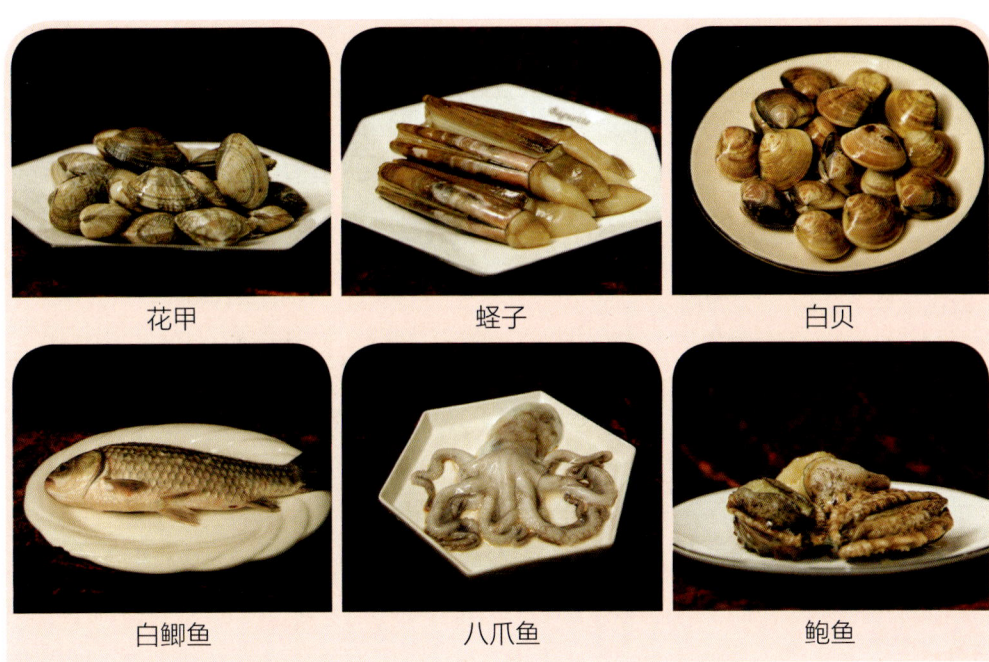

花甲　　　蛏子　　　白贝

白鲫鱼　　　八爪鱼　　　鲍鱼

❻ 坚果类

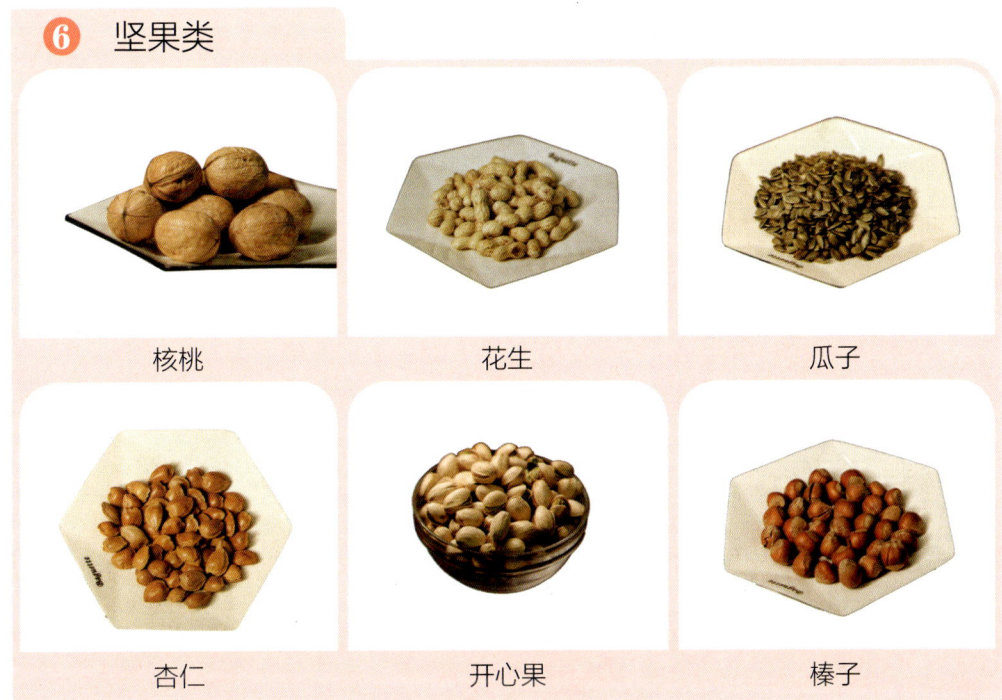

核桃　　　花生　　　瓜子

杏仁　　　开心果　　　榛子

❼ 油脂类

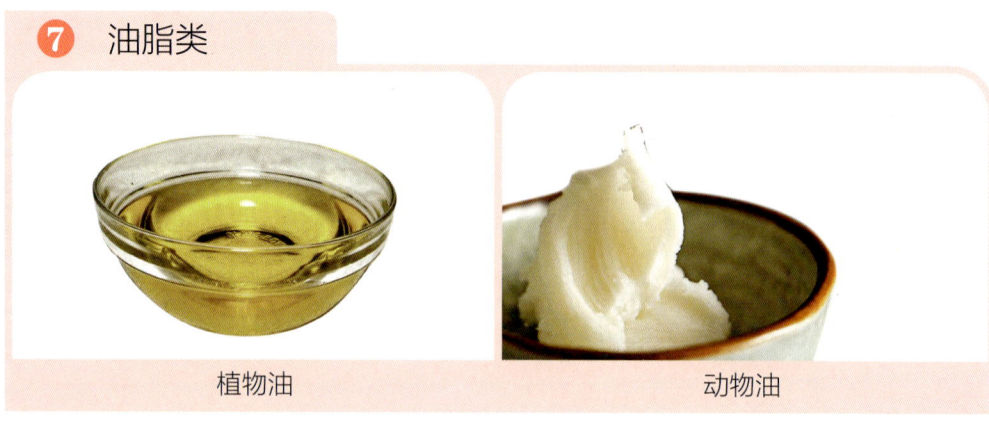

植物油　　　　　　　　　动物油

（三）食物与血糖的关系

1.血糖生成指数与食物分类

血糖生成指数（glycemic index，GI）是衡量食物摄入后引起餐后血糖反应的一项有意义的指标，指含50g碳水化合物的食物与相当量的葡萄糖在一定时间（一般为2小时）内体内血糖反应水平的百分比值，反映出食物与葡萄糖相比升高血糖的速度和能力。通常把葡萄糖的血糖生成指数定为100。

糖妈妈们在选择食物时，应尽量选择低GI食物，合理安排膳食。

根据GI值，通常将食物分为3类：GI高于70，称为高GI食物；GI介于55～70，称为中GI食物；GI低于55，称为低GI食物。

如图1-1所示，相对高GI食物而言，低GI食物对血糖的影响更小，血糖的峰值较低，血糖下降速度也更平缓。

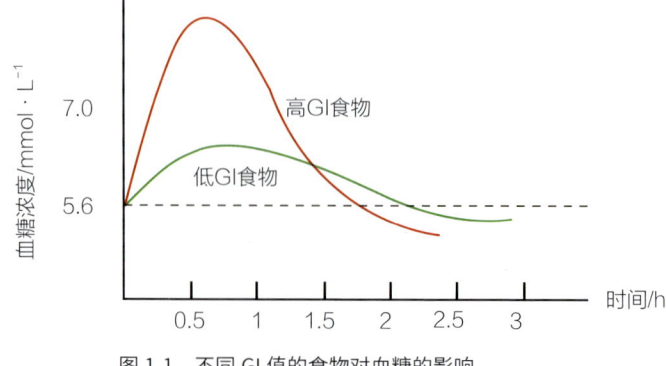

图1-1　不同GI值的食物对血糖的影响

如图1-2所示,若将葡萄糖的血糖生成指数(GI)定为100,则白米饭/馒头的GI值约为83,杂粮(小米)的GI值约为71,所以糖妈妈可以在白米饭中掺杂小米、红米等杂粮以降低其GI值,从而降低餐后血糖应答水平。

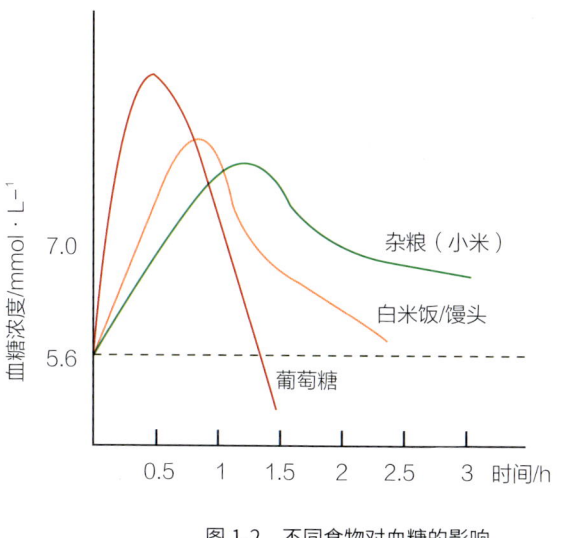

图1-2 不同食物对血糖的影响

2.高GI食物

高GI值(GI>70)食物在胃肠道停留时间短,消化吸收较快;葡萄糖释放快,进入血液后GI峰值高。

常见的高GI食物有以下几类:

❶ 谷类食物

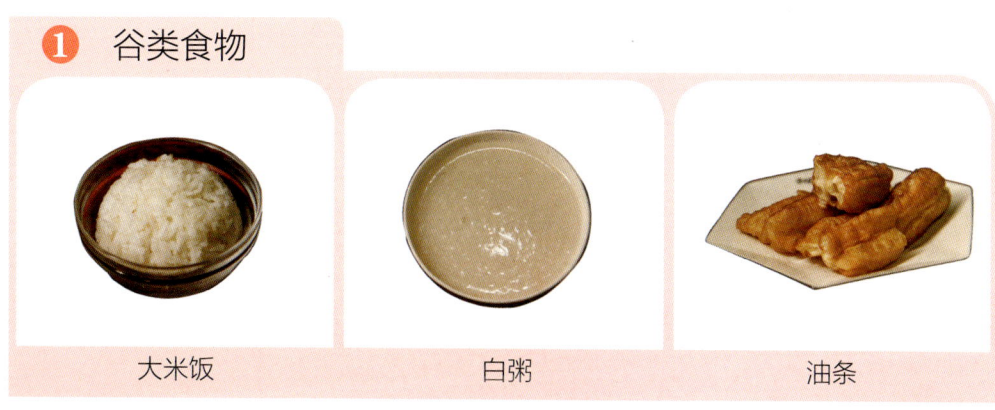

大米饭　　　　白粥　　　　油条

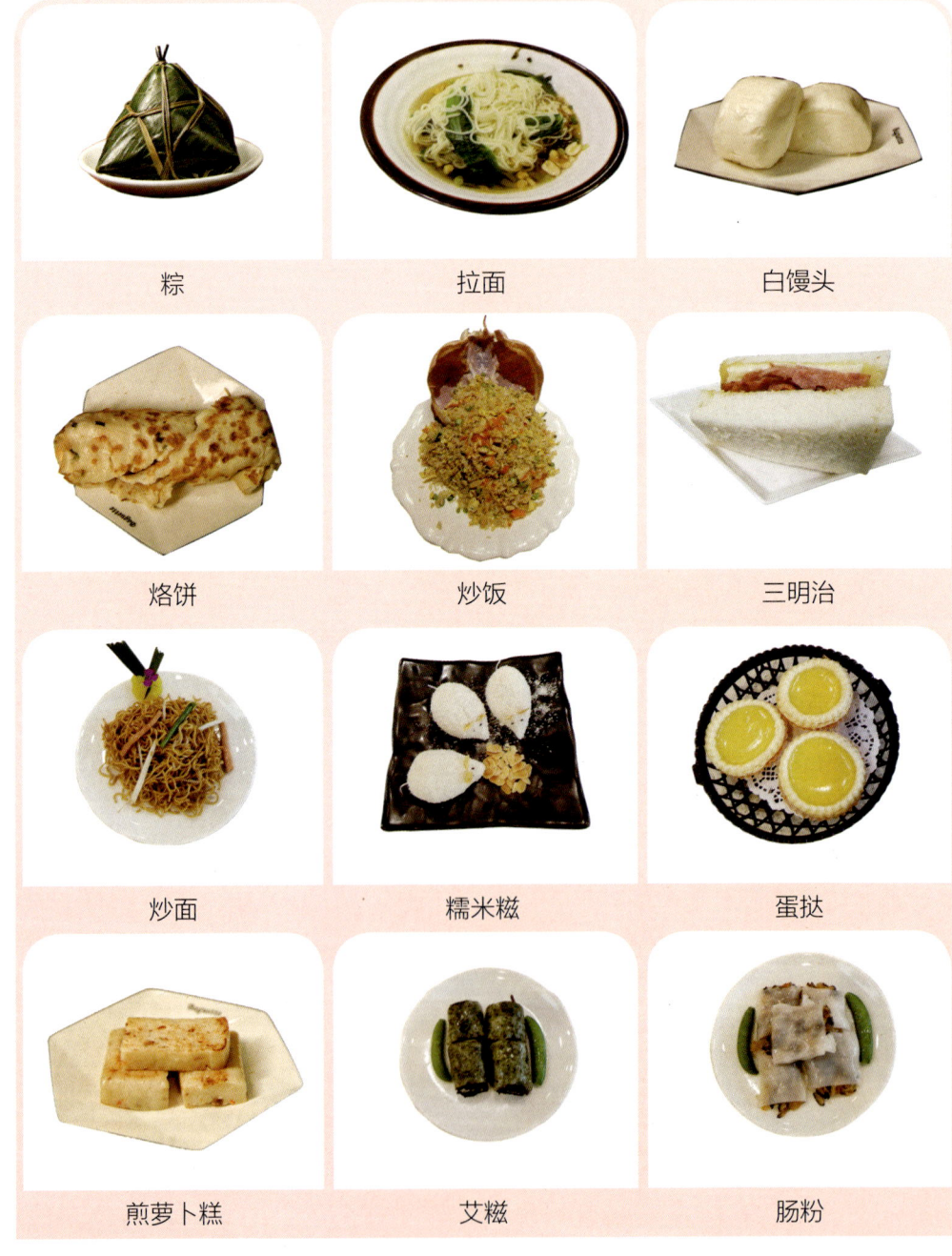

❷ 薯类食物

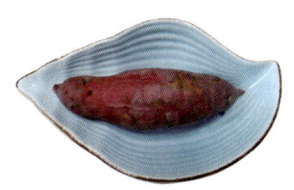
烤红薯

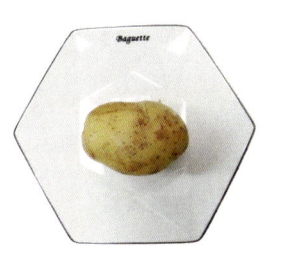
烤土豆

❸ 蔬菜

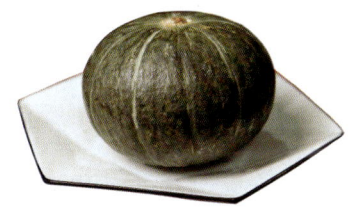
南瓜

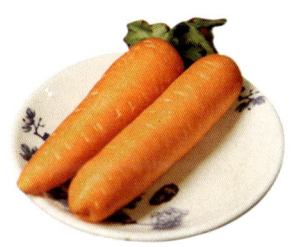
胡萝卜

❹ 水果

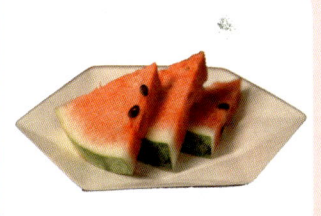
西瓜

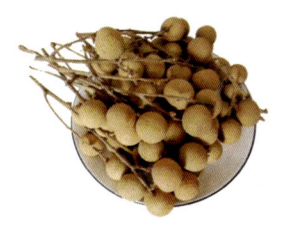
龙眼

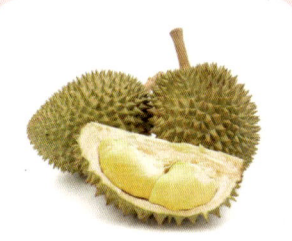
榴莲

❺ 即食食品

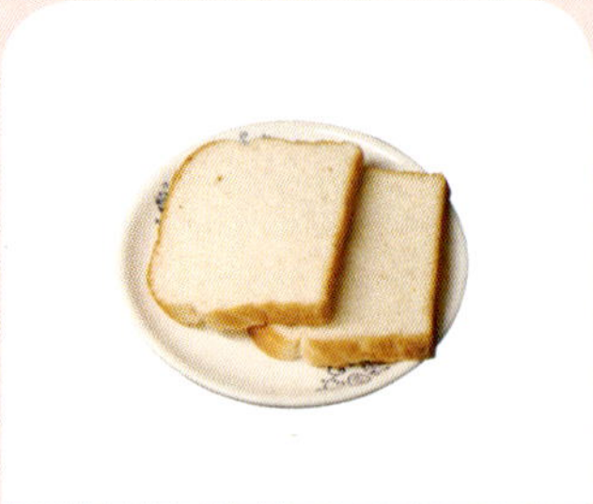

精白面包	牛角面包	棍子面包

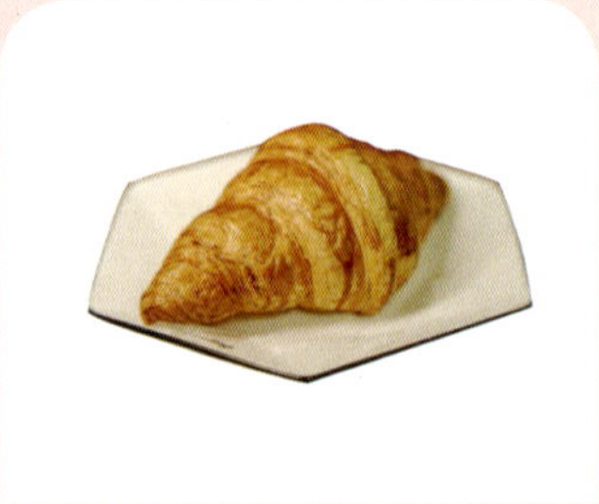

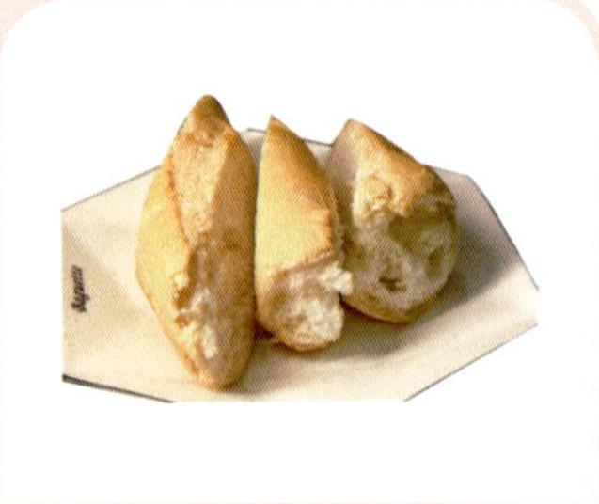

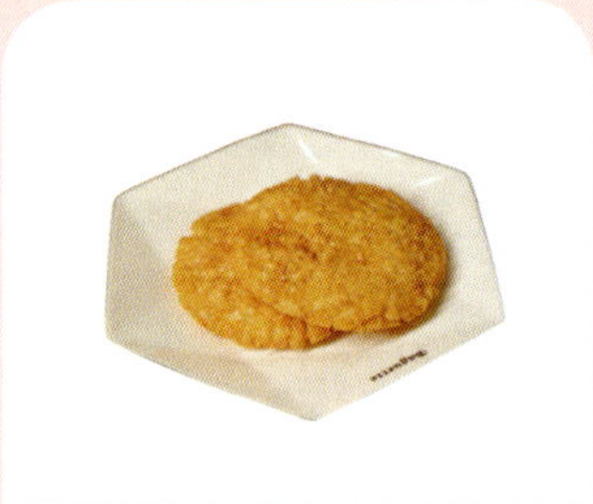

膨化薄脆饼干	苏打饼干	炼奶

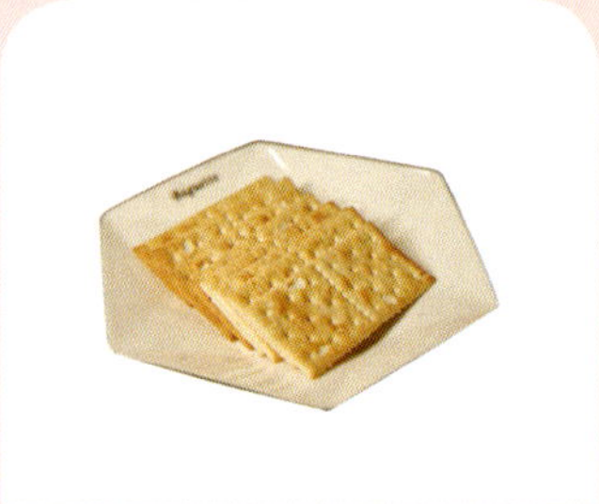

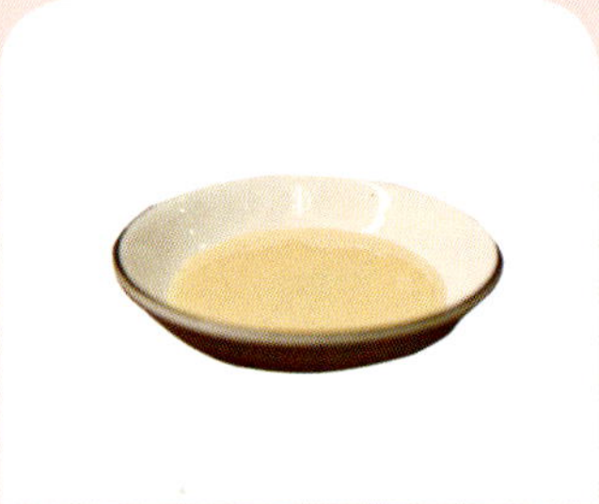

3.低GI食物

低GI值（GI<55）食物在胃肠道停留时间长，消化吸收较慢；葡萄糖释放慢，进入血液后GI峰值低。

特征：食物的纤维含量高，食物的精制水平低；淀粉的糊化水平低，食物纤维完整性高。

低GI食物有以下几类：

❶ 谷薯类食物

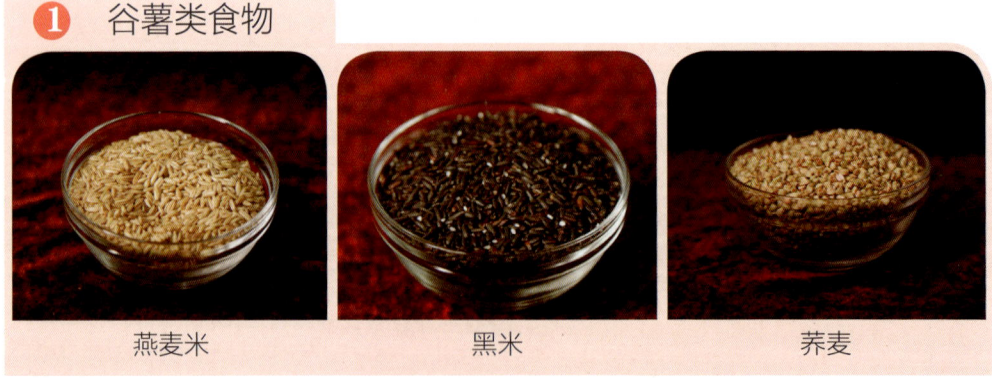

燕麦米	黑米	荞麦

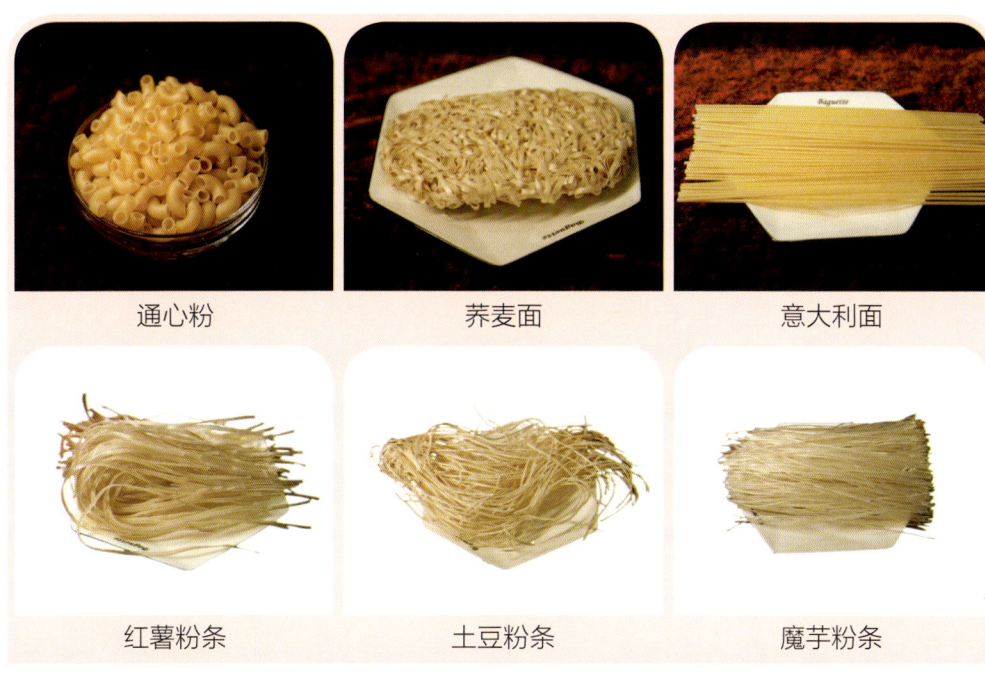

通心粉　　　荞麦面　　　意大利面

红薯粉条　　　土豆粉条　　　魔芋粉条

② 蔬菜

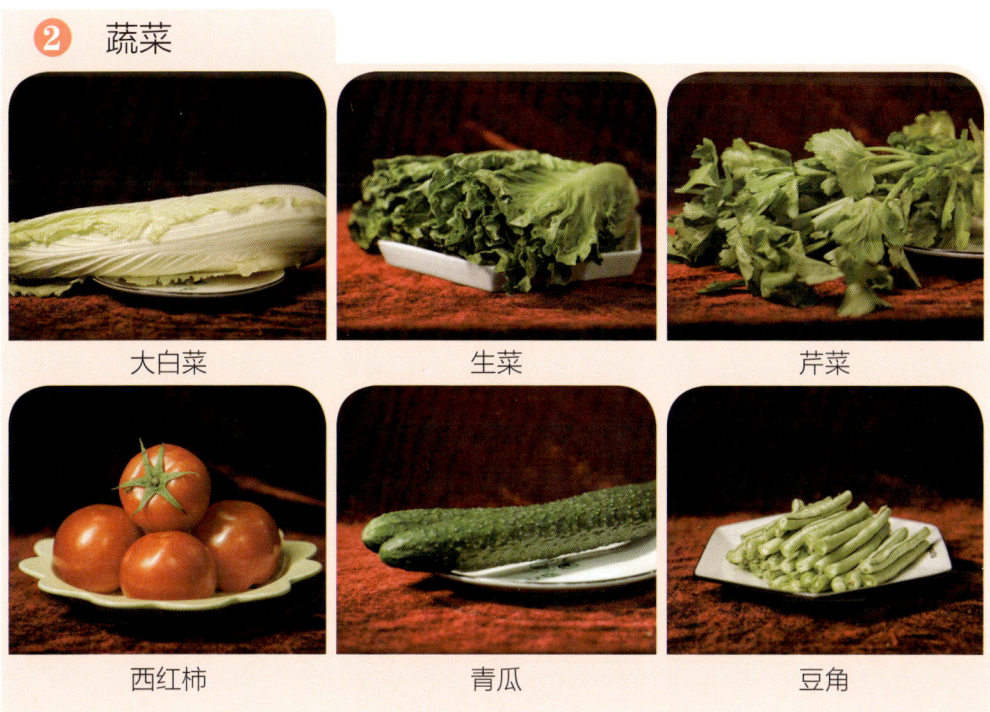

大白菜　　　生菜　　　芹菜

西红柿　　　青瓜　　　豆角

第一章　认识食物和食物的烹饪方法

❸ 水果

猕猴桃	橙子	柑
雪梨	西梅	苹果
火龙果	莲雾	草莓
樱桃	杨桃	番石榴

④ 豆类及豆制品

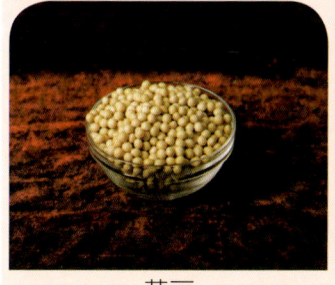
黄豆

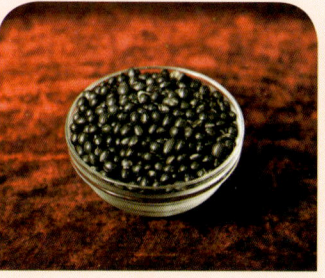
黑豆

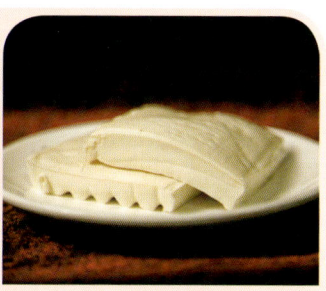
南豆腐

⑤ 奶制品

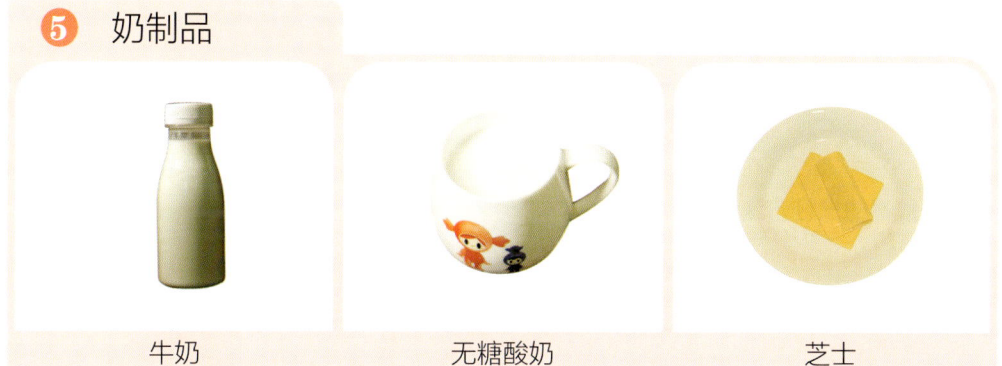

牛奶　　　　　无糖酸奶　　　　　芝士

⑥ 混合类膳食

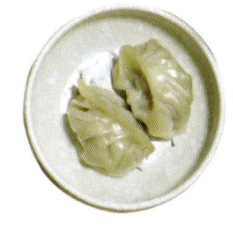
饺子（芹菜猪肉）

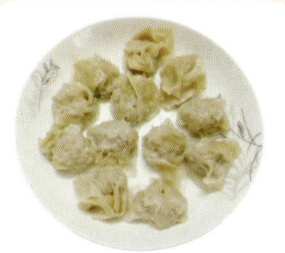
云吞（玉米猪肉）

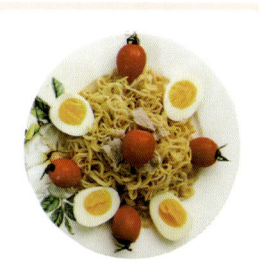
荞麦鸡蛋面

❼ 即食食品

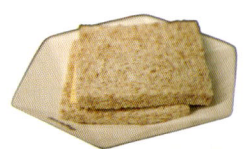

黑麦粒面包

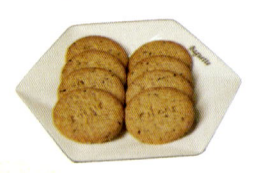

无糖高纤饼干

二、如何烹饪才更健康？

烹饪方式不仅对食物所含营养素产生影响，同时也会影响菜式的热量。当烹调温度＜150℃时，对食物的安全性影响不大，但是对营养素是有一定影响的；当烹调温度＞150℃时，营养素受热分解产生杂环胺化合物（二级致癌物），会诱发食品的安全问题。另外，水能溶解维生素及矿物质，烹调过后若把汤汁倒掉，就会造成营养素的流失。所以一般建议采取相对低温的凉拌、蒸、煮、白灼等烹饪方式，其热量会小于高温的煎、炸、烤等方式。

（一）推荐的烹饪方法

❶ 清蒸

蒸熟的食物，其原有的分子结构较少破坏，保留了食物原有的蛋白质、纤维素等营养成分。从美味的角度讲，蒸保持了菜肴的原汁原味，从营养吸收来说，清蒸比煎炒烹炸的菜肴更加容易被消化，更有利于肠胃吸收。这种烹饪方式适合所有人。

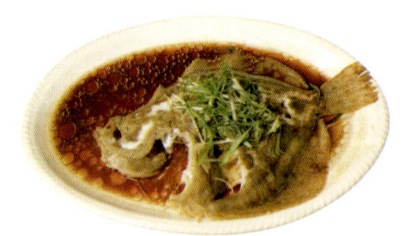

清蒸鱼

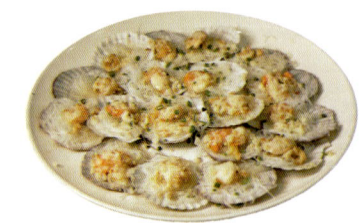

粉丝蒸扇贝

❷ 煮

煮是将处理好的原料放入足量汤水，在不同的加热时间下加热，待原料煮熟时出锅的烹饪方法。煮能让食材里面的营养物质充分释放并最大化保留，同时避免因不当烹饪而导致食材产生有害物质。此烹饪方式适合所有人群。谷类、豆类、肉类食物适合煮制。常见的煮制菜式有杂粮粥、绿豆汤、上汤豆苗、水煮鱼等。

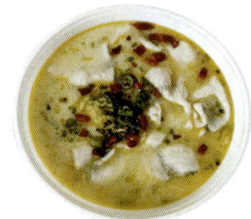

水煮鱼

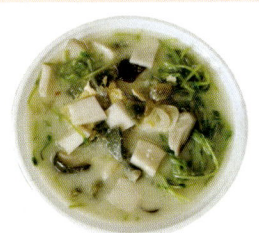

上汤豆苗

❸ 凉拌

凉拌是一种制作冷菜的烹饪方法。把生的原料或晾凉的熟料切成丝、条、片、丁、块等形状后，再加上各种调味料拌和成菜。这种做法适用于蔬菜和一些肉类的烹饪，很大程度上保留了食材的原始成分，并且调料和用量都可以得到很好的控制。做凉拌菜时会加入醋、蒜蓉或少许辣椒，醋能生津开胃，蒜能杀菌。特别强调，采用这种烹饪方式时要注意保持良好的卫生习惯，生熟食案板要分开，凉拌菜做好后需尽快食用，以免滋生细菌。常见的凉拌菜式有凉拌海带、凉拌金针菇、凉拌青瓜木耳等。此烹饪方式有助于改善食欲，糖妈妈可酌情选择。

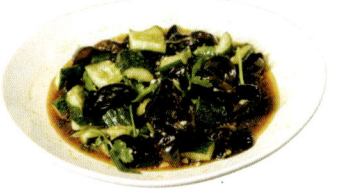

凉拌青瓜木耳

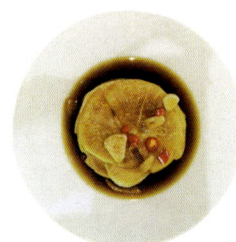

凉拌萝卜

❹ 白灼

用煮开的水或汤，将生的食物烫熟，称之为灼。白灼菜的制作方法是先以葱白、姜片放锅里面干炒，再加入适量清水，等水烧开后，下入食材烫熟，最后调制一碗酱汁，蘸着烫好的食物吃。这种烹饪方法少油少盐，口味清新，保持了食物大部分原有的营养素。常见的菜式有白灼虾、白灼生菜、白灼菜心。此烹饪方法适合所有人群，但糖妈妈调制的酱汁需无糖少油少盐。

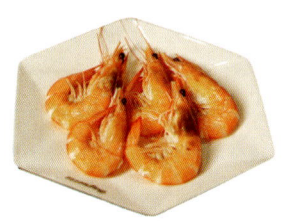
白灼虾

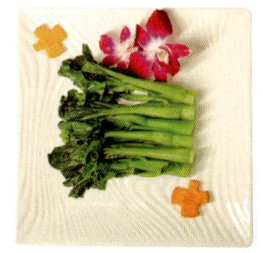
白灼菜心

❺ 煲

煲是将食材加上汤水，以小火慢炖细熬，烹调时不加水、不开盖，以简单调味品调味后即可食用的汤品。煲汤的制法可将食材内的营养素融于汤中，但一定要记得汤清淡少油。一般认为，在加盐煲的肉汤中，盐与肉中的蛋白质发生反应，会将肉中的物质紧紧包裹住，这种汤是以吃食材为主；若在煲汤的时候不放盐，起锅时放盐的话，肉中的营养物质就会释放出来，这种汤就以喝汤为主。一般不建议糖妈妈食用老火汤，主张食用生滚汤。生滚汤一般用中火熬制15~30分钟即可出锅，如白贝丝瓜汤、豆腐鲫鱼汤等。

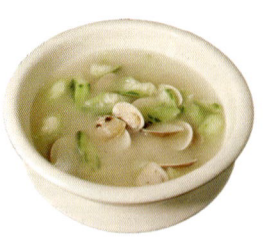
白贝丝瓜汤

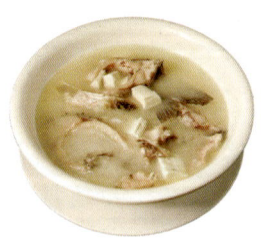
豆腐鲫鱼汤

❻ 炖

炖是指把食物原料加入汤水中，再加入调味品，先用旺火烧沸，然后转成中小火长时间烧煮的烹调方法。炖适合肉类原料，长时间的炖煮可将肉类食物的卫生隐患大概率地消除，可将肉类炖制得比较软烂，食用后易消化，可减轻肠胃负担。例如海参炖猪瘦肉、西红柿炖牛肉等。糖妈妈们可酌情选择。

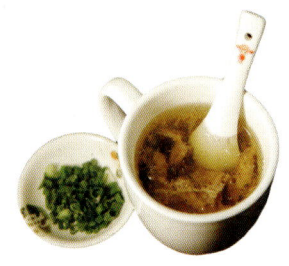

海参炖猪瘦肉

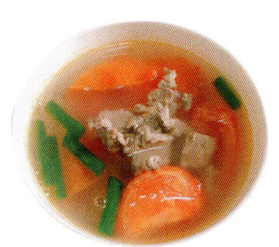

西红柿炖牛肉

❼ 炒

炒是以油为主要导热体，将小型原料用中旺火在较短时间内加热煮熟，调味成菜的一种烹调方法。这种急火快炒的烹饪方式能保持蔬菜里面的营养素的完整性，但是炒菜时必须控制油量，如食物中油太多，会影响身体对蔬菜中水溶性维生素的吸收。炒菜时要注意火候，火太大温度过高，可致肉类食物炭化，产生杂环胺类致癌物质。推荐糖妈妈使用清炒的烹饪方式。常见的家常菜式如清炒土豆丝、荷兰豆洋葱炒猪瘦肉。

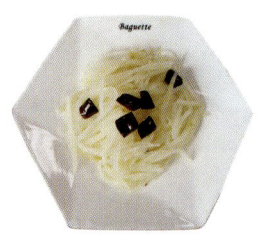

清炒土豆丝

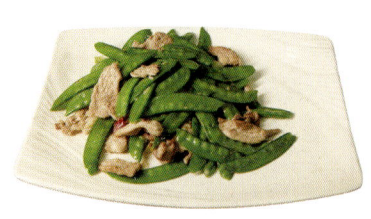

荷兰豆洋葱炒猪瘦肉

（二）不推荐的烹饪方法

❶ 炸

炸是用油较多的一种烹调方法。油被用来作为热传递的载体，相较于用水，油能使原料达到更高的温度，大大缩短原料加热的时间，使食物香、酥、脆、嫩。温度太高会极大地破坏食物里面的成分；油与淀粉类食物炸制会产生丙烯酰胺这种致癌物，且因油炸食品含油量太高，长期摄入会影响人体健康。此烹饪方式不推荐。油炸菜式有炸鸡腿、锅包肉、地三鲜（里面的茄子，简直就是个小油包）、炸薯条、炸虾等。

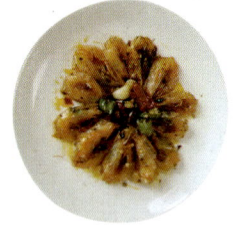

炸虾

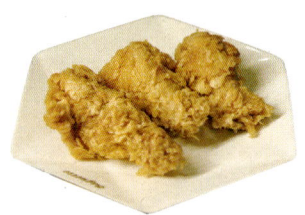

炸鸡腿

❷ 煎

煎是用油较少的一种烹调方法，是指用平底锅把少量的油加热，再把食物放进去，使其熟透、表面变成焦黄。由于加热后，油的温度比水的温度要高，因此煎食物的时间往往较短。煎出来的食物味道也会比水煮的甘香可口。煎饺、煎豆腐、煎萝卜糕都是常见的煎制食品。

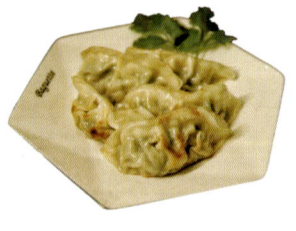

煎饺

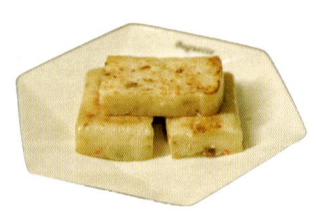

煎萝卜糕

❸ 烤

烤制的菜肴，由于原料是在干燥的热空气烘烤下成熟的，表面水分蒸发，凝成一层脆皮，原料内部水分不能继续蒸发，因此成菜形状整齐、色泽光亮、外脆里嫩、别有风味。烤制食品时要注意火候，若烤的温度太高，会造成部分食材里的营养素流失。另外，肉中的蛋白质若被烤焦会生成杂环胺类化合物等致癌物质，烧烤滴下的油烧焦会产生黑烟，黑烟熏着烤肉也会生成有害物质。烤制食物最好使用烤箱或电烤架，减少油与烤面接触。常见的烤制食物有烤鸭、叉烧、烤鸡翅、酱烧烤鱼等。烤制的食物应浅尝即止，不推荐糖妈妈选择。

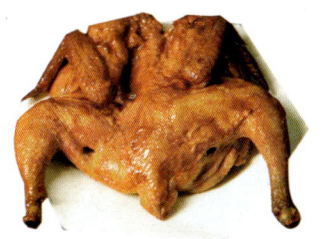

烤鸭

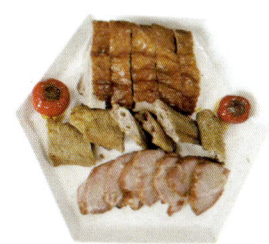

烧味拼盘

图说
糖妈妈饮食
3+3

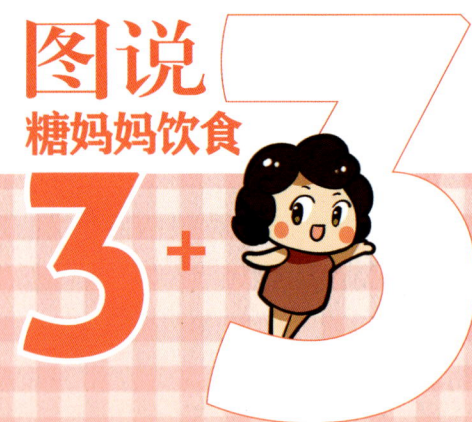

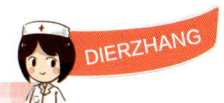

第二章

认识主食和副食的计量和速配

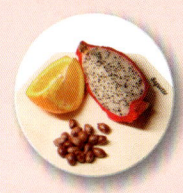
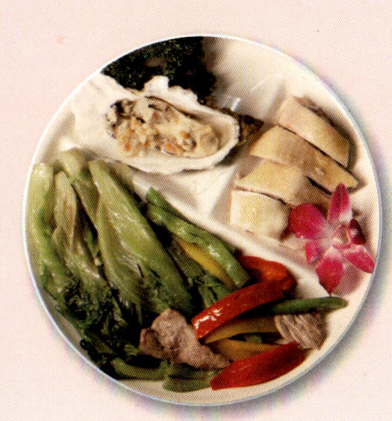
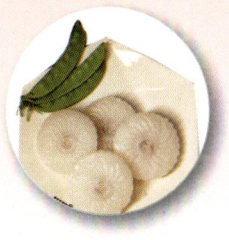

一、谷薯类主食的制作和计量

中国人的餐桌上比较传统和常见的主食有米饭、馒头、包子、饺子、云吞、油条等，随着世界饮食文化的融合，面包、意大利面、披萨、寿司等也越来越多地出现在我们的餐桌上。糖妈妈们要记住以下几条原则才可以制作出适合自己的主食。

第一个原则：拒绝精制主食，让主食"粗"起来

决定碳水化合物食物GI值的最重要因素之一是食物的加工方式。通常，精制的食物中的碳水化合物已经去除了大部分天然的膳食纤维，在消化酶的作用下可迅速代谢成葡萄糖。此外，碳水化合物食物的物理结构也影响着GI值，比如小麦粉的细小粒径使消化酶具有更大的表面积来消化和代谢，另外，用小麦粉制作的面包，其表面积也因其蓬松的结构而增加，因此主食的精制会改变其结构属性，并使其GI值显著提高。

常见的精制的碳水化合物主食有以下几种：

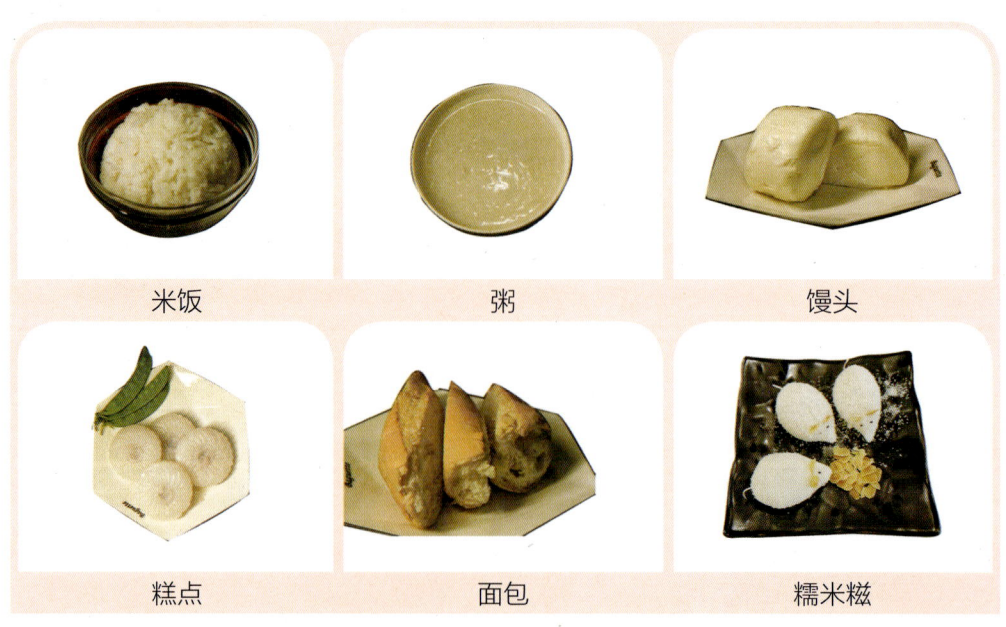

米饭　　粥　　馒头

糕点　　面包　　糯米糍

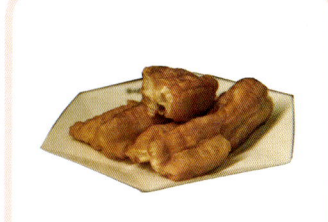
油条

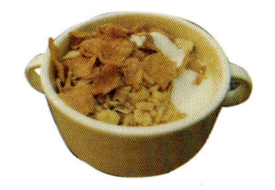
早餐谷物

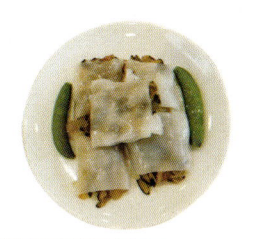
肠粉

这些食物会造成餐后血糖的大幅上升，不适宜糖妈妈们选择。

那如何在制作米饭类主食时降低GI值呢？第一个小妙招就是添加粗粮。有研究表明，糙米可以在肠道中吸附胆固醇和脂肪，起到降低餐后血糖和血脂的作用。因此，在煮饭的时候，不妨加一些糙米、大麦、燕麦、豆类等"粗"粮，煮制杂粮饭。

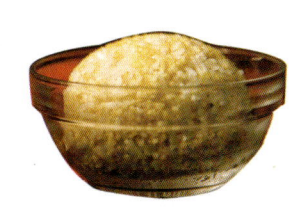
大米小米饭

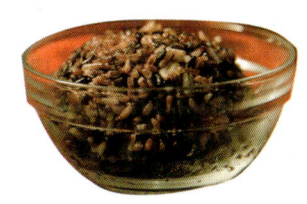
红米黑米饭

这样做能在增加营养的同时有效地降低血糖反应效率，有如下好处：

- 增加B族维生素和矿物质的摄入；
- 增加蛋白质的摄入和增强营养互补的作用；
- 增加膳食纤维的含量；
- 减慢淀粉消化的速度；
- 增加可延缓淀粉分解为葡萄糖的成分，如单宁和植酸等。

在选择面条时可以选择强化蛋白质的品种，如意大利面，它比单纯用小麦粉制作的面条更有利于控制血糖。

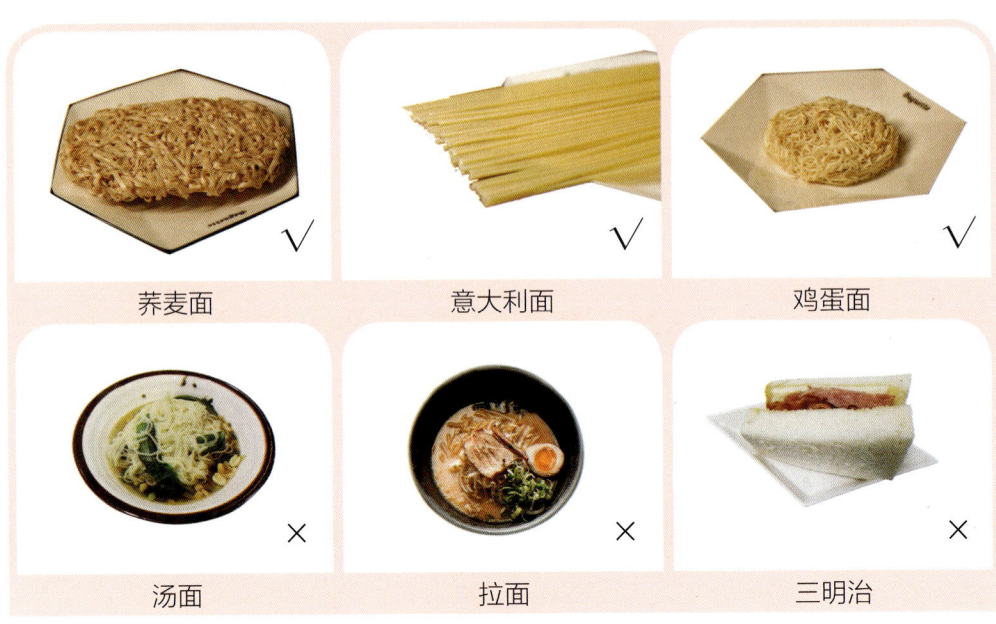

第二个原则：拒绝过度加工食物，保持粗糙口感

长时间烹饪面食使得淀粉吸水，加速淀粉糊化，软化食物，使食物变得更易消化，消化时间变短，从而增高GI，对餐后的血糖值影响较大。在烹饪的过程中，要掌握好火候，不要烹饪得过久，粒粒分明的米饭比粥更利于控制血糖。

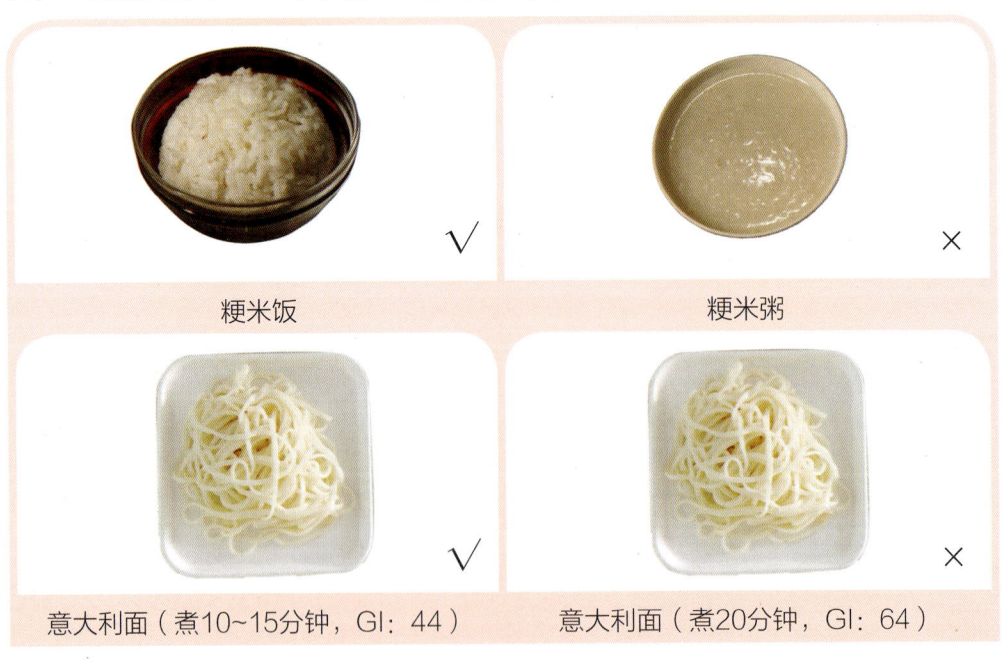

第三个原则：混合膳食

单独食用蛋白质和脂肪对血糖水平几乎没有影响，但是当混合食用时，蛋白质会刺激额外的胰岛素分泌，而降低血糖水平。此外，胃酸以及混合膳食中的膳食纤维、脂肪可以减少淀粉类食物中的碳水化合物受消化酶的快速攻击，延迟胃排空，从而减缓淀粉类碳水化合物分解为葡萄糖的速度。因此，即使它们含有相同数量和类型的碳水化合物，混合膳食也会比单独的膳食具有更低的血糖效果。

建议糖妈妈们煮饭时加入绿色的豌豆、橙色的胡萝卜、黄色的甜玉米粒相配合，既美观，又提供了维生素和类胡萝卜素等抗氧化成分，且因为增加了膳食纤维，减缓了食物的消化吸收。也建议糖妈妈们食用饺子，饺子馅里的菜和肉，它们能减缓食物的消化吸收；若配着醋吃，还可以降低整餐的GI。另外，寿司或者紫菜包饭，在米饭中加入了蔬菜或鱼生，并用紫菜包裹、不加额外的酱汁，也是健康的吃法。但是不建议糖妈妈吃含有生肉类的寿司，仅建议食用家庭自制的蔬菜及熟肉类寿司。

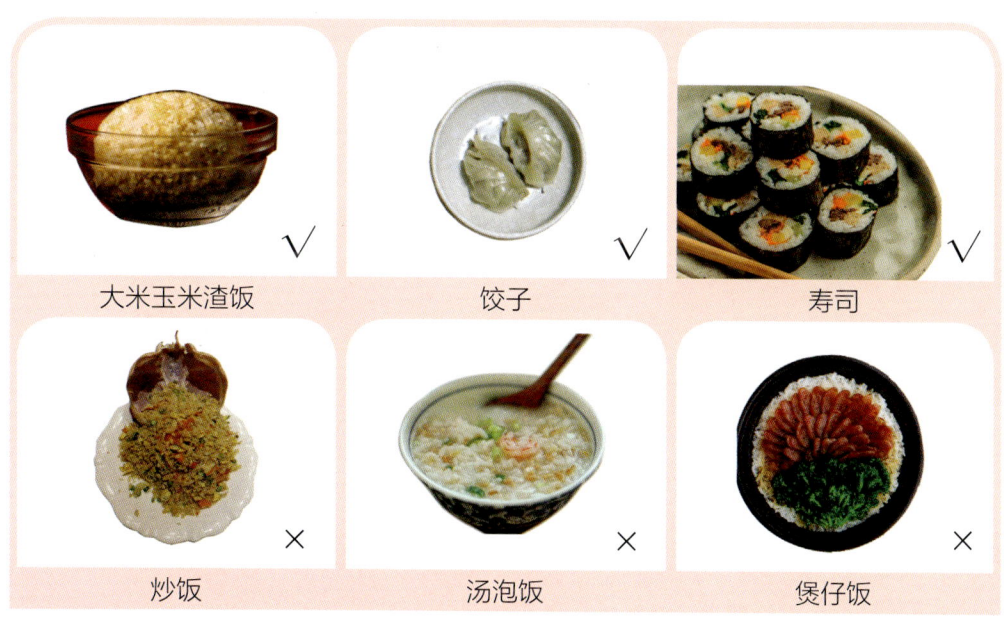

| 大米玉米渣饭 √ | 饺子 √ | 寿司 √ |
| 炒饭 × | 汤泡饭 × | 煲仔饭 × |

要注意的是口味要清淡，米饭中不要加入油、酱油、盐、味精或糖。因此，要避免食用煲仔饭、焗饭、炒饭、汤泡饭、菜拌饭、披萨等。

第四个原则：避免焖、煎、炒、煲、油炸

糖妈妈们要尽量避免食用（通过上述烹饪方式制作出来的食物）。焖、煎、炒、煲以及油炸等烹饪方式会大大增加脂肪的含量，导致食品热量升高。

此外，还要避免在饮食中添加糖以及各种含糖的馅料，如豆沙馅、奶黄馅等。

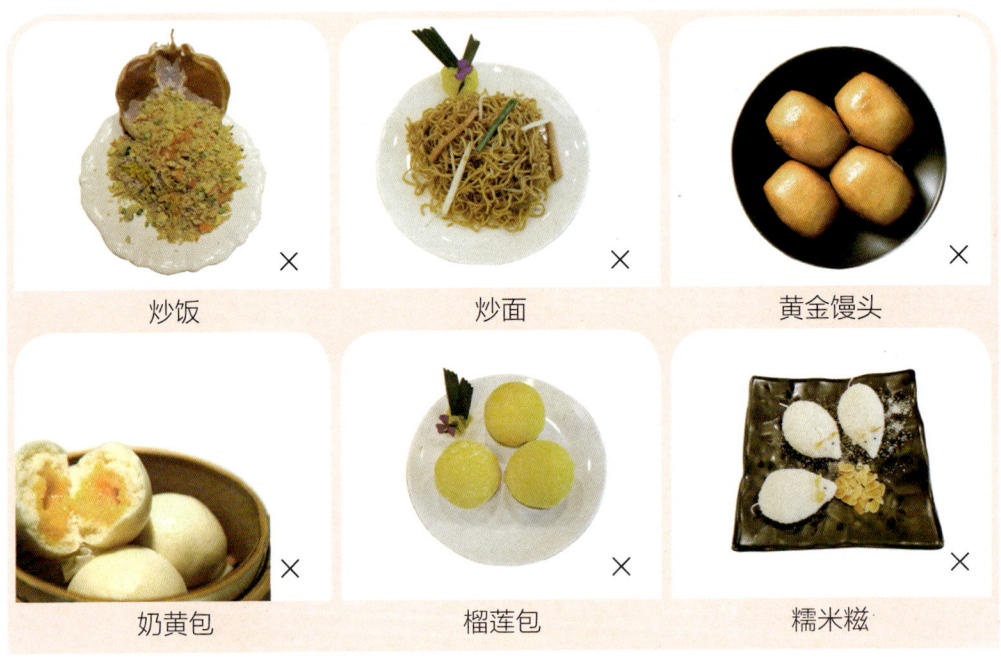

掌握了以上4个制作主食的原则，糖妈妈们就可以灵活制作主食了。主食的准确计量可以在营养师和糖尿病专科护士的指导下，根据自身的身高、体重、体力活动情况、孕周、单双胎等综合指标进行。"中国居民平衡膳食宝塔（2016）"针对中国女性建议备孕期和孕早期的谷薯类摄入量为250g～300g，孕中期为275～325g，孕晚期为300～350g。一种简单的计量方法是：一餐的主食体积约为自己一个拳头的大小。

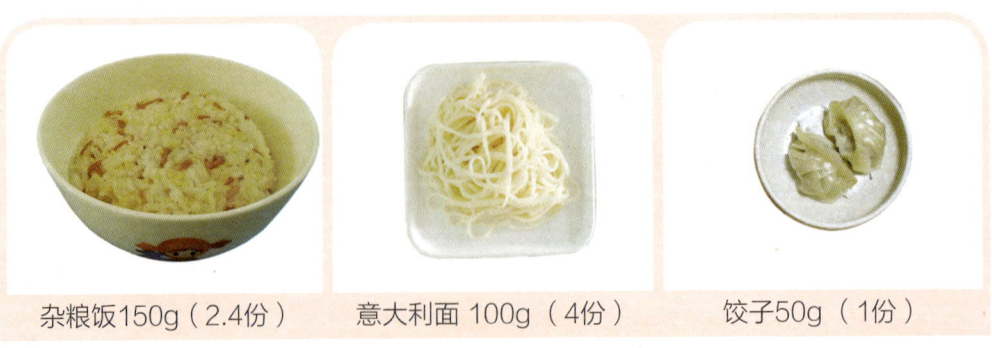

二、蔬菜的挑选和搭配

西兰花和绿叶蔬菜含有孕妇所需要的多种营养素，有丰富的膳食纤维、维生素和微量营养素，如维生素C、维生素K、维生素A、钙、铁、叶酸和钾等有抗氧化功能及有益于免疫和消化系统的物质。另外，进食蔬菜可以增加饱腹感，延缓食物消化吸收，有利于维持餐后血糖稳定，有助于肠道健康和大便通畅，预防便秘。中国营养学会建议孕期妇女餐餐有蔬菜，每天应至少进食300～500g蔬菜，并且深色蔬菜应占1/2，同时每周至少要进食一次海藻类蔬菜。

不建议糖妈妈选择南瓜和甜菜等高GI值的蔬菜。在选择莲藕、百合这类淀粉含量较多的蔬菜时，需适量减少主食的摄入。

绝大多数蔬菜都是低GI值的食物，如西兰花、紫甘蓝、小塘菜、菜心、生菜、西生菜、云南小瓜、娃娃菜、小芥蓝、油麦菜、青瓜、菠菜、黄花菜、黄豆芽、海带、莴笋、菜花、茭白、蘑菇和木耳，等等。糖妈妈们可以根据个人喜好适量搭配食用，保证食物的多样性。

在总量合理的基础上，可丰富蔬菜的选择，一餐至少选择2种蔬菜。可以选择的蔬菜例图如下。

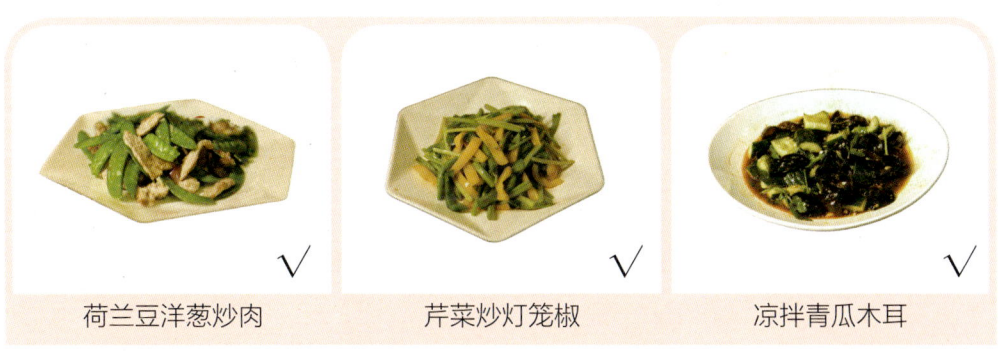

荷兰豆洋葱炒肉　　芹菜炒灯笼椒　　凉拌青瓜木耳

三、水果的挑选和搭配

很多糖妈妈错误地认为吃水果会导致血糖升高，因此选择不吃水果。其实水果并不是糖妈妈的禁品。水果含有丰富的维生素和膳食纤维，且水果中的糖是GI值较低的果糖，所以糖妈妈们是可以吃水果的。

糖妈妈进食水果要注意控制总量，同时尽量选择中低GI值的水果，如苹果、火龙果（白肉）、樱桃、车厘子、橙子、香梨、百香果、莲雾、黄皮、石榴、番石榴、奇异果（国产绿肉）、蓝莓、布林、柚子、青提、圣女果、西柚等。

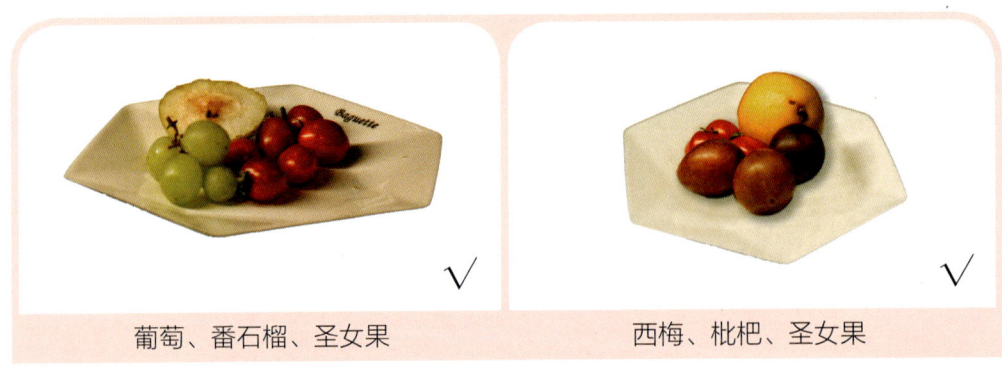

| 葡萄、番石榴、圣女果 | 西梅、枇杷、圣女果 |

建议糖妈妈选择当季新鲜水果，摄入总量控制在200~250g/天（根据每日需要摄入总能量估算）；同时增加水果的多样性，选择两种或两种以上，使餐食营养更均衡，有利于改善食欲。推荐水果在每天上、下午加餐时食用。

四、豆制品的挑选和搭配

豆制品能够提供优质的植物蛋白。有研究显示，大豆及其制品可降低乳腺癌、骨质疏松、胃癌、高血压的发生风险。建议糖妈妈常吃豆制品，如豆腐、豆浆等。

根据《中国居民膳食指南（2016）》，孕妇每日应摄入20g大豆类食物，推算成豆腐则每日应进食约120g南豆腐或约80g北豆腐；若是推算为豆浆，则每日应饮用约300mL。

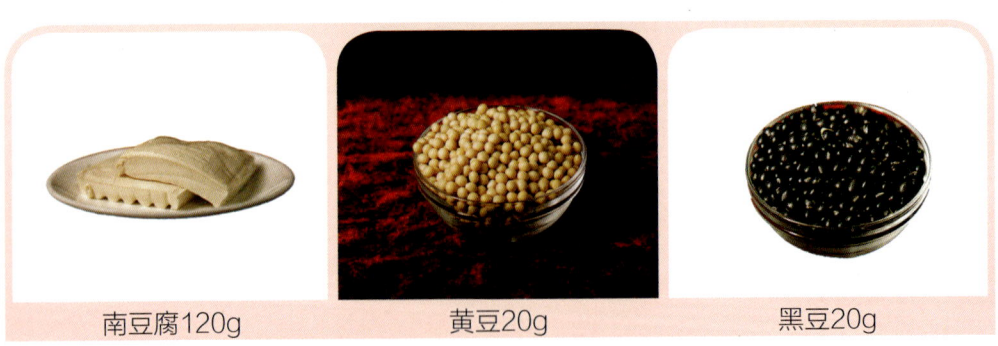

| 南豆腐120g | 黄豆20g | 黑豆20g |

五、奶制品的挑选和搭配

孕妇每天应摄入300～500g奶制品。常见的奶制品有液态奶、酸奶、奶酪和奶粉等。奶类可以提供优质蛋白质、维生素B2和钙。

纯牛奶中蛋白质含量平均为3%，其必需氨基酸比例符合人体需要，属于优质蛋白质；脂肪含量为3%～4%。适合糖妈妈选择的奶类有纯牛奶和无糖酸奶。此外市面上常见的纯牛奶有高钙奶、低脂奶，糖妈妈们常常不知如何选择。首先，纯牛奶中的脂肪含量并不高，并且脱脂后，其中的脂溶性维生素及其他营养成分大幅度减少，所以不应选择脱脂奶。另外，据专业部门检测，各品牌的纯牛奶含钙量差异并不大。有些生产厂家为迎合消费者的心理，在纯牛奶中添加了无机钙，而称"高钙奶"，这些钙实际上很难被人体吸收，久而久之，还可能在体内沉淀，形成结石，所以不应选择高钙奶。因此，鲜奶、全脂奶就是非常好的选择。此外，为避免破坏纯牛奶中的营养物质，加热时不宜煮沸。

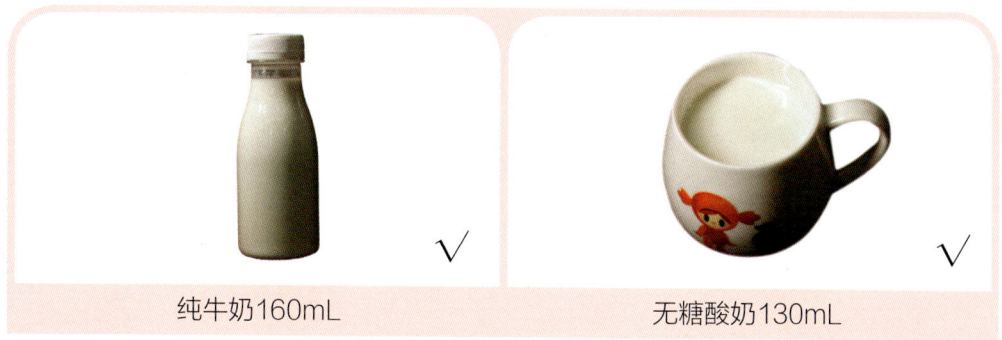

纯牛奶160mL　√　　　无糖酸奶130mL　√

酸奶是在鲜牛奶中加入乳酸杆菌发酵而成的，由于其凝块小，其中的矿物质如钙、铁、锌等更容易被吸收；能抑制肠道中的致病菌和刺激肠道蠕动，从而对肠功能起到双向调节作用。部分人由于缺少乳糖酶或乳糖酶活性偏低，纯牛奶中的乳糖不能在肠道中分解，从而发酵产生大量的二氧化碳，导致腹胀、腹泻，称为"乳糖不耐受症"。对于乳糖不耐受的孕妇来说，酸奶是一个不错的选择。

早餐喝奶制品有利于营养物质的补充和吸收，睡前喝有助于镇静催眠，并促进钙质的吸收，因此建议糖妈妈们在早餐和睡前喝适量奶制品。乳酸饮料非奶制品，不建议糖妈妈们选择。

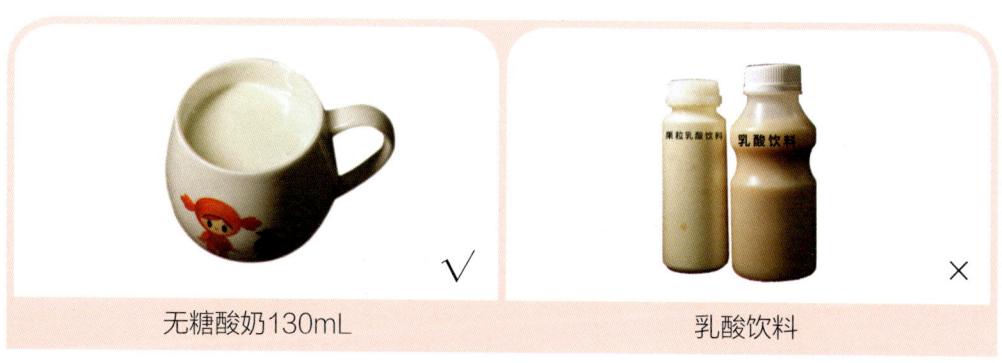

无糖酸奶130mL　√　　　乳酸饮料　×

六、蛋白类（肉蛋类）的挑选和搭配

蛋白质是妈妈和宝宝发育过程中的必要物质。肉蛋类能够提供优质的动物蛋白。鱼类除含有丰富的蛋白质外，还富含欧米伽-3（ω-3）、二十碳五烯酸（EPA）和二十二碳六烯酸（DHA），对宝宝大脑和视网膜发育有着重要的作用；禽肉类脂肪含量相对较低，建议糖妈妈优先选择鱼类和禽肉类。蛋类的营养成分齐全，营养价值高，也是必需的选择。不建议糖妈妈食用肥肉和腌、熏、卤制食品。

糖妈妈一般每日需进食200～250g肉蛋类食物，例如鸡蛋约50g（一个）、鱼虾类约75g、猪瘦肉或鸡肉约75g。

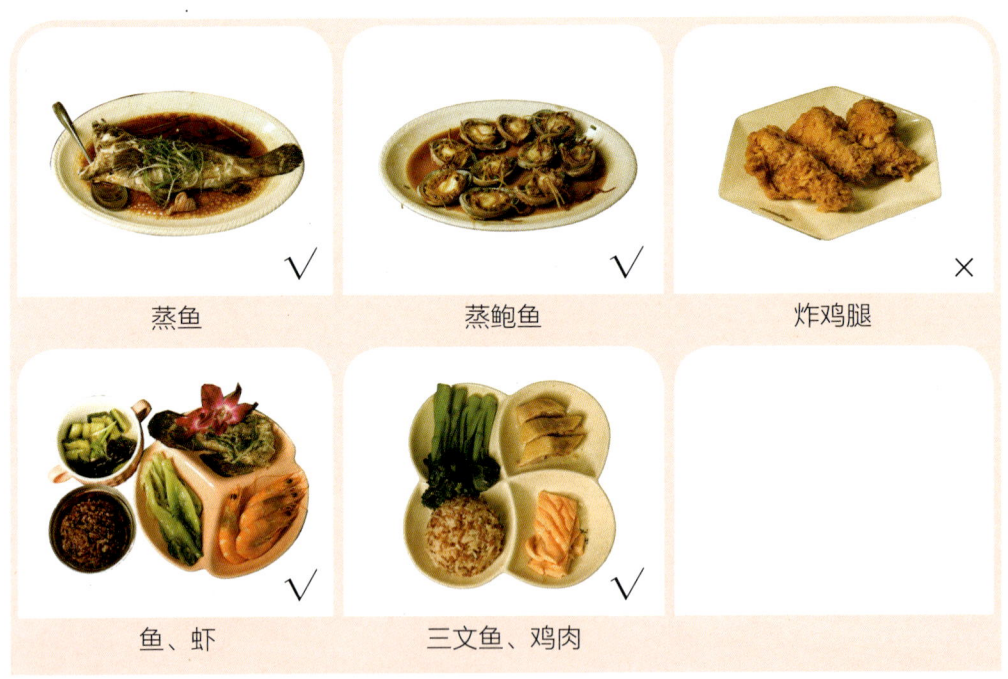

蒸鱼 ✓　　蒸鲍鱼 ✓　　炸鸡腿 ✗

鱼、虾 ✓　　三文鱼、鸡肉 ✓

七、坚果类的挑选和搭配

坚果类虽富含油脂，但也含有15%～20%的优质蛋白质、十几种重要的氨基酸、多种维生素（维生素B1、维生素B2、维生素B5、维生素E）和微量元素（钙、磷、铁、锌等），有助于宝宝大脑神经细胞的发育，建议糖妈妈每日食用适量坚果类食物。适宜的坚果有核桃、花生、松仁、榛子、腰果、瓜子、开心果等。

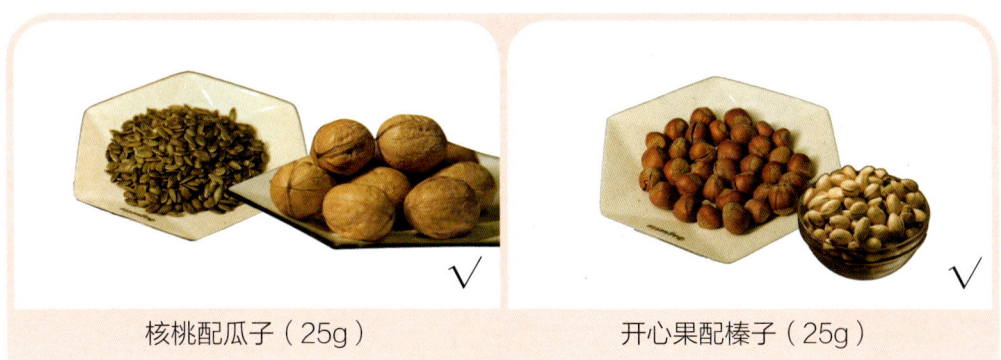

核桃配瓜子（25g） 开心果配榛子（25g）

八、油盐糖的挑选和搭配

　　油脂也是人体必需的三大营养素之一，但是摄入过多的油脂会降低胰岛素的敏感性，建议糖妈妈在烹饪时少油快炒，避免煎炸食品。建议烹调油用量为25～30g/日。植物油中的橄榄油和菜籽油富含单不饱和脂肪酸，更适合糖妈妈们。而动物油（猪油等）富含饱和脂肪酸，不建议糖妈妈选择。

　　另外，糖妈妈的饮食建议少盐和无糖，食用盐少于6g/天，特别注意避免食用含有隐形糖分的食物如糕点类零食。

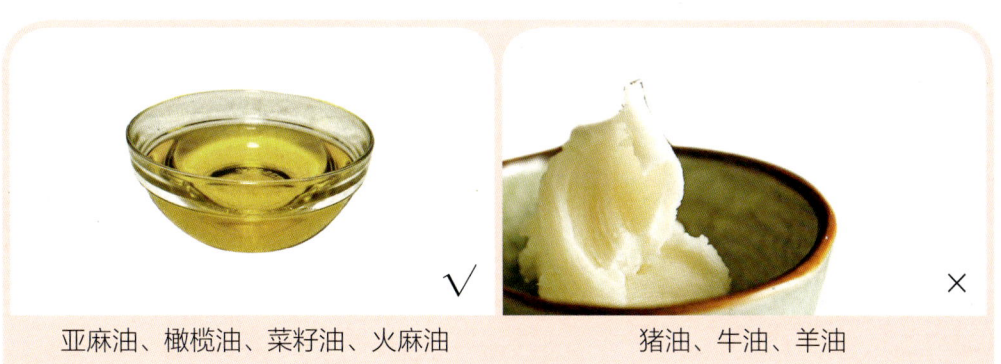

亚麻油、橄榄油、菜籽油、火麻油　　　　猪油、牛油、羊油

图说
糖妈妈饮食
3+3

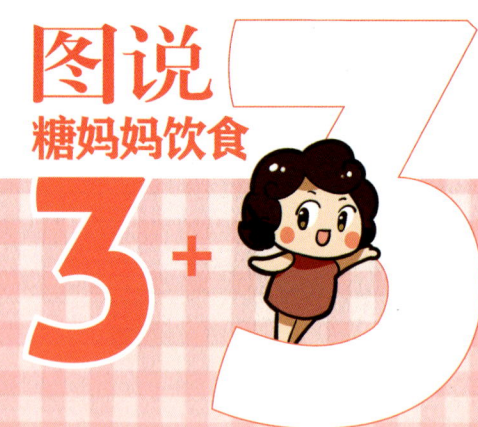

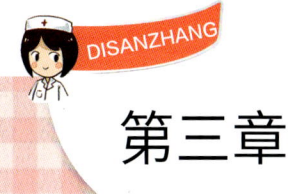

第三章

快速搭配的进阶

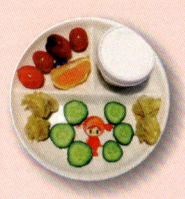
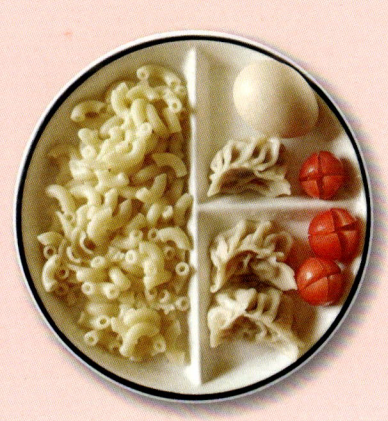
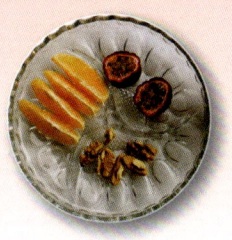

第一节

初级版（适合初级玩家）

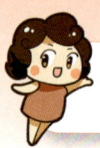

常用的居家健康饮食搭配（7天）

早餐

饺子 3 个、通心粉 40g、鸡蛋 1 个、圣女果 35g、纯牛奶 150mL

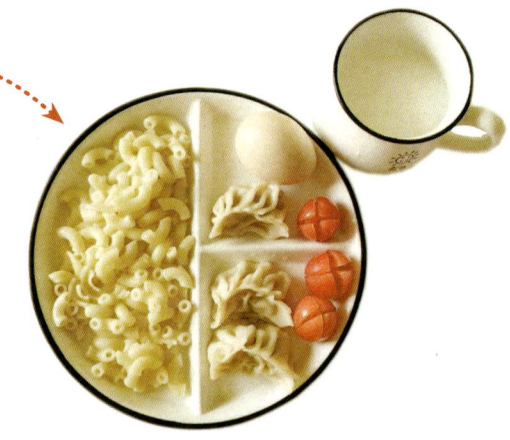

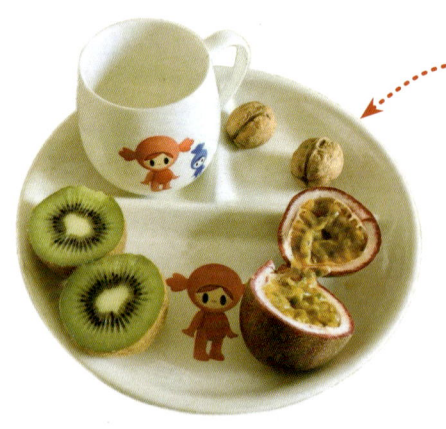

早加餐

奇异果 50g、百香果 40g、核桃 15g、纯牛奶 150mL

午餐

白灼菜心 200g、蒸排骨 150g、二米饭 150g

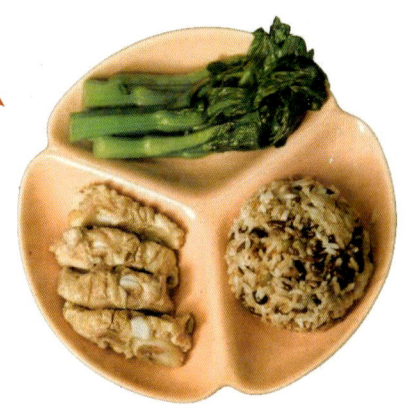

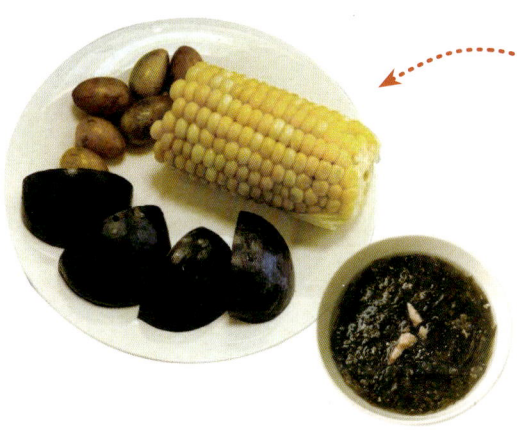

午加餐

布林 70g、黄皮 50g、甜玉米 80g、紫菜（3g）猪瘦肉（30g）汤 1 碗

晚餐

蒸太阳鱼 160g、炒菜心芦笋 240g、二米饭 150g

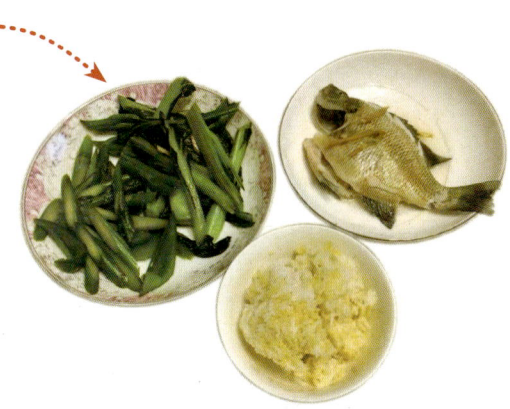

第三章 快速搭配的进阶

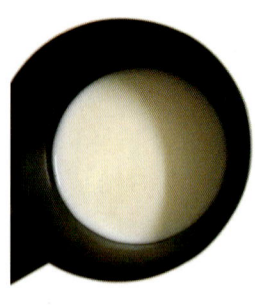
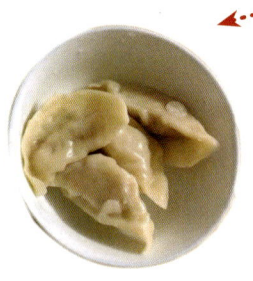

晚加餐

饺子 4 只、纯牛奶 150mL

	热量 /kcal	占比 /%
总热量	1989	100
早 餐	414	20.8
早加餐	216	10.9
午 餐	468	23.5
午加餐	207	10.4
晚 餐	486	24.4
晚加餐	198	10
蛋白质	370.4	18.6
脂 肪	571.5	28.7
碳水化合物	1017.6	51.2

备注：三大宏量元素碳水化合物、蛋白质、脂肪为食物主要供能来源。

 周二

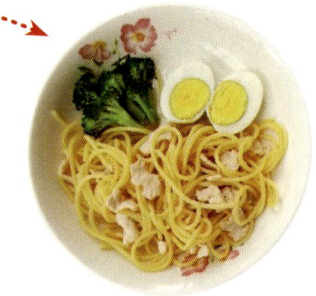
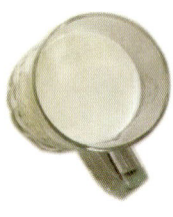

早餐

意粉 55g、猪瘦肉 20g、西兰花 30g、鸡蛋 1 个、纯牛奶 100mL

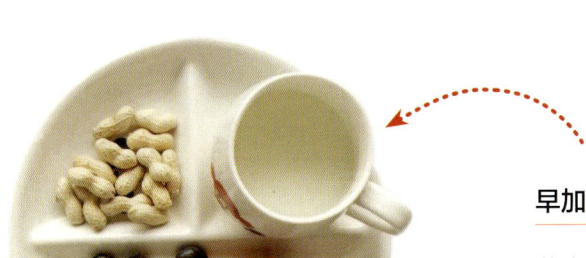

早加餐

花生 15g、圣女果 60g、蓝莓 30g、纯牛奶 150mL

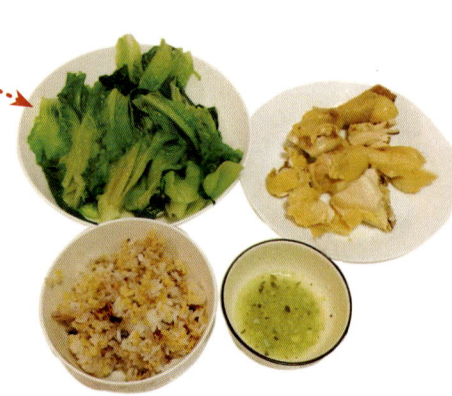

午餐

炒生菜 200g、白切鸡 150g、二米饭 150g

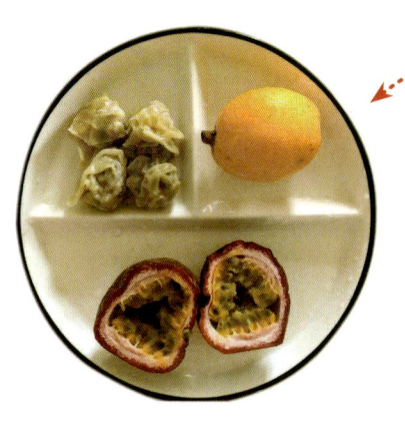

午加餐

云吞 4 个、枇杷 55g、百香果 45g

晚餐

白灼菜心 200g、蒸多宝鱼 150g、二米饭 150g

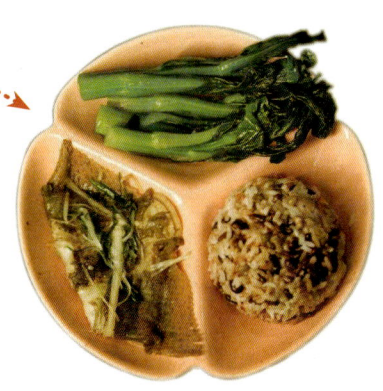

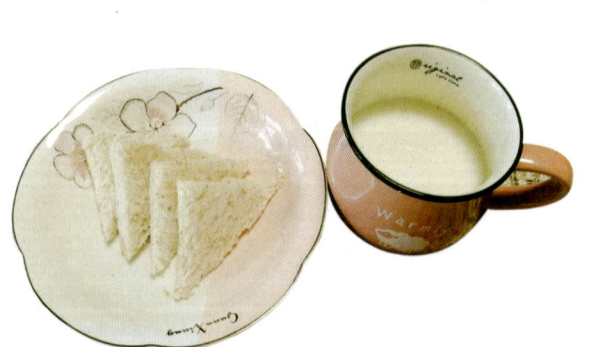

晚加餐

麦方包 35g、纯牛奶 150mL

	热量 /kcal	占比 /%
总热量	1809	100
早　餐	387	21.4
早加餐	198	11
午　餐	468	25.9
午加餐	117	6.5
晚　餐	468	25.9
晚加餐	171	9.5
蛋白质	342.8	18.9
脂　肪	514.8	28.5
碳水化合物	898	50

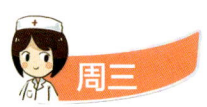 周三

早餐

通心粉 55g、猪瘦肉 20g、鹌鹑蛋 6 个、上海青 30g、纯牛奶 100mL

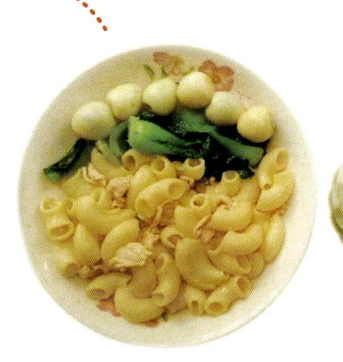

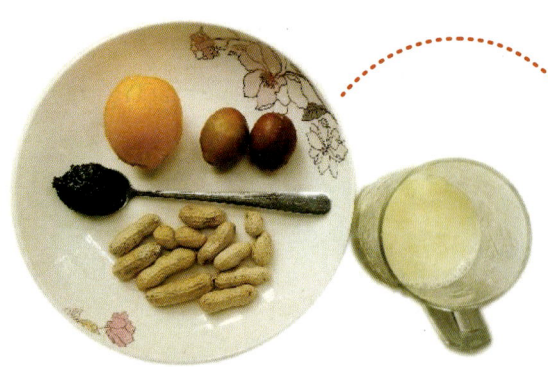

早加餐

花生 10g、枇杷 65g、西梅 40g、芝麻酱 5g、纯牛奶 150mL

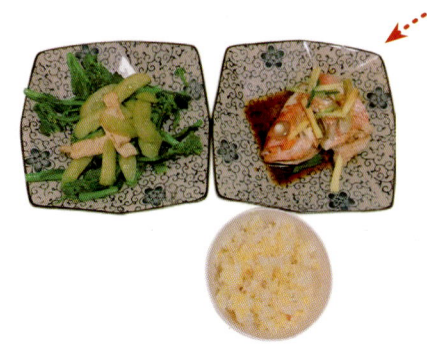

午餐

蒸红杉鱼 130g、炒菜心 210g、炒青瓜（30g）猪瘦肉（15g）、二米饭 150g

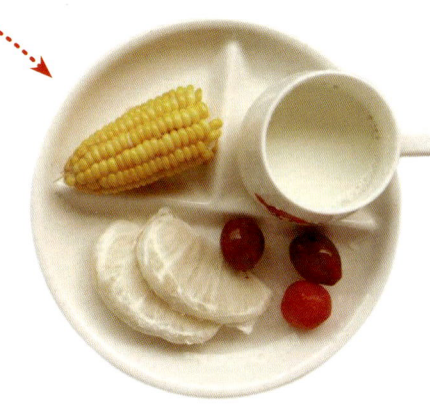

午加餐

柚子 65g、圣女果 30g、甜玉米 75g、纯牛奶 100mL

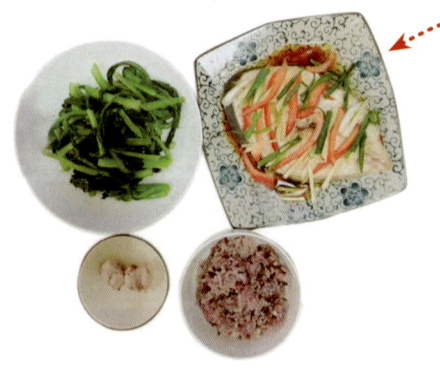

晚餐

蒸马鲛鱼 120g、炒菜心 250g、蒸排骨 30g、二米饭 150g

晚加餐

西红柿（30g）牛肉（30g）汤1碗、玉米50g

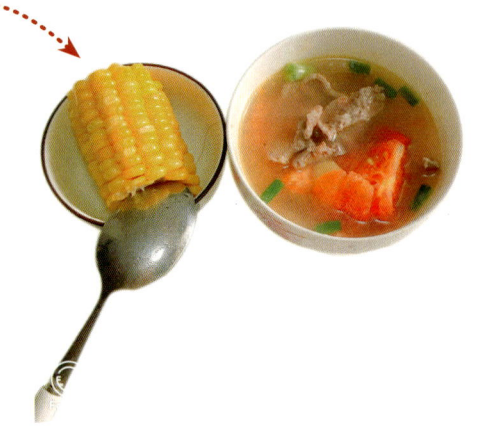

	热量/kcal	占比/%
总热量	1890	100
早　餐	387	20.5
早加餐	216	11.4
午　餐	477	25
午加餐	180	9.5
晚　餐	477	25
晚加餐	153	8.1
蛋白质	366.4	19.4
脂　肪	560.7	29.7
碳水化合物	935.6	50

 周四

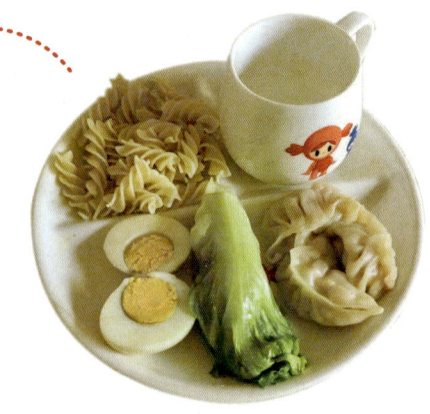

早餐

意粉 30g、饺子 3 个、鸡蛋 1 个、生菜 56g、纯牛奶 100mL

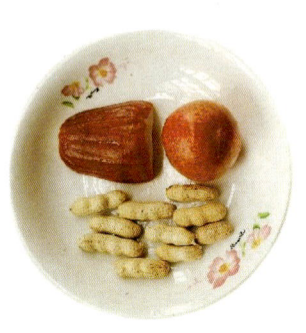 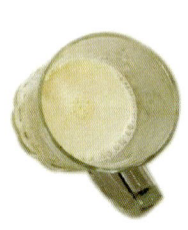

早加餐

花生 12g、莲雾 60g、李子 50g、纯牛奶 100mL

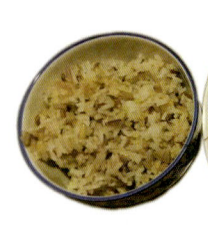 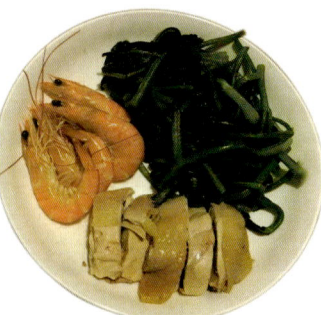

午餐

蒸基围虾 50g、白切鸡 100g、炒菜心 200g、二米饭 150g

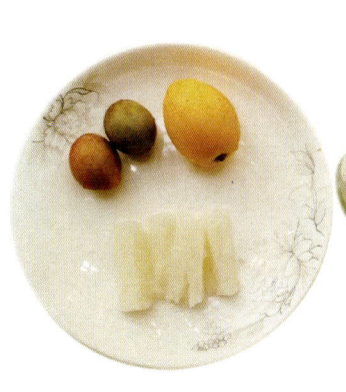
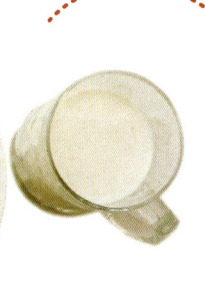

午加餐

西梅 50g、枇杷 65g、蒸山药 50g、纯牛奶 100mL

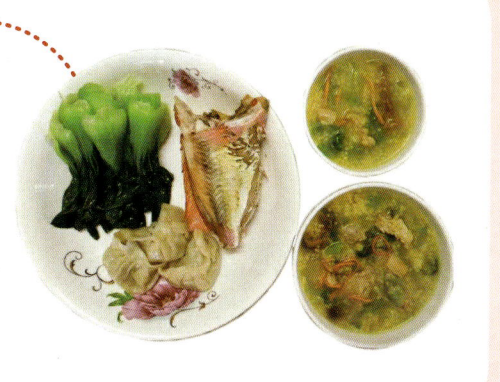

晚餐

饺子 3 个、炒上海青 200g、蒸大眼鱼 150g、虫草花（25g）瘦肉（20g）菜心（20g）粥 450g

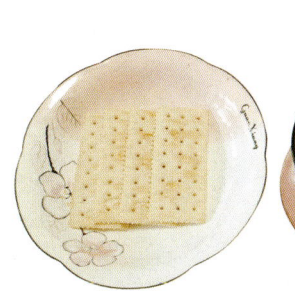
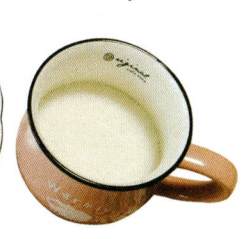

晚加餐

苏打饼 4 块、纯牛奶 100mL

	热量 /kcal	占比 /%
总热量	1854	100
早 餐	351	18.9
早加餐	180	9.7
午 餐	504	27.2
午加餐	126	6.8
晚 餐	549	29.6
晚加餐	144	7.8
蛋白质	344	18.6
脂 肪	529.2	28.5
碳水化合物	953.6	51.4

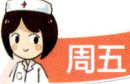

周五

早餐

意粉 55g、猪瘦肉 15g、青菜 30g、鸡蛋 1 个、无糖黄豆浆 200mL

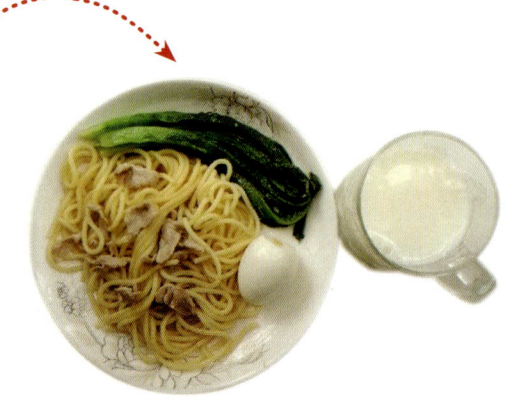

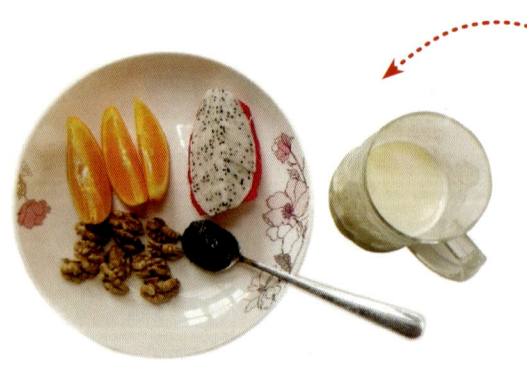

早加餐

核桃 10g、橙子 41g、火龙果 60g、芝麻酱 5g、纯牛奶 150mL

午餐

白切鸡 150g、白灼菜心 200g、二米饭 150g

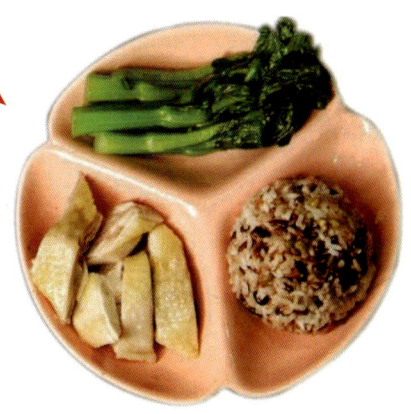

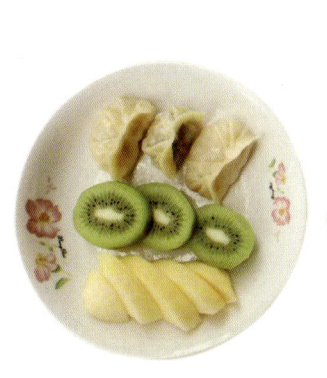

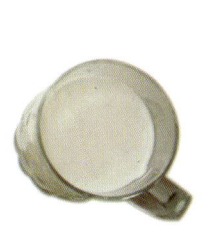

午加餐

饺子 3 个、苹果 60g、奇异果 60g、纯牛奶 150mL

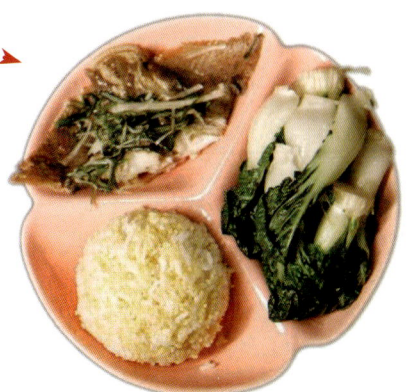

晚餐

蒸多宝鱼 140g、白灼小白菜 200g、二米饭 150g

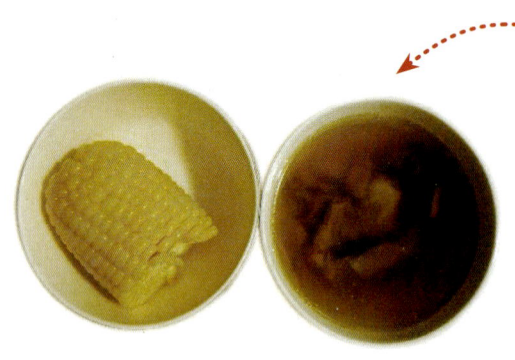

晚加餐

甜玉米 70g、姬松茸（5g）排骨（50g）汤 1 碗

	热量 /kcal	占比 /%
总热量	1890	100
早　餐	369	19.5
早加餐	216	11.4
午　餐	468	24.8
午加餐	225	11.9
晚　餐	459	24.3
晚加餐	153	8.1
蛋白质	368	19.5
脂　肪	554.4	29.3
碳水化合物	939.6	50

早餐

云吞 12 个、鸡蛋 1 个、油麦菜 32g、纯牛奶 100mL

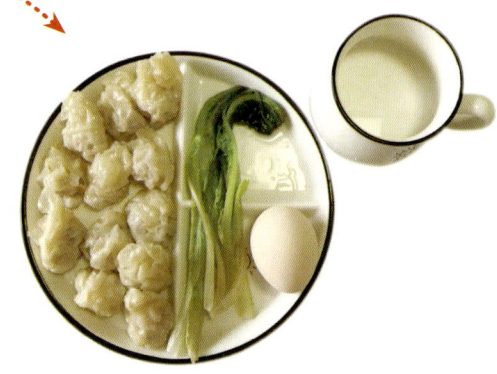

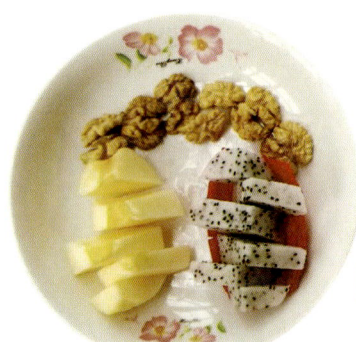

早加餐

核桃 15g、苹果 60g、火龙果 60g、纯牛奶 100mL

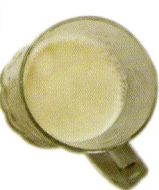

午餐

炒生菜 100g、炒西兰花西芹 100g、蒸海鱼 105g、蒸牛肉 20g、二米饭 150g

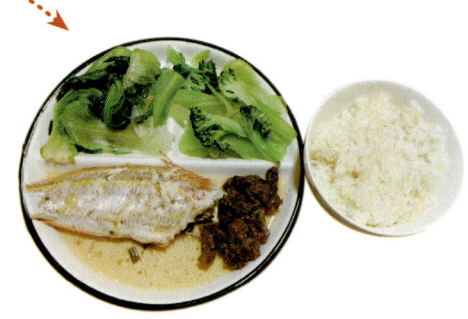

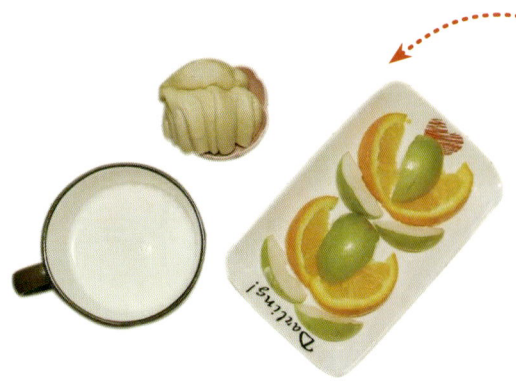

午加餐

青枣 55g、橙子 60g、花卷 30g、纯牛奶 100mL

晚餐

蒸太阳鱼 110g、猪瘦肉（20g）炒荷兰豆（20g）、炒菜心 200g、二米饭 150g

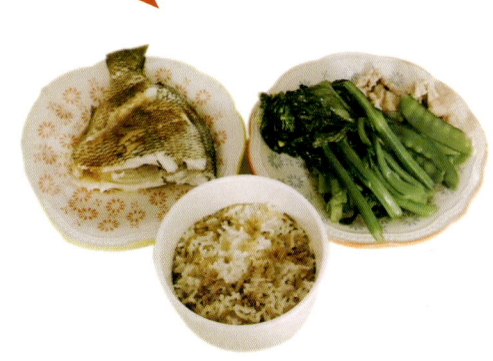

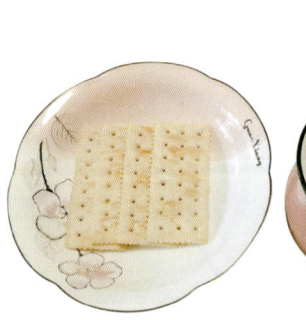
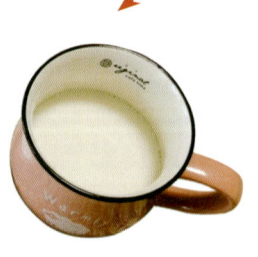

晚加餐

苏打饼 4 块、纯牛奶 100mL

	热量 /kcal	占比 /%
总热量	1809	100
早餐	369	20.4
早加餐	198	10.9
午餐	450	24.9
午加餐	189	10.4
晚餐	459	25.4
晚加餐	144	8
蛋白质	321.6	17.8
脂肪	504	27.9
碳水化合物	955.6	52.8

周日

早餐

云吞 4 个、鸡蛋 1 个、杂粮粥 300g（菜心 30g、虾仁 10g）

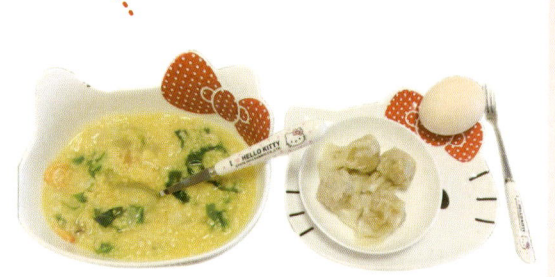

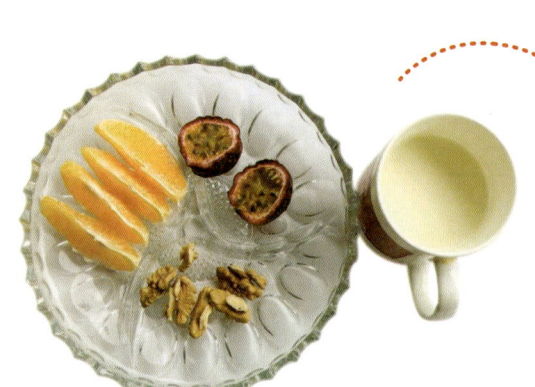

早加餐

橙子 70g、百香果 40g、核桃 10g、纯牛奶 100mL

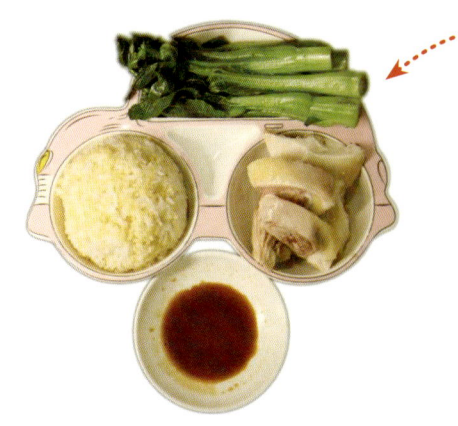

午餐

白灼菜心 200g、白切鸡 150g、二米饭 150g

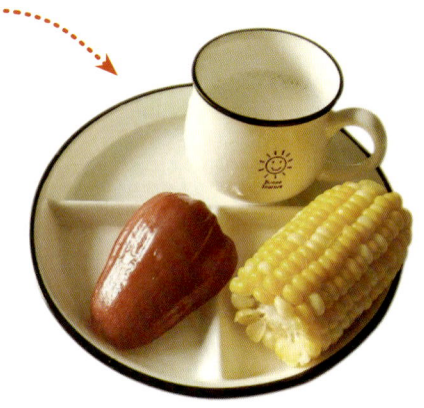

午加餐

莲雾 110g、甜玉米 80g、纯牛奶 100mL

晚餐

蒸红杉鱼 100g、炒小白菜 150g、炒青瓜（50g）猪瘦肉（30g）、二米饭 150g

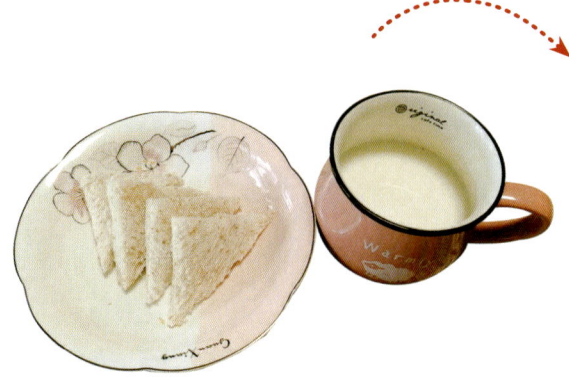

晚加餐

麦方包 35g、纯牛奶 200mL

	热量 /kcal	占比 /%
总热量	1836	100
早餐	324	17.6
早加餐	171	9.3
午餐	468	25.5
午加餐	198	10.8
晚餐	468	25.6
晚加餐	207	11.3
蛋白质	336.8	18.3
脂肪	516.6	28.1
碳水化合物	955.6	52

专家点评

　　居家饮食，宜粗茶淡饭，上述食谱中每日的热量为1750～1850kcal，食物的品种繁多，体现了混合饮食和均衡饮食，烹饪方式也健康。对图烹饪，糖妈妈是否很易入门？

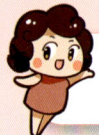

上班族如何快速搭配出健康饮食(5天)

 周一

早餐

蒸饺子 3 个、圣女果 60g、鸡蛋 1 个、通心粉 30g

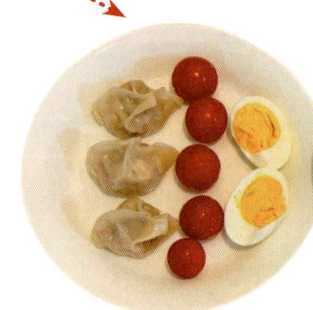

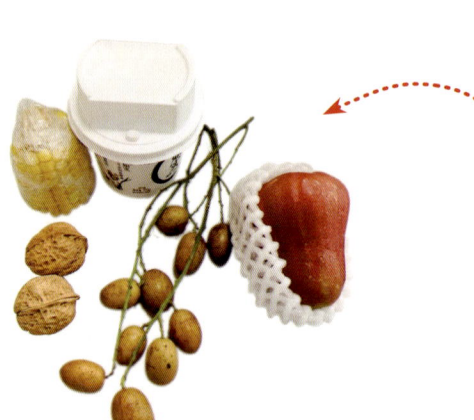

早加餐

甜玉米 68g、无糖酸奶 130g、核桃 15g、黄皮 50g、莲雾 65g

午餐

炒上海青160g、炒西芹胡萝卜90g、蒸排骨32g、蒸鳕鱼95g、二米饭150g

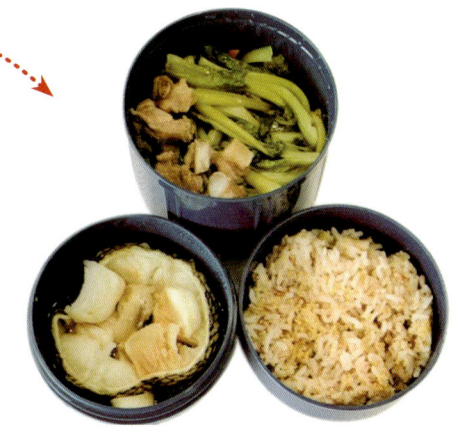

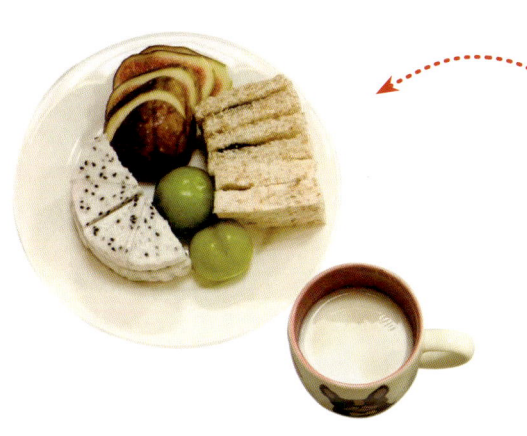

午加餐

火龙果40g、无花果55g、李子30g、麦方包35g、纯牛奶200mL

晚餐

蒸海鱼105g、蒸排骨35g、炒小塘菜140g、凉拌豆芽笋尖青瓜胡萝卜100g、二米饭150g

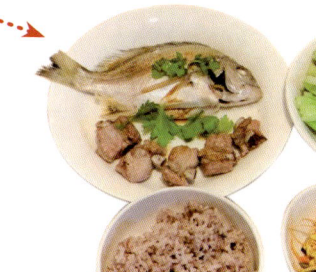
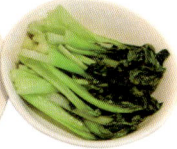
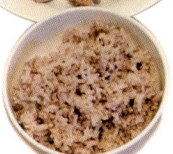
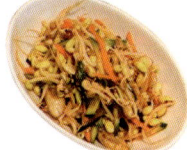

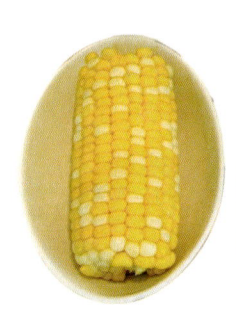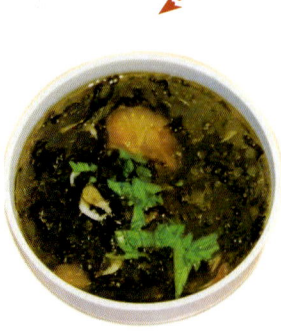

晚加餐

紫菜（3g）虾皮（5g）西红柿（60g）汤 1 碗、甜玉米 90g

	热量 /kcal	占比 /%
总热量	1917	100
早　餐	306	16
早加餐	315	16.4
午　餐	450	23.5
午加餐	261	13.6
晚　餐	468	24.4
晚加餐	117	6.1
蛋白质	333.2	17.4
脂　肪	499.5	26.1
碳水化合物	1054	54.9

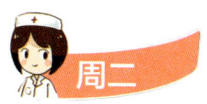

周二

早餐

意粉 35g、鸡蛋 1 个、云吞 3 个、西柚 40g

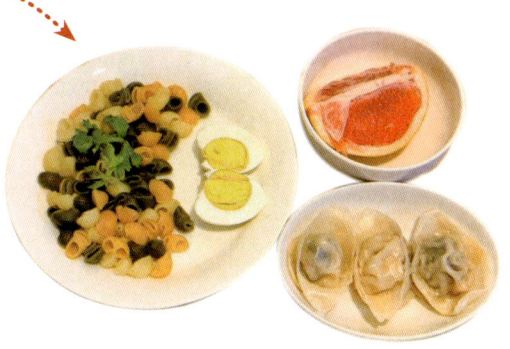

早加餐

百香果 50g、苹果 43g、李子 25g、核桃 10g、甜玉米 60g、无糖酸奶 130g

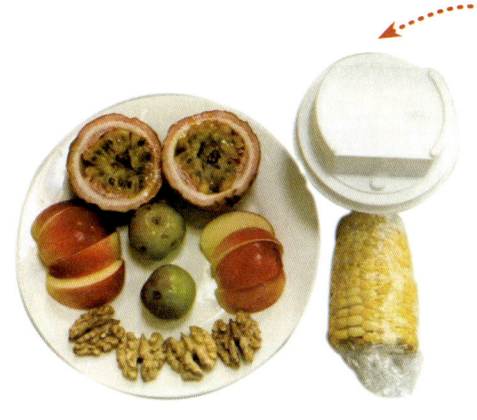

午餐

蒸虾仁 80g、白灼秋葵 72g、蒸排骨 63g、炒菜心 180g、二米饭 140g

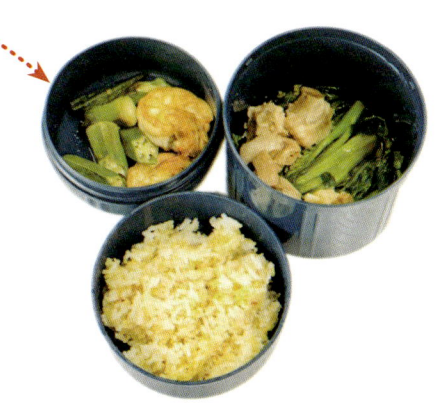

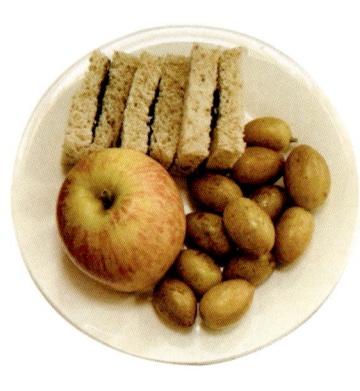

午加餐

苹果 65g、黄皮 50g、麦方包 35g、纯牛奶 200mL

晚餐

炒菜心 120g、蒸排骨 30g、苦瓜芹菜炒红萝卜 120g、蒸鲳鱼 100g、蒸南豆腐 46g、二米饭 140g

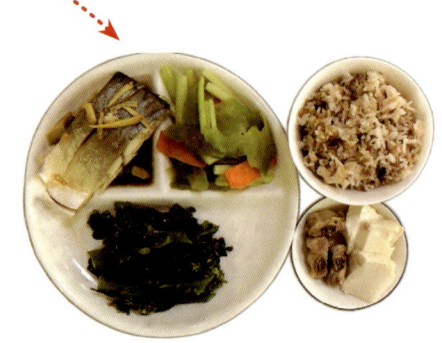

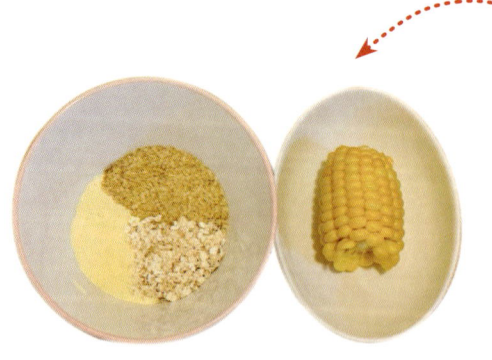

晚加餐

糖尿病低糖营养素 10g+ 麦片 10g+ 麦胚芽 10g、甜玉米 35g

	热量 /kcal	占比 /%
总热量	1908	100
早餐	288	15.1
早加餐	270	14.2
午餐	423	22.2
午加餐	288	15.1
晚餐	459	24.1
晚加餐	180	9.4
蛋白质	331	17.3
脂　肪	503.6	26.4
碳水化合物	1045.4	54.8

周三

早餐

饺子 3 个、鸡蛋面 50g、青瓜 50g、鸡蛋 1 个

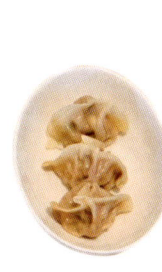
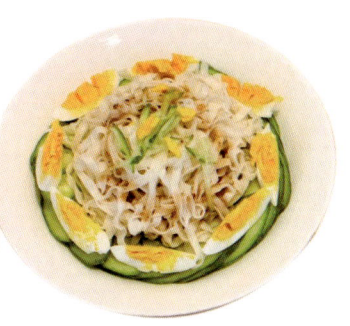

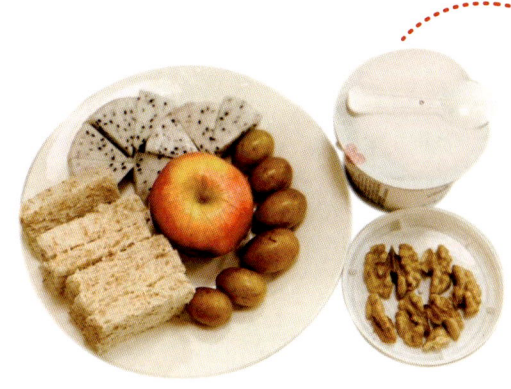

早加餐

苹果 45g、火龙果 30g、黄皮 35g、核桃 15g、麦方包 35g、无糖酸奶 130g

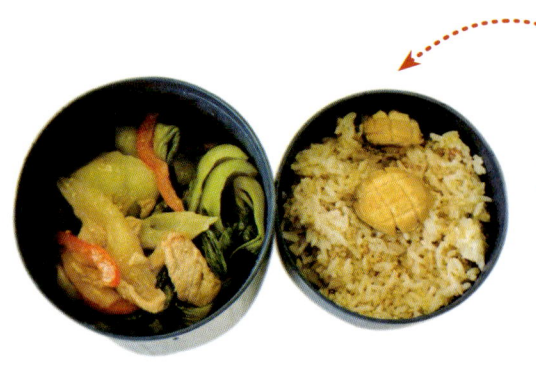

午餐

炒肉片（54g）西芹彩椒（100g）、炒上海青 160g、蒸小鲍鱼 50g、二米饭 150g

午加餐

麦方包 35g、苹果 52g、莲雾 61g、纯牛奶 100mL

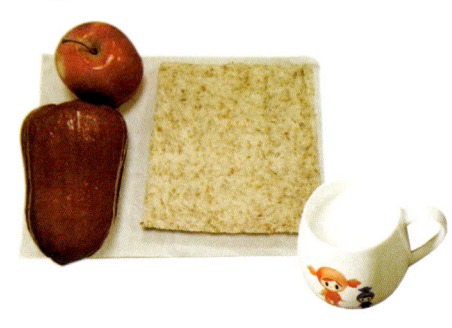

晚餐

炒上海青 120g、炒藕尖西芹芦笋胡萝卜 130g、蒸去皮鸡腿 85g、蒸排骨 30g、蒸南豆腐 50g、二米饭 150g

晚加餐

海参（水浸，50g）紫菜（3g）西红柿（60g）
蛋花（鸡蛋1个）汤1碗

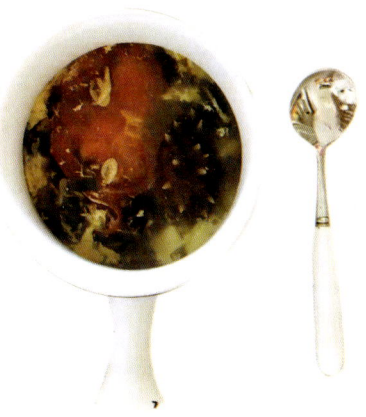

	热量/kcal	占比/%
总热量	1854	100
早　餐	315	17
早加餐	324	17.5
午　餐	450	24.3
午加餐	198	10.7
晚　餐	459	24.7
晚加餐	108	5.8
蛋白质	344.8	18.6
脂　肪	511.2	27.6
碳水化合物	969.6	52.3

周四

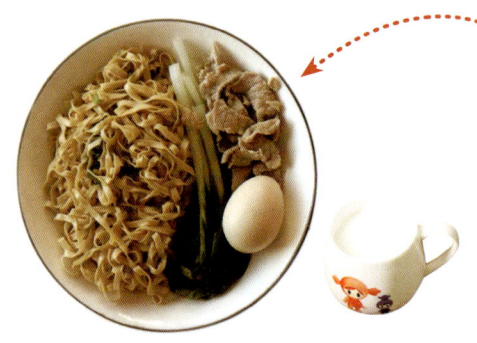

早餐

荞麦面 50g、猪瘦肉 20g、鸡蛋 1 个、小白菜 50g、纯牛奶 150mL

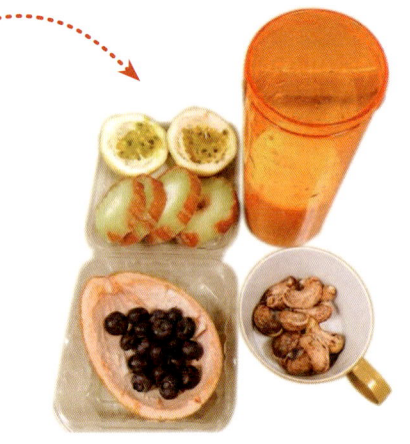

早加餐

莲雾 60g、蓝莓 20g、百香果 40g、腰果 15g、糖尿病低糖营养素 20g+麦片 10g+麦胚芽 10g

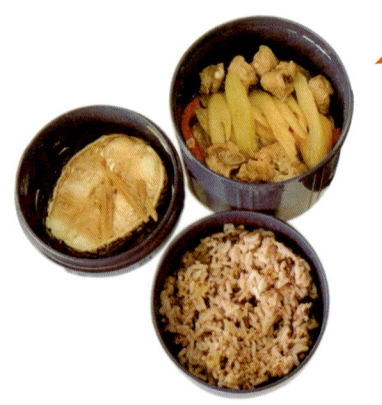

午餐

蒸鳕鱼 98g、蒸排骨 45g、炒西芹彩椒 80g、炒生菜 160g、二米饭 150g

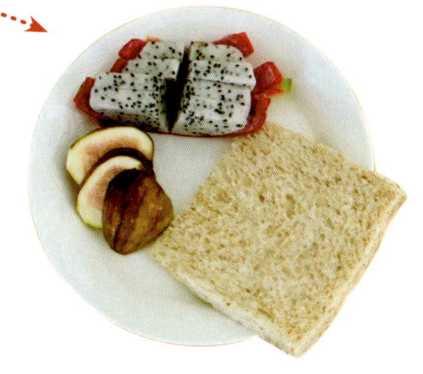

午加餐

无花果 28g、火龙果 75g、麦方包 35g

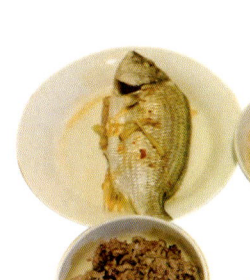
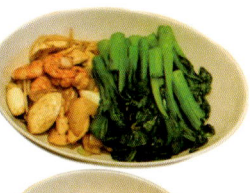
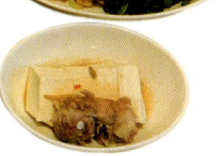

晚餐

蒸海鱼 85g、蒸虾仁 10g、杂炒茭白彩椒豆芽 100g、蒸排骨 20g、蒸南豆腐 50g、炒菜心 150g、二米饭 150g

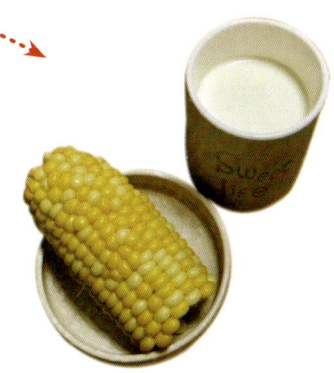

晚加餐

甜玉米 90g、纯牛奶 180mL

	热量 /kcal	占比 /%
总热量	1890	100
早餐	342	18.1
早加餐	306	16.2
午餐	459	24.3
午加餐	135	7.1
晚餐	459	24.3
晚加餐	189	10
蛋白质	345.2	18.3
脂肪	526.5	27.9
碳水化合物	995.6	52.7

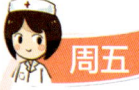

周五

早餐

荞麦面 50g、饺子 3 个、鸡蛋 1 个、圣女果 60g、纯牛奶 150mL

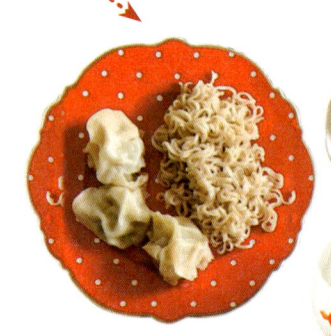
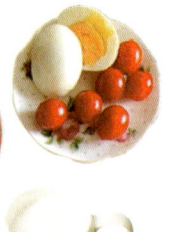
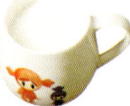

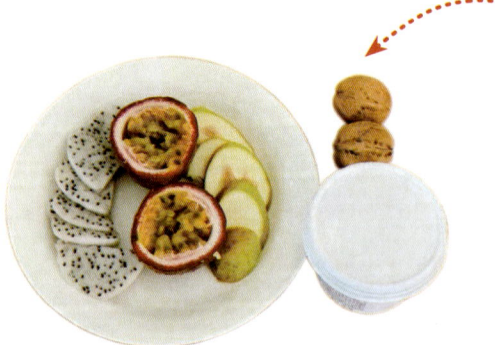

早加餐

火龙果 35g、无花果 22g、百香果 50g、核桃 15g、无糖酸奶 135g

午餐

蒸海虾 80g、蒸排骨 45g、炒西芹 80g、炒上海青 140g、二米饭 150g

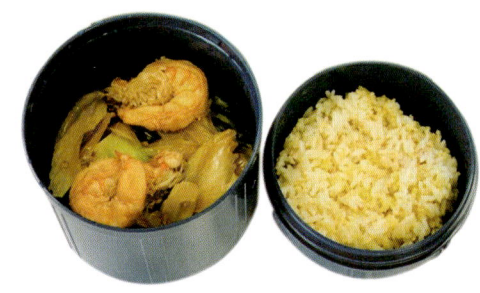

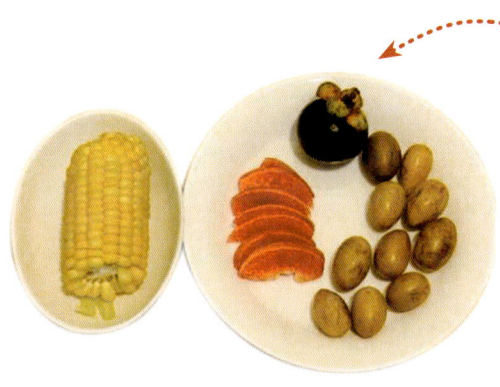

午加餐

甜玉米 80g、油桃 30g、黄皮 40g、山竹 30g

晚餐

蒸鲈鱼 91g、芹菜豆芽芦笋（150g）炒猪肝（40g）、炒菜心 100g、二米饭 150g

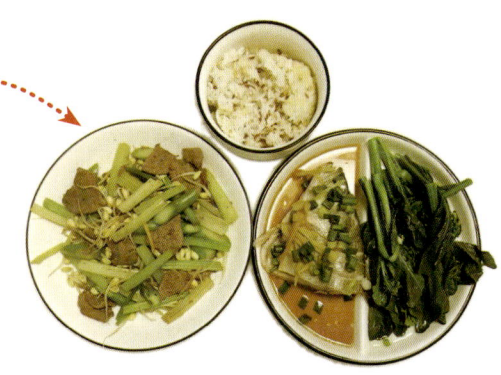

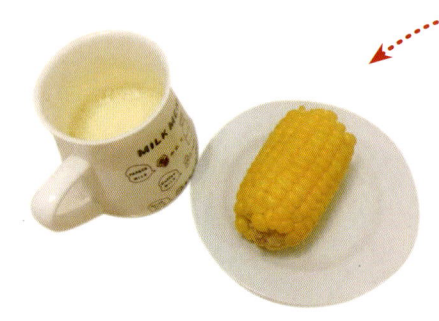

晚加餐

甜玉米 80g、纯牛奶 160mL

	热量 /kcal	占比 /%
总热量	1809	100
早　餐	405	22.4
早加餐	225	12.4
午　餐	414	22.9
午加餐	135	7.5
晚　餐	450	24.9
晚加餐	180	10
蛋白质	310.8	17.2
脂　肪	494.1	27.3
碳水化合物	975.6	53.9

　　作为上班族的糖妈妈，通常中午在公司用餐。对于"留恋自家饭菜香"的糖妈妈，建议采用挚亲送餐的方式，烹煮后及时送餐，保证食物新鲜。

　　烹饪后，注意在开餐前盛出需要送餐的食物，避免餐后才装入"剩菜剩饭"。另外，因凉拌食物没有经过高温消毒，久放易滋生细菌，不建议选择。

　　用于送餐的食具建议采用保温分格式多层餐盒，大小以食物可盛装至餐盒容量 2/3 或 3/4 为宜。在盛放食物前先用沸水把餐盒冲洗一遍，装入食物后马上盖上盖子，这样可使得餐盒内形成负压，减少细菌进入。

　　加餐食物宜选择易于保存的食物。甜玉米、饺子等食物做法简单，可在食用前再进行烹煮；水果要保证新鲜；纯牛奶、酸奶等对保存温度要求严格，应置于单位冰箱中保存。

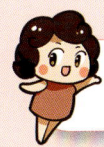

住院期间如何搭配出健康饮食5天

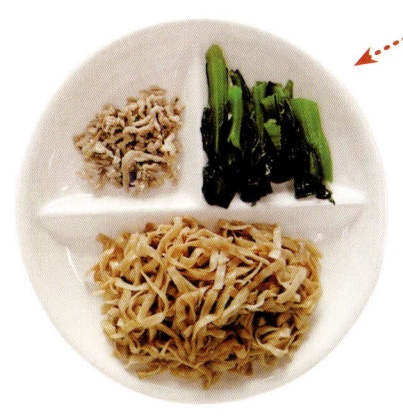

早餐

肉丝 20g、荞麦面 125g、菜心 50g

早加餐

西梅 40g、蓝莓 60g、核桃 15g、纯牛奶 200mL

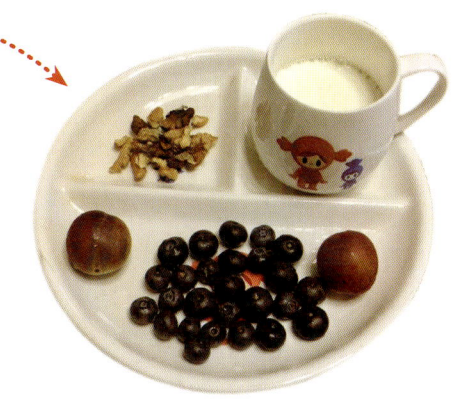

第三章 快速搭配的进阶

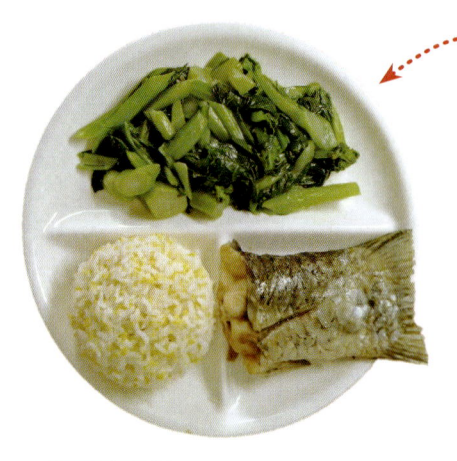

午餐

蒸皖鱼 160g、炒菜心 200g、二米饭 150g

午加餐

甜玉米 85g、车厘子 21g、苹果 40g、圣女果 40g、纯牛奶 200mL

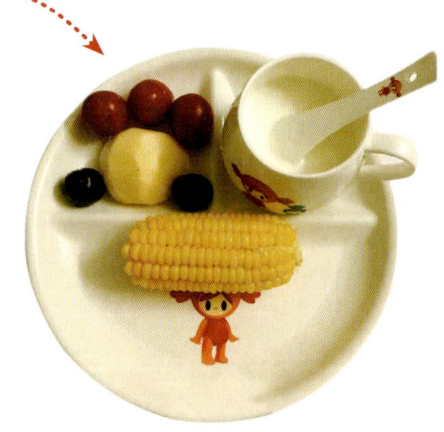

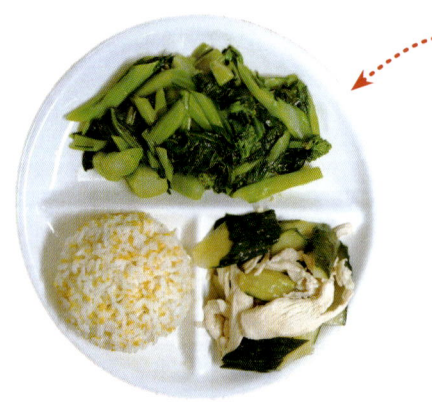

晚餐

青瓜（50g）炒鸡肉片（150g）、炒菜心 200g、二米饭 150g

晚加餐

云吞 5 个、糖尿病低糖营养素 20g+ 麦片 10g+ 麦胚芽 10g

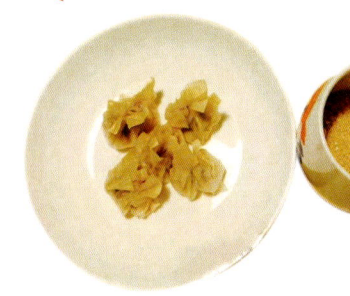
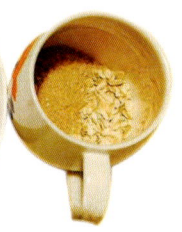

	热量 /kcal	占比 /%
总热量	1881	100
早　餐	171	9.1
早加餐	252	13.4
午　餐	477	25.4
午加餐	252	13.4
晚　餐	477	25.4
晚加餐	252	13.4
蛋白质	336.8	17.9
脂　肪	531.9	28.3
碳水化合物	990	52.6

 周二

早餐

燕麦肉包 100g（猪瘦肉 25g）、鸡蛋 1 个、纯牛奶 200mL

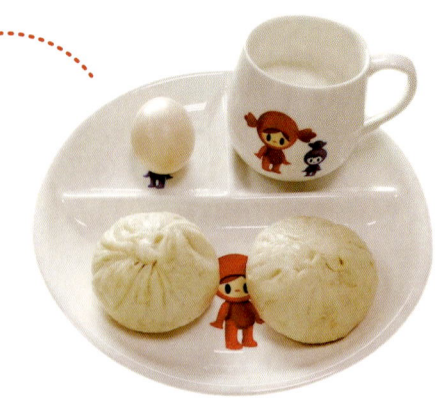

早加餐

核桃 15g、橙子 45g、番石榴 56g、无糖黄豆浆 200mL

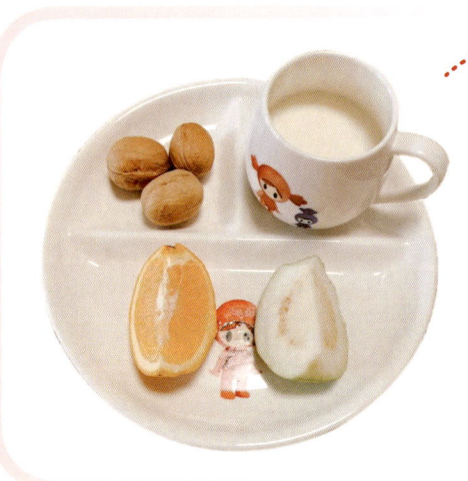

午餐

蒸排骨 150g、炒菜心 200g、二米饭 150g

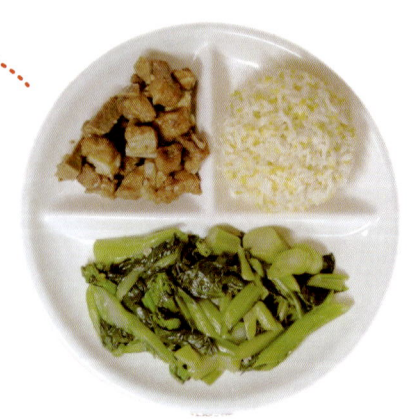

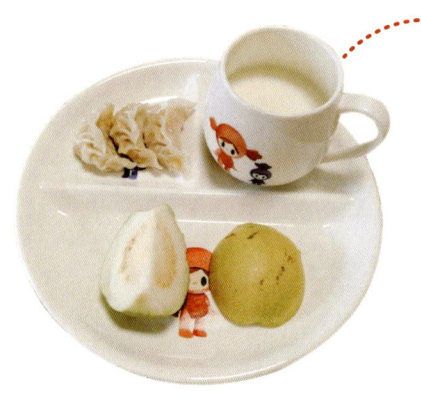

午加餐

饺子 3 个、番石榴 60g、香梨 40g、纯牛奶 200mL

晚餐

猪瘦肉（100g）炒冬菇（45g）、炒菜心 200g、二米饭 150g

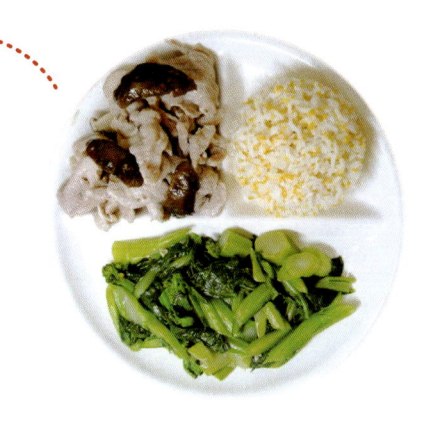

晚加餐

甜玉米 70g、糖尿病低糖营养素 20g+ 麦片 10g+ 麦胚芽 10g

	热量 /kcal	占比 /%
总热量	2070	100
早餐	432	20.9
早加餐	180	8.7
午餐	468	22.6
午加餐	252	12.2
晚餐	486	23.5
晚加餐	252	12.2
蛋白质	397.2	19.2
脂肪	609.3	29.4
碳水化合物	1039.2	50.2

周三

早餐

饺子 8 个、菜心 50g

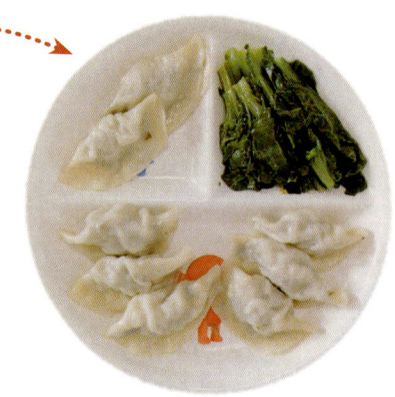

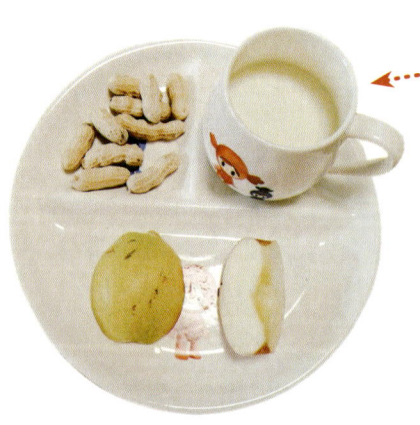

早加餐

花生 15g、香梨 50g、苹果 50g、纯牛奶 200mL

午餐

炒油麦菜 150g、菜花（50g）炒猪瘦肉（100g）、二米饭 150g

午加餐

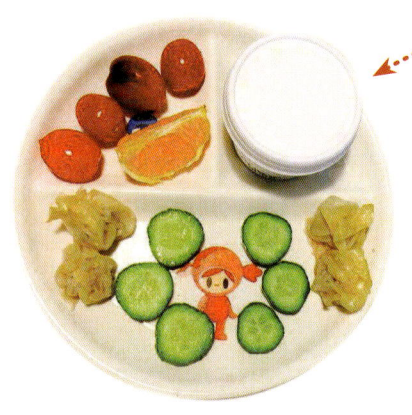

西梅 20g、青瓜 30g、圣女果 20g、橙子 30g、云吞 4 个、无糖酸奶 135mL

晚餐

猪瘦肉（100g）炒芹菜（50g）、炒菜心 200g、二米饭 150g

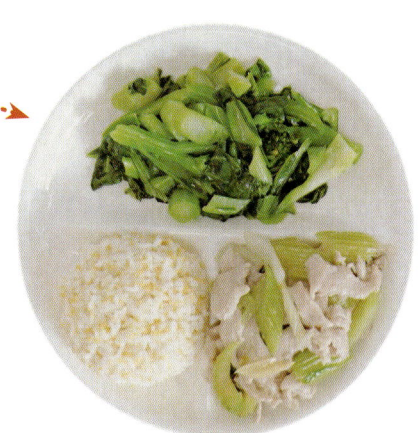

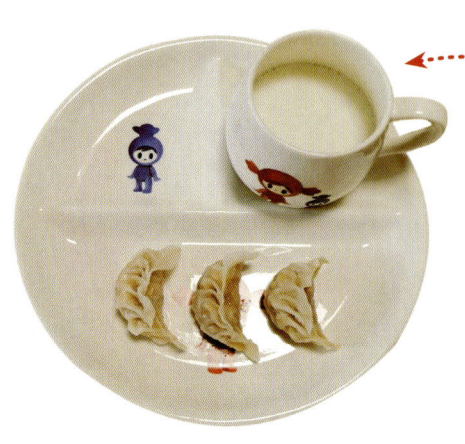

晚加餐

饺子 3 个、纯牛奶 150mL

	热量 /kcal	占比 /%
总热量	1836	100
早餐	252	13.7
早加餐	252	13.7
午餐	477	26
午加餐	198	10.8
晚餐	486	26.5
晚加餐	171	9.3
蛋白质	322	17.5
脂肪	513	27.9
碳水化合物	972.4	53

周四

早餐

花卷2个（60g）、鸡蛋1个、燕麦粥200g

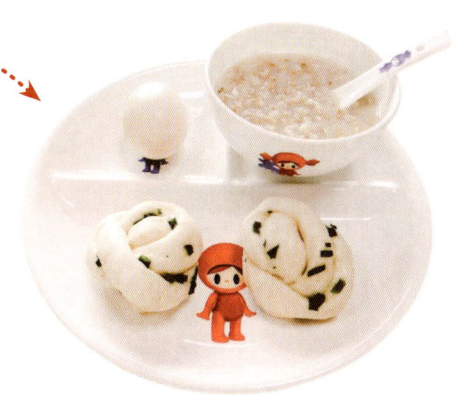

早加餐

核桃15g、香梨50g、橙子45g、纯牛奶200mL

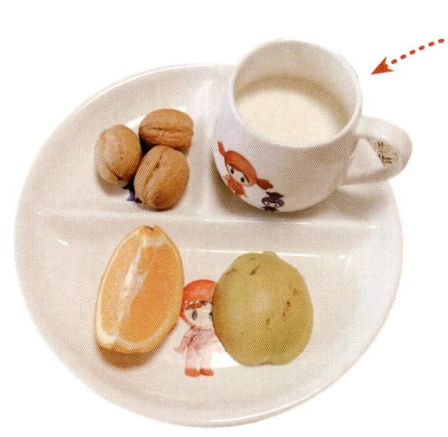

午餐

木耳（50g）猪瘦肉（100g）饼、炒菜心200g、二米饭150g

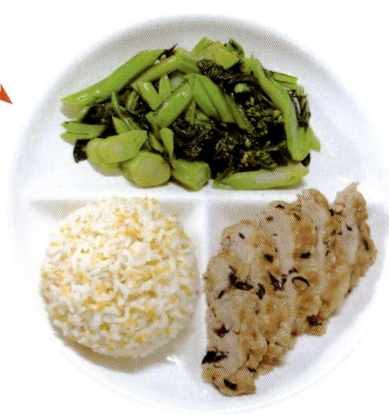

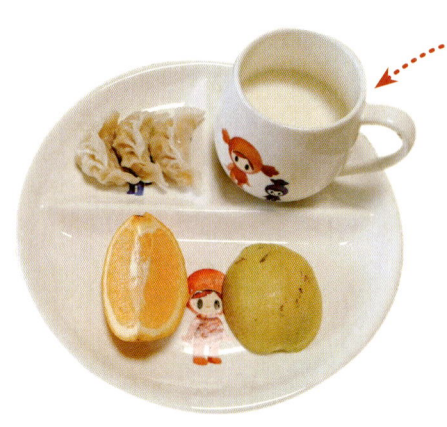

午加餐

饺子 3 个、橙子 55g、香梨 48g、纯牛奶 200mL

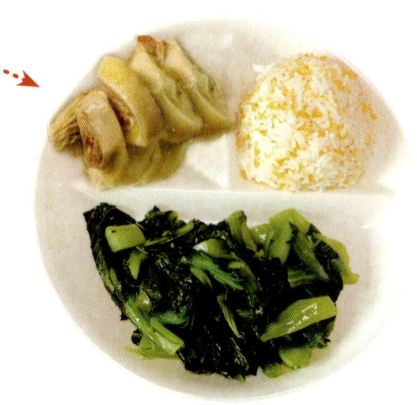

晚餐

白切鸡 150g、炒菜心 200g、二米饭 150g

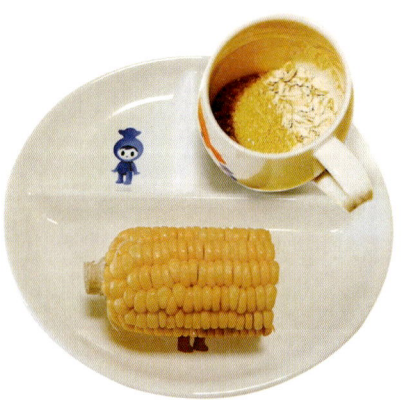

晚加餐

甜玉米 75g、糖尿病低糖营养素 20g+ 麦片 10g+ 麦胚芽 10g

	热量 /kcal	占比 /%
总热量	2052	100
早餐	333	16.2
早加餐	252	12.3
午餐	495	24.1
午加餐	252	12.3
晚餐	468	22.8
晚加餐	252	12.3
蛋白质	368.8	18
脂肪	564.3	27.5
碳水化合物	1094	53.3

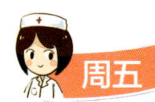

周五

早餐

小米馒头 2 个（60g）、鸡蛋 1 个、燕麦粥 200g

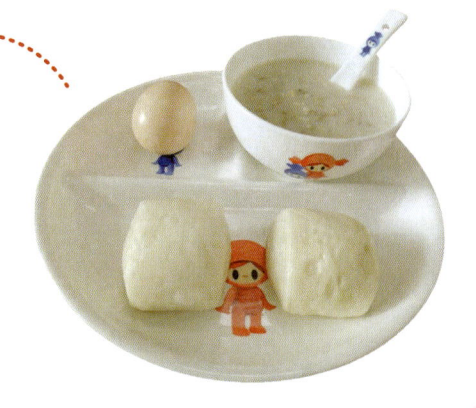

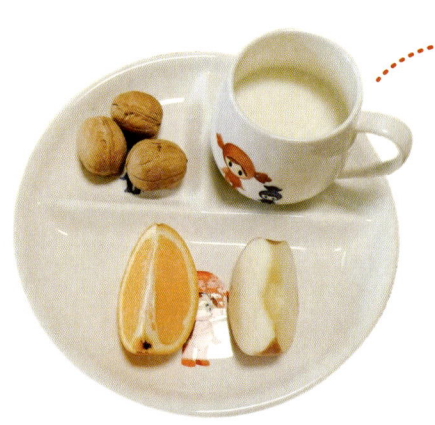

早加餐

核桃 15g、苹果 40g、橙子 55g、纯牛奶 200mL

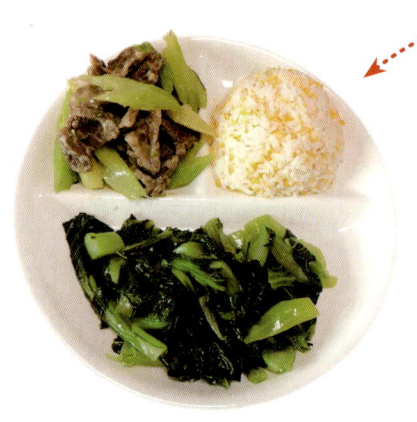

午餐

牛肉（100g）炒芹菜（50g）、炒菜心200g、二米饭150g

午加餐

甜玉米78g、橙子45g、番石榴60g、纯牛奶200mL

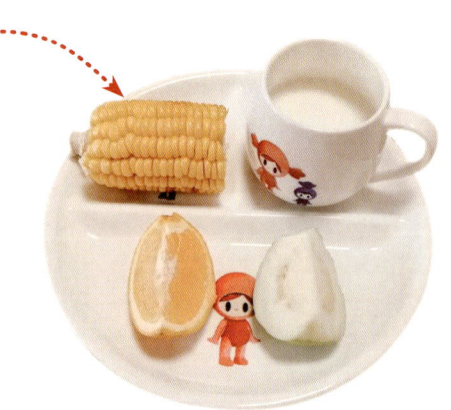

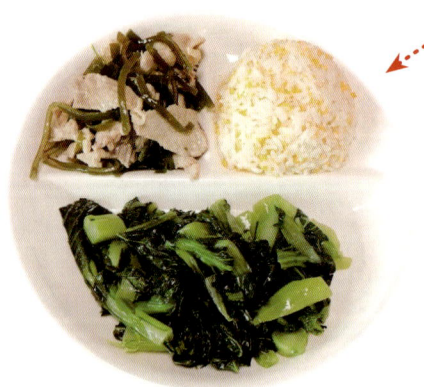

晚餐

猪瘦肉（100g）炒海带（50g）、炒菜心200g、二米饭150g

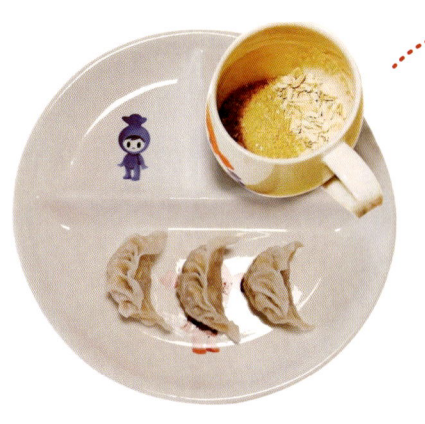

晚加餐

饺子 3 个、糖尿病低糖营养素 20g

	热量 /kcal	占比 /%
总热量	1989	100
早餐	333	16.7
早加餐	252	12.7
午餐	486	24.4
午加餐	252	12.7
晚餐	486	24.4
晚加餐	180	9
蛋白质	366	18.4
脂肪	569.7	28.6
碳水化合物	1030	51.8

糖妈妈可能因多种原因需要住院观察，住院期间落实科学的饮食和运动很重要。此章节列举了广州医科大学附属第三医院产三区糖妈妈住院期间的饮食（共计5天，周末一般由家属送餐），每日的热量在1850~2100kcal，健康的烹饪方式和科学的搭配不容置疑，且医院的食物是不是跟居家饮食一样的"么么哒"？

第二节

中级版（适合中级玩家）

早餐

鸡蛋 1 个、螺旋通心粉 30g、饺子 3 个、圣女果 35g

食物总热量	306kcal（3.4 份）
碳水化合物	192kcal，62.7%（2.1 份）
蛋白质	55.2kcal，18.0%（0.6 份）
脂肪	54kcal，17.6%（0.6 份）

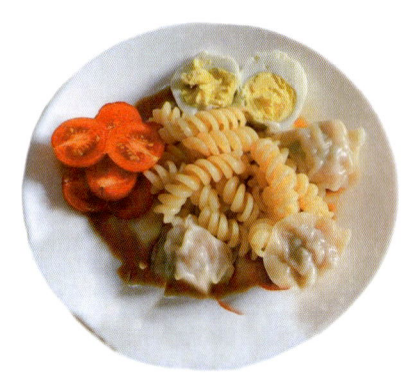

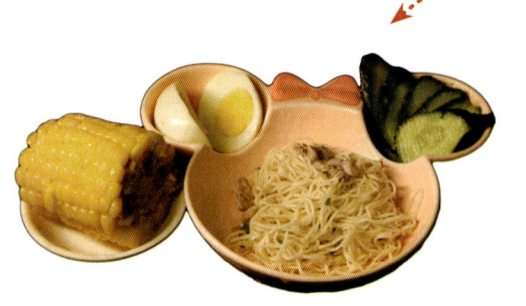

甜玉米 73g、鸡蛋 1 个、青瓜 60g、鸡蛋面 30g

食物总热量	225kcal（2.5 份）
碳水化合物	118.6kcal，52.7%（1.3 份）
蛋白质	49.4kcal，22%（0.5 份）
脂肪	54kcal，24%（0.6 份）

饺子 8 个、鸡蛋 1 个、青瓜 50g、纯牛奶 200mL

食物总热量	456kcal（5.1 份）
碳水化合物	254.2kcal，55.7%（2.8 份）
蛋白质	85kcal，18.6%（0.9 份）
脂肪	110.3kcal，24.2%（1.2 份）

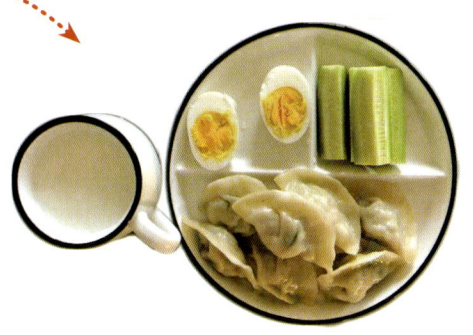

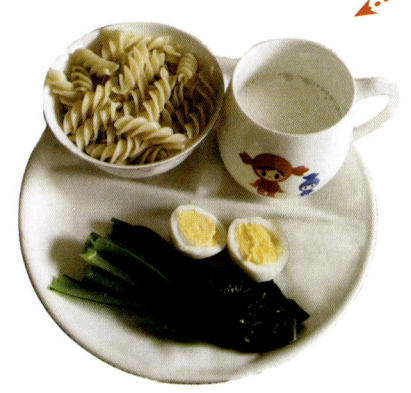

螺旋通心粉 30g、鸡蛋 1 个、青菜 150g、纯牛奶 160mL

食物总热量	315kcal（3.5 份）
碳水化合物	140.4kcal，44.6%（1.6 份）
蛋白质	71.6kcal，22.7%（0.8 份）
脂肪	99kcal，31.4%（1.1 份）

螺旋通心粉 35g、云吞 5 个、鸡蛋 1 个、生菜 50g、糖尿病低糖营养素 20g+ 麦片 10g+ 麦胚芽 10g

食物总热量	477kcal（5.3 份）
碳水化合物	305.6kcal，64.1%（3.4 份）
蛋白质	84.6kcal，17.7%（0.9 份）
脂肪	83.7kcal，17.5%（0.9 份）

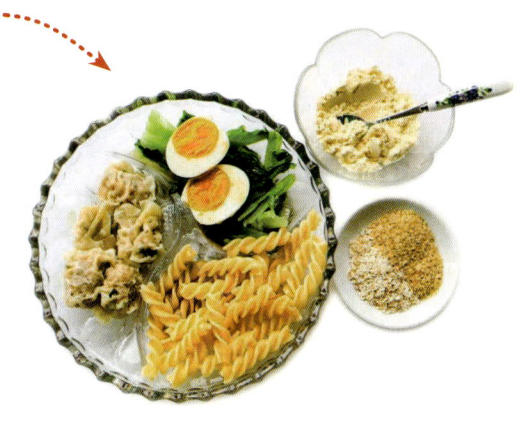

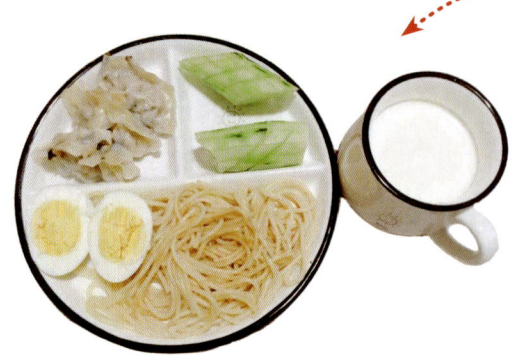

饺子 3 个、意粉 30g、鸡蛋 1 个、青瓜 50g、纯牛奶 200mL

食物总热量	423kcal（4.7 份）
碳水化合物	227kcal，53.7%（2.5 份）
蛋　白　质	79.6kcal，18.8%（0.9 份）
脂　　　肪	110.3kcal，26.1%（1.2 份）

通心粉 20g、荞麦面 25g、云吞 5 个、鸡蛋 1 个、青瓜 80g、纯牛奶 150mL

食物总热量	450kcal（5 份）
碳水化合物	258.9kcal，57.5%（2.9 份）
蛋　白　质	81.6kcal，18.1%（0.9 份）
脂　　　肪	99kcal，22%（1.1 份）

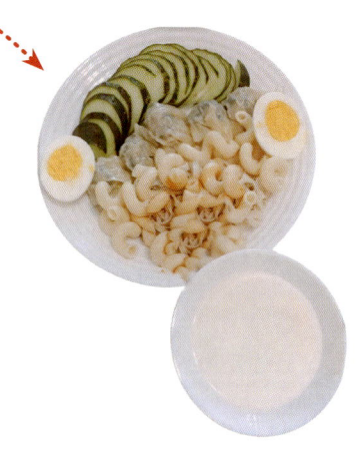

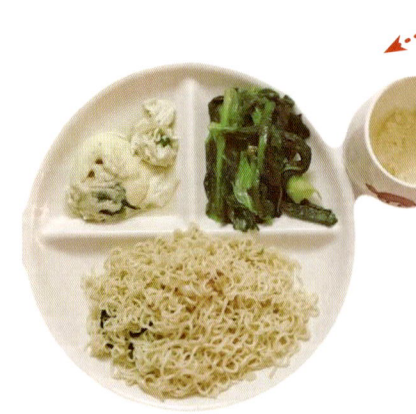

鸡蛋面 30g、油麦菜 80g、云吞 3 个、糖尿病低糖营养素 20g

食物总热量	245.7kcal（2.7 份）
碳水化合物	194.8kcal，79.3%（2.2 份）
蛋　白　质	30.5kcal，12.4%（0.3 份）
脂　　　肪	19.9kcal，8.1%（0.2 份）

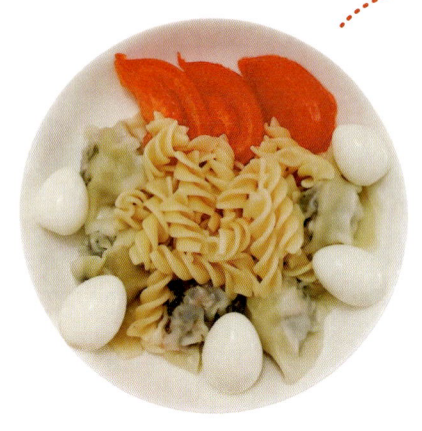

螺旋通心粉 30g、云吞 5 个、鹌鹑蛋 5 个、西红柿 55g

食物总热量	316.8kcal（3.5 份）
碳水化合物	218.7kcal，69%（2.4 份）
蛋 白 质	49.5kcal，15.6%（0.6 份）
脂 肪	43.2kcal，13.6%（0.5 份）

饺子 3 个、鹌鹑蛋 5 个、圣女果 80g、贝壳粉 30g

食物总热量	284.4kcal（3.2 份）
碳水化合物	170.9kcal，60.1%（1.9 份）
蛋 白 质	55.2kcal，19.4%（0.6 份）
脂 肪	54kcal，19%（0.6 份）

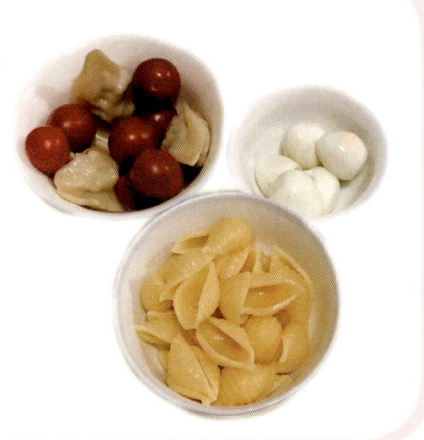

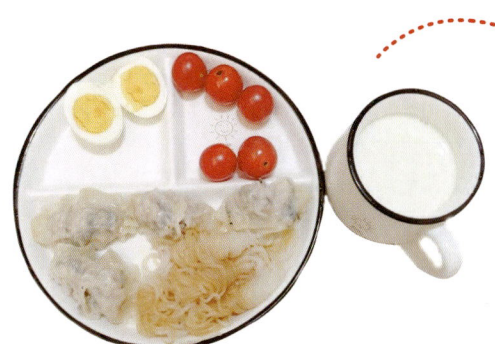

魔芋丝 40g、饺子 4 个、圣女果 45g、鸡蛋 1 个、纯牛奶 200mL

食物总热量	396kcal（4.4 份））
碳水化合物	205.6kcal，51.9%（2.3 份）
蛋 白 质	76.8kcal，19.4%（0.9 份）
脂 肪	108kcal，27.3%（1.2 份）

通心粉 30g、云吞 3 个、鹌鹑蛋 4 个、圣女果 45g

食物总热量	328.5kcal（3.7 份）
碳水化合物	140.8kcal，42.9%（1.6 份）
蛋 白 质	73.4kcal，22.3%（0.8 份）
脂 肪	110.3kcal，33.6%（1.2 份）

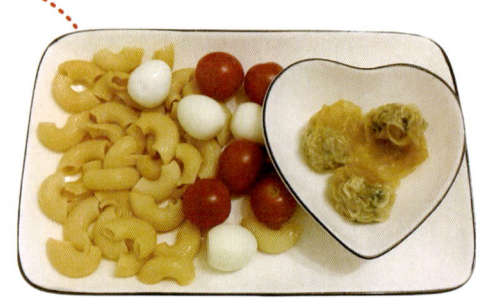

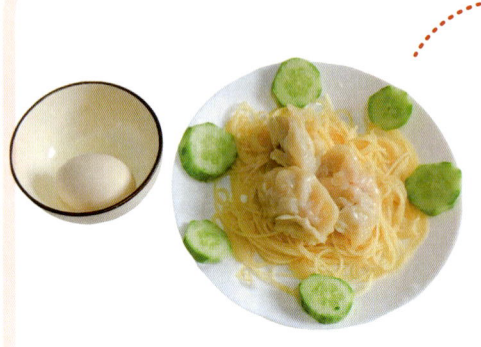

饺子 3 个、鸡蛋 1 个、意粉 30g、青瓜 30g

食物总热量	270.9kcal（3 份）
碳水化合物	161.4kcal，59.6%（1.8 份）
蛋 白 质	51.5kcal，19%（0.6 份）
脂 肪	54kcal，19.9%（0.6 份）

鸡蛋面 32g、鹌鹑蛋 6 个、圣女果 45g、云吞 4 个

食物总热量	306kcal（3.4 份）
碳水化合物	190.8kcal，62.4%（2.1 份）
蛋 白 质	56.4kcal，18.4%（0.6 份）
脂 肪	54kcal，17.6%（0.6 份）

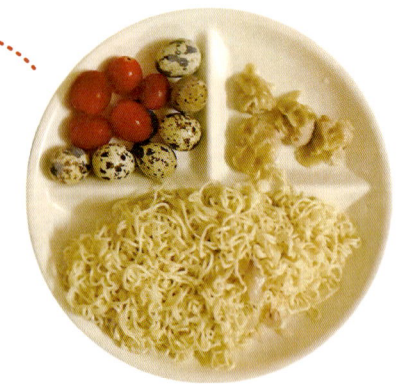

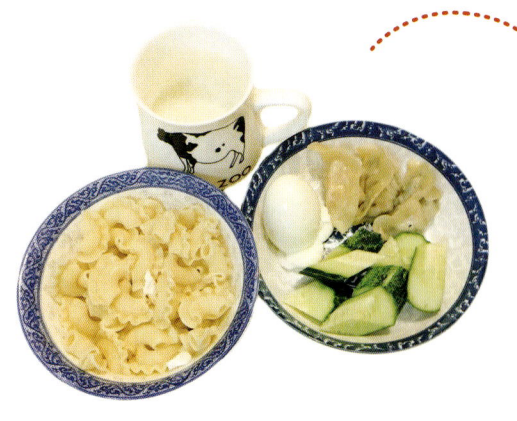

通心粉 45g、饺子 3 个、鸡蛋 1 个、青瓜 70g、纯牛奶 150mL

食物总热量	445kcal（5 份）
碳水化合物	257.5kcal，57.9%（2.9 份）
蛋　白　质	81.2kcal，18.2%（0.9 份）
脂　　　肪	99kcal，22.2%（1.1 份）

魔芋丝 50g、饺子 4 个、圣女果 46g、纯牛奶 200mL

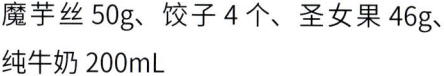

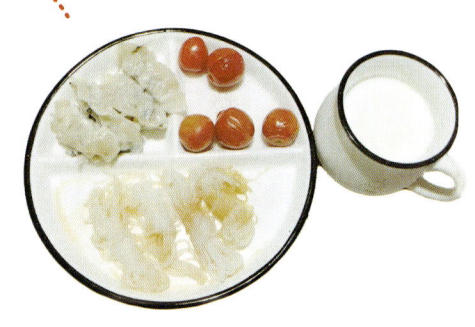

食物总热量	351kcal（3.9 份）
碳水化合物	245.6kcal，70%（2.7 份）
蛋　白　质	44.8kcal，12.8%（0.5 份）
脂　　　肪	54kcal，15.4%（0.6 份）

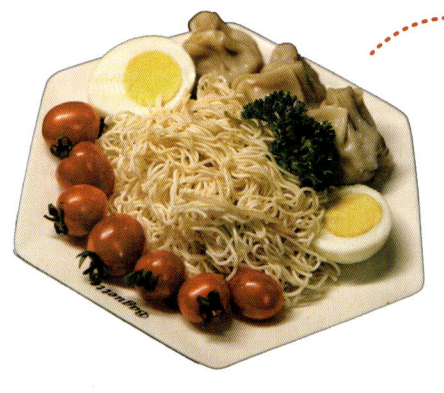

鸡蛋面 35g、饺子 3 个、鸡蛋 1 个、圣女果 60g

食物总热量	279kcal（3.1 份）
碳水化合物	166.8kcal，59.8%（1.9 份）
蛋　白　质	54kcal，19.4%（0.6 份）
脂　　　肪	54kcal，19.4%（0.6 份）

第三章　快速搭配的进阶

鸡蛋 1 个、云吞 5 个、通心粉 30g、圣女果 40g

食物总热量	297kcal（3.3 份）
碳水化合物	182.8kcal，61.5%（2 份）
蛋 白 质	55.6kcal，18.7%（0.6 份）
脂 肪	54kcal，18.2%（0.6 份）

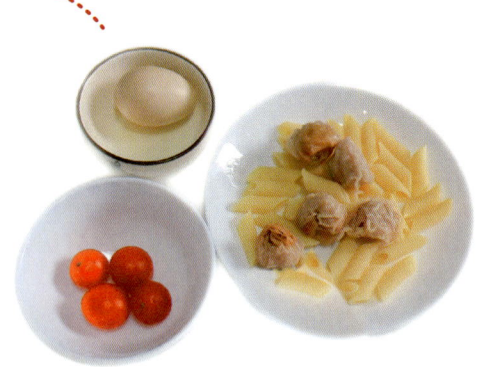

蒸饺 8 个、鸡蛋 1 个、圣女果 65g、纯牛奶 200mL

食物总热量	454.5kcal（5.1 份）
碳水化合物	252.8kcal，55.6%（2.8 份）
蛋 白 质	84.6kcal，18.6%（0.9 份）
脂 肪	110.3kcal，24.3%（1.2 份）

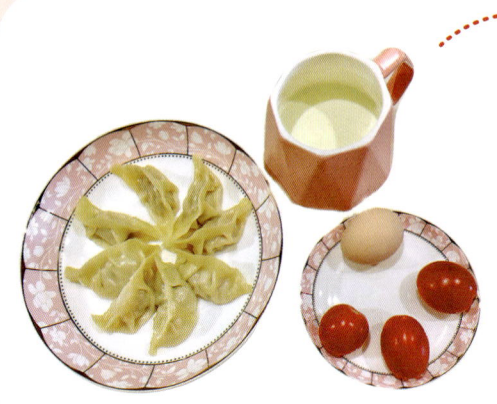

饺子 3 个、通心粉 50g、鸡蛋 1 个、圣女果 25g、无糖黄豆浆 160mL

食物总热量	405kcal（4.5 份）
碳水化合物	248.4kcal，61.3%（2.8 份）
蛋 白 质	74.8kcal，18.5%（0.8 份）
脂 肪	68.4kcal，16.9%（0.8 份）

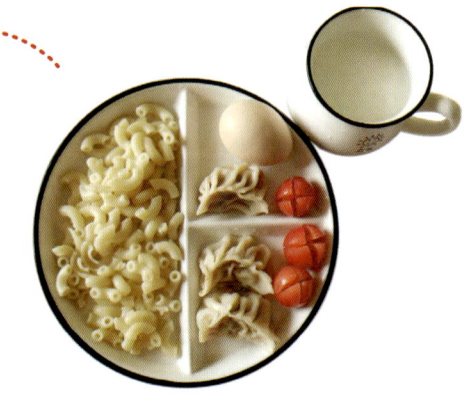

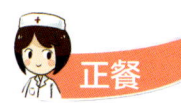
正餐

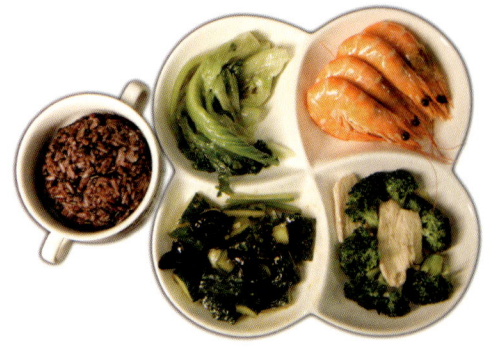

二米饭150g、炒生菜50g、白灼虾80g、凉拌青瓜木耳100g、猪瘦肉（10g）炒西兰花（30g）

食物总热量	383.4kcal（4.3 份）
碳水化合物	216.5kcal，56.5%（2.4 份）
蛋白质	61.4kcal，16.0%（0.7 份）
脂肪	99kcal，25.8%（1.1 份）

二米饭140g、蒸鲳鱼100g、蒸鸡腿50g、杂炒芹菜青椒青瓜110g、炒菜心130g

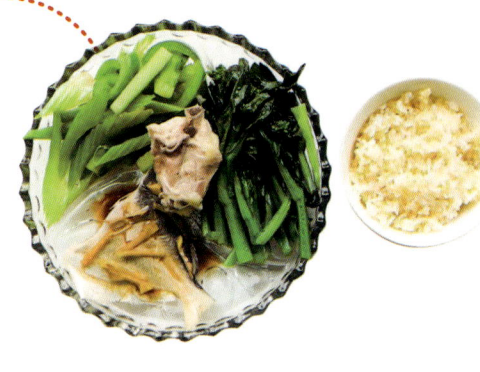

食物总热量	442.8kcal（4.9 份）
碳水化合物	211.8kcal，47.8%（2.4 份）
蛋白质	88.7kcal，20%（1 份）
脂肪	136.8kcal，30.9%（1.5 份）

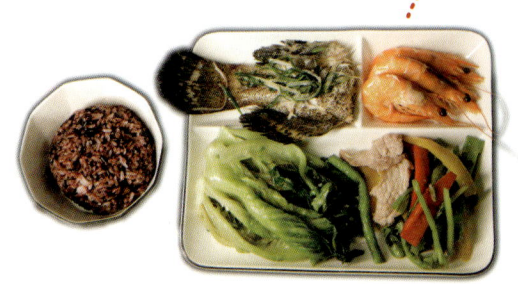

二米饭150g、炒生菜50g、白灼虾60g、蒸桂花鱼100g、杂炒猪瘦肉（10g）豆角彩椒（100g）

食物总热量	459kcal（5.1 份）
碳水化合物	212.4kcal，46.3%（2.4 份）
蛋白质	93.6kcal，20.4%（1 份）
脂肪	147.6kcal，32.2%（1.6 份）

第三章 快速搭配的进阶

二米饭 150g、炒生菜 50g、白灼虾 60g、白切鸡 80g、杂炒猪瘦肉（10g）豆角彩椒（30g）

食物总热量	428.4kcal（4.8 份）
碳水化合物	202.9kcal，47.4%（2.3 份）
蛋 白 质	83.6kcal，19.5%（0.9 份）
脂 肪	136.8kcal，31.9%（1.5 份）

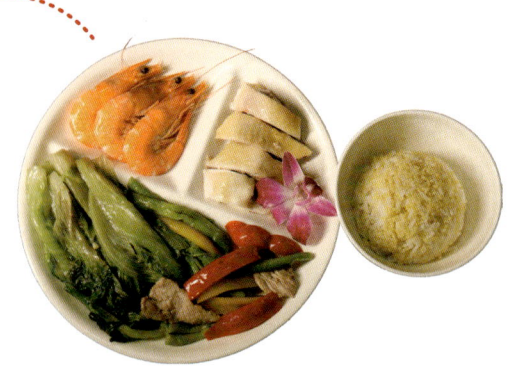

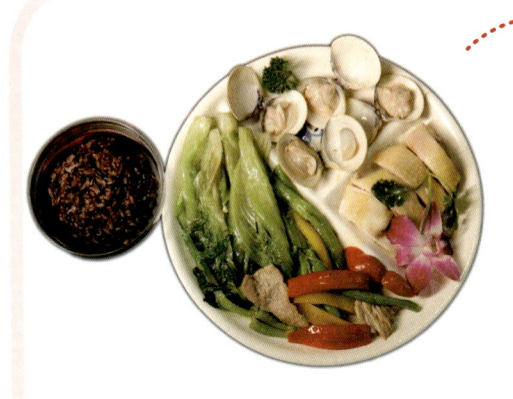

二米饭 150g、炒生菜 50g、白灼白贝 50g、白切鸡 80g、杂炒猪瘦肉（10g）豆角彩椒（30g）

食物总热量	392.4kcal（4.4 份）
碳水化合物	202.9kcal，51.7%（2.3 份）
蛋 白 质	69.2kcal，17.6%（0.8 份）
脂 肪	115.2kcal，29.4%（1.3 份）

二米饭 150g、炒生菜 50g、蒸桂花鱼 100g、白切鸡 80g、杂炒荷兰豆彩椒 50g

食物总热量	441kcal（4.9 份）
碳水化合物	205.6kcal，46.6%（2.3 份）
蛋 白 质	88kcal，20%（1 份）
脂 肪	142.2kcal，32.2%（1.6 份）

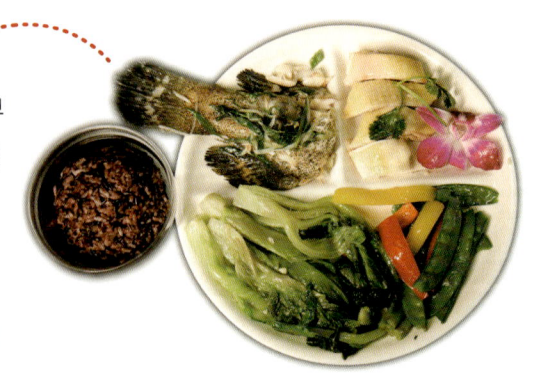

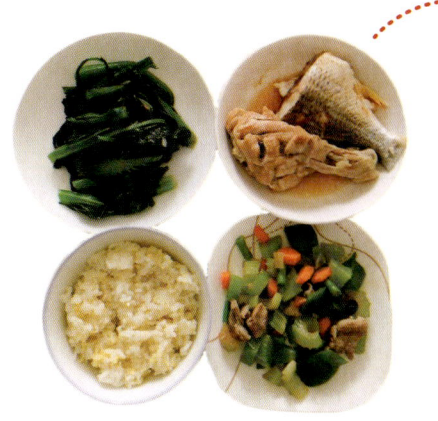

二米饭 135g、蒸鸡腿 80g、蒸白鲳鱼 80g、猪瘦肉（10g）炒西芹（30g）胡萝卜（20g）青椒（30g）、炒菜心 100g

食物总热量	455.4kcal（5.1 份）
碳水化合物	216.5kcal，47.5%（2.4 份）
蛋　白　质	91.2kcal，20%（1.0 份）
脂　　　肪	142.2kcal，31.2%（1.6 份）

意粉 75g、白切鸡 40g、白灼花螺 50g、白灼菜心 120g、杂炒猪瘦肉（10g）彩椒胡萝卜红腰豆（50g）

食物总热量	420.3kcal（4.7 份）
碳水化合物	263.1kcal，62.6%（2.9 份）
蛋　白　质	60.7kcal，14.4%（0.7 份）
脂　　　肪	89.8kcal，21.4%（1 份）

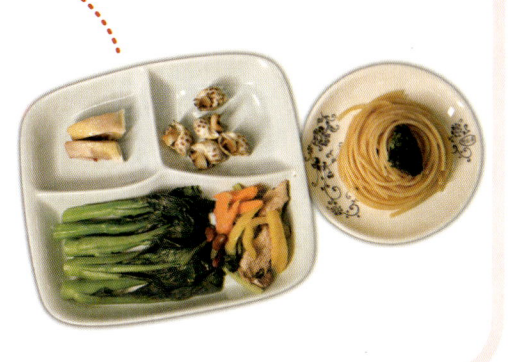

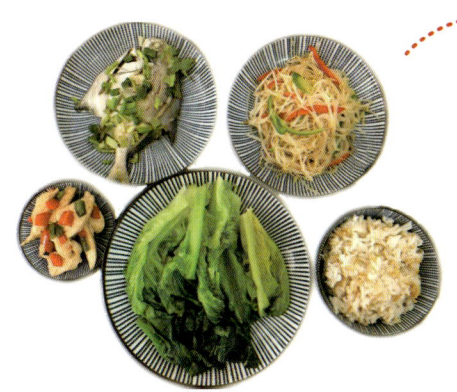

蒸白鲳鱼 100g、蒸鸡胸肉 60g、炒芽菜 150g、炒生菜 150g、二米饭 170g

食物总热量	504kcal（5.6 份）
碳水化合物	256.8kcal，51%（2.9 份）
蛋　白　质	98.4kcal，19.5%（1.1 份）
脂　　　肪	142.2kcal，28.2%（1.6 份）

二米饭 150g、炒菜心 120g、白灼虾 60g、蒸桂花鱼 100g、杂炒扁豆彩椒红腰豆 40g

食物总热量	433.8kcal（4.8 份）
碳水化合物	213.8kcal，49.3%（2.4 份）
蛋白质	83.2kcal，19.2%（0.9 份）
脂肪	131.4kcal，30.3%（1.5 份）

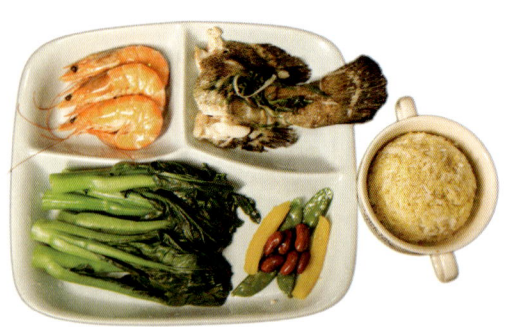

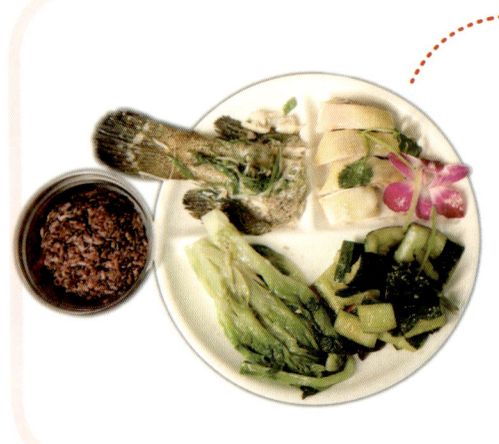

二米饭 150g、炒生菜 50g、白切鸡 80g、蒸桂花鱼 100g、凉拌青瓜木耳 100g

食物总热量	445.5kcal（5 份）
碳水化合物	212.4kcal，47.7%（2.4 份）
蛋白质	88.2kcal，19.8%（1 份）
脂肪	139.5kcal，31.3%（1.6 份）

二米饭 150g、炒菜心 120g、白灼虾 60g、蒸桂花鱼 100g、杂炒猪瘦肉 10g 扁豆（60g）彩椒（20g）

食物总热量	433.8kcal（4.8 份）
碳水化合物	213.8kcal，49.3%（2.4 份）
蛋白质	83.2kcal，19.2%（0.9 份）
脂肪	131.4kcal，30.3%（1.5 份）

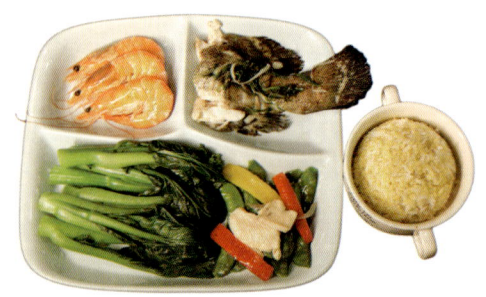

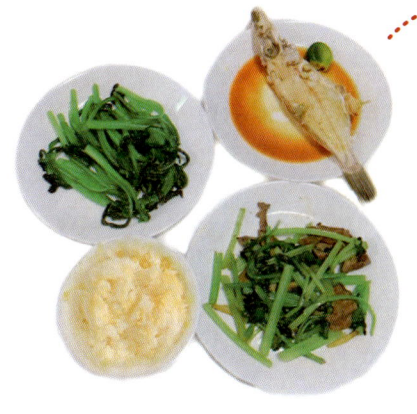

清蒸鱼 100g、炒菜心 220g、杂炒牛肉（50g）西芹（60g）、二米饭 150g

食物总热量	491.4kcal（5.5 份）
碳水化合物	230.1kcal，46.8%（2.6 份）
蛋　白　质	102.4kcal，20.8%（1.1 份）
脂　　　肪	153kcal，31.1%（1.7 份）

二米饭 150g、白灼菜心 120g、白灼虾 40g、白切鸡 40g、杂炒猪瘦肉（10g）胡萝卜（20g）菜椒（20g）

食物总热量	387kcal（4.3 份）
碳水化合物	213.8kcal，55.2%（2.4 份）
蛋　白　质	64.5kcal，16.7%（0.7 份）
脂　　　肪	103.3kcal，26.7%（1.1 份）

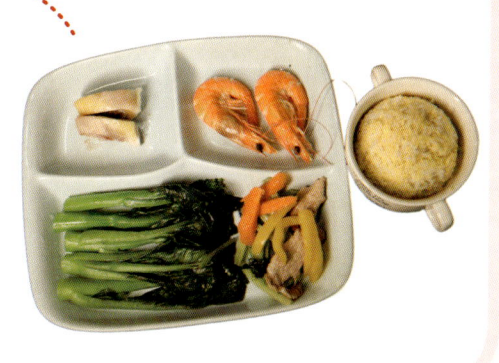

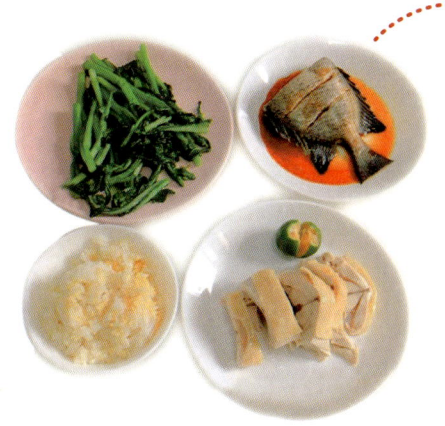

白切鸡 80g、蒸白鲳鱼 100g、炒菜心 100g、二米饭 150g

食物总热量	459kcal（5.1 份）
碳水化合物	205.6kcal，44.8%（2.3 份）
蛋　白　质	95.2kcal，20.7%（1.1 份）
脂　　　肪	153kcal，33.3%（1.7 份）

第三章　快速搭配的进阶

二米饭 150g、白灼菜心 120g、白切鸡 60g、蒸桂花鱼 100g、杂炒西兰花（20g）胡萝卜（10g）荷兰豆（10g）红腰豆（10g）

食物总热量	444.6kcal（4.9 份）
碳水化合物	215.1kcal，48.4%（2.4 份）
蛋 白 质	87.2kcal，19.6%（1 份）
脂 肪	136.8kcal，30.8%（1.5 份）

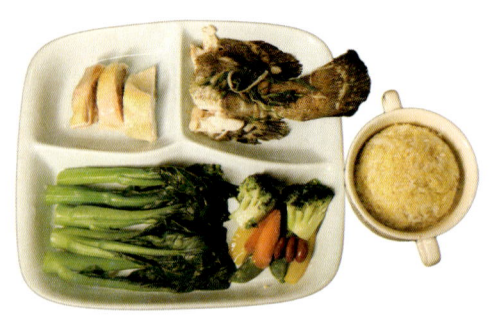

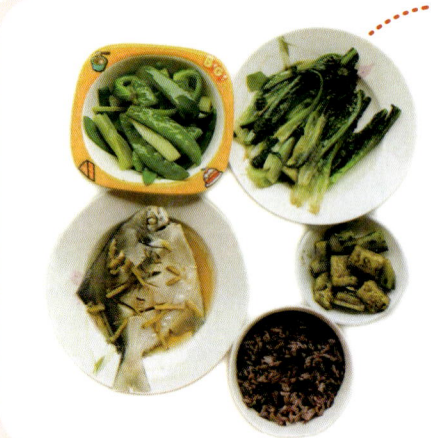

二米饭 140g、蒸鲳鱼 100g、杂炒芹菜青椒荷兰豆 110g、炒油麦菜 100g、凉拌青瓜 40g

食物总热量	381.6kcal（4.2 份）
碳水化合物	213.2kcal，55.9%（2.4 份）
蛋 白 质	63.9kcal，16.7%（0.7 份）
脂 肪	99kcal，25.9%（1.1 份）

二米饭 140g、白灼虾 40g、白切鸡 60g、白灼菜心 120g、杂炒猪瘦肉（10g）西兰花（20g）胡萝卜（10g）荷兰豆（10g）红腰豆（10g）

食物总热量	385.2kcal（4.3 份）
碳水化合物	202.3kcal，52.5%（2.3 份）
蛋 白 质	67.9kcal，17.6%（0.8 份）
脂 肪	109.8kcal，28.5%（1.2 份）

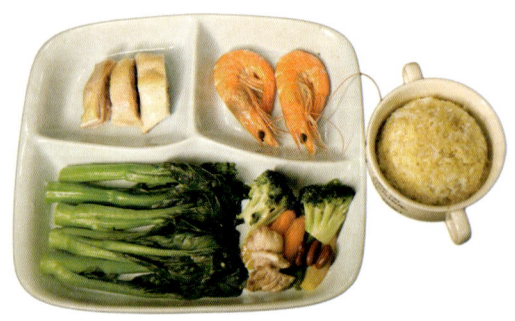

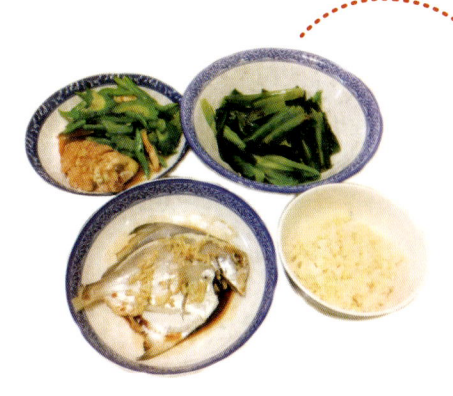

二米饭 140g、蒸白鲳鱼 100g、蒸带骨鸡翅 80g、炒油麦菜 180g、杂炒苦瓜四季豆 120g

食物总热量	462.6kcal（5.1 份）
碳水化合物	220kcal，47.6%（2.4 份）
蛋　白　质	94.7kcal，20.5%（1 份）
脂　　　肪	142.2kcal，30.7%（1.6 份）

意粉 75g、白灼菜心 120g、白切鸡 40g、蒸桂花鱼 80g、杂炒猪瘦肉（10g）胡萝卜（10g）菜椒（20g）红腰豆（10g）

食物总热量	392.4kcal（4.4 份）
碳水化合物	200kcal，51%（2.2 份）
蛋　白　质	71.1kcal，18.1%（0.8 份）
脂　　　肪	115.2kcal，29.4%（1.3 份）

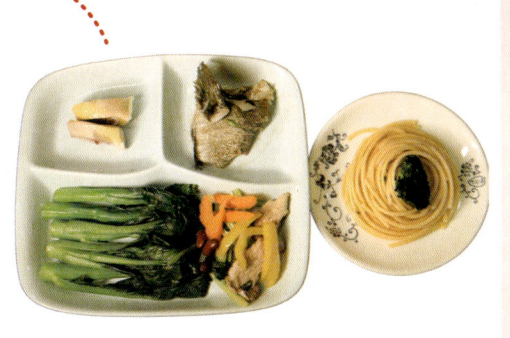

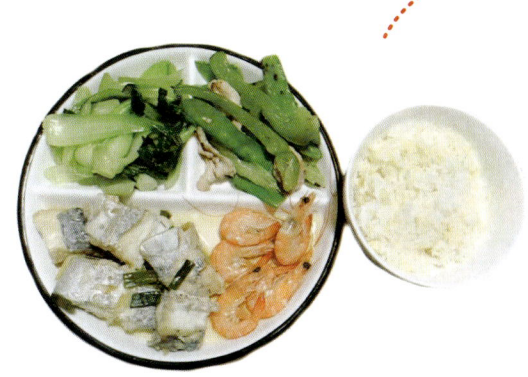

炒上海青 100g、蒸带鱼 120g、白灼虾 50g、杂炒猪瘦肉（10g）青椒荷兰豆西芹（110g）、二米饭 150g

食物总热量	478.8kcal（5.3 份）
碳水化合物	220.6kcal，46.1%（2.4 份）
蛋　白　质	99.6kcal，20.8%（1.1 份）
脂　　　肪	153kcal，32%（1.7 份）

早、午加餐

饺子 1 个、草莓 50g、苹果 60g、纯牛奶 200mL

食物总热量	193.5kcal （2.2 份）
碳水化合物	104.4kcal，54%（1.2 份）
蛋 白 质	29.8kcal，15.4%（0.3 份）
脂 肪	56.3kcal，29.1%（0.6 份）

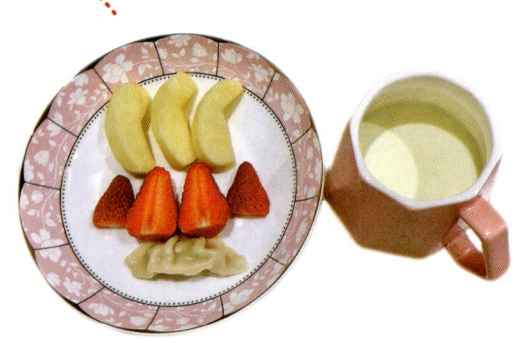

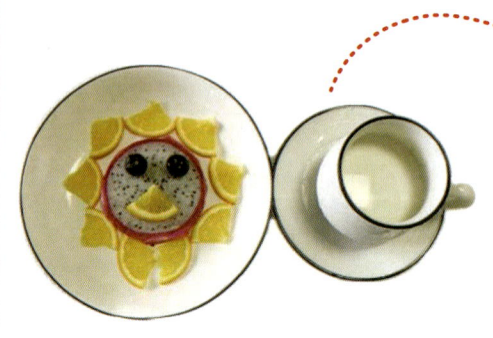

蓝莓 10g、火龙果 48g、橙子 32g、纯牛奶 125mL

食物总热量	115.2kcal （1.3 份）
碳水化合物	60.7kcal，52.7%（0.7 份）
蛋 白 质	17.6kcal，15.3%（0.2 份）
脂 肪	35.1kcal，30.5%（0.4 份）

圣女果 70g、蓝莓 55g、青提 40g、纯牛奶 200mL

食物总热量	157.5kcal （1.8 份）
碳水化合物	72kcal，45.7%（0.8 份）
蛋 白 质	27kcal，17.1%（0.3 份）
脂 肪	56.3kcal，35.7%（0.6 份）

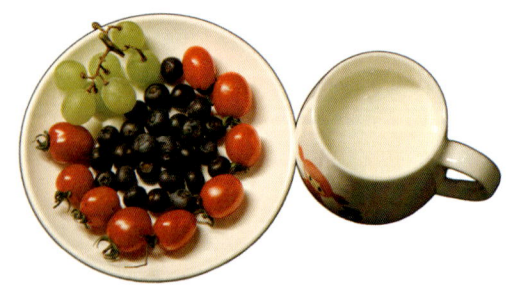

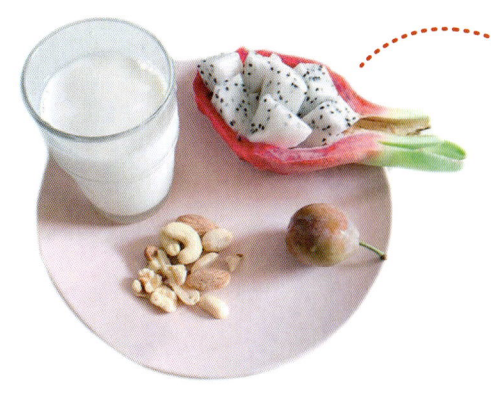

混合坚果 13g、火龙果 90g、西梅 30g、纯牛奶 150mL

食物总热量	234kcal（2.6 份）
碳水化合物	82.4kcal，35.2%（0.9 份）
蛋　白　质	38.4kcal，16.4%（0.4 份）
脂　　　肪	108kcal，46.2%（1.2 份）

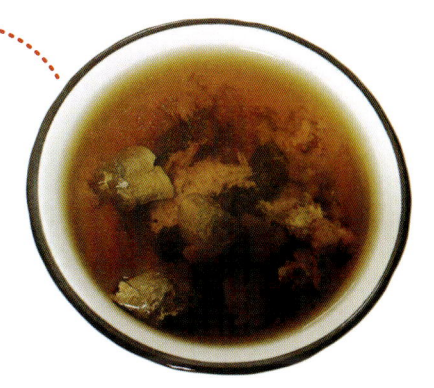

姬松茸（5g）猪瘦肉（60g）汤 1 碗

食物总热量	126kcal（1.4 份）
碳水化合物	13.6kcal，10.8%（0.2 份）
蛋　白　质	47.2kcal，37.5%（0.5 份）
脂　　　肪	64.8kcal，51.4%（0.7 份）

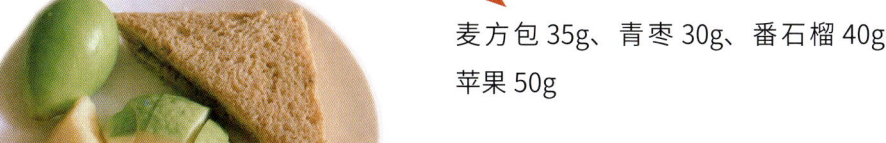

麦方包 35g、青枣 30g、番石榴 40g、苹果 50g

食物总热量	144kcal（1.6 份）
碳水化合物	130.4kcal，90.6%（1.4 份）
蛋　白　质	10.4kcal，7.2%（0.1 份）
脂　　　肪	0kcal，0%（0 份）

第三章　快速搭配的进阶

圣女果 90g、蓝莓 55g、鸡蛋半个、纯牛奶 200mL

食物总热量	202.5kcal（2.3 份）
碳水化合物	72kcal，35.6%（0.8 份）
蛋 白 质	45kcal，22.2%（0.5 份）
脂 肪	83.3kcal，41.1%（0.9 份）

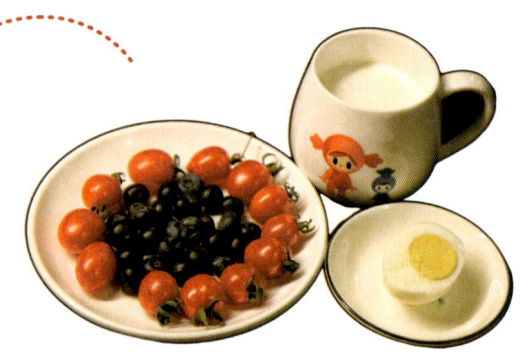

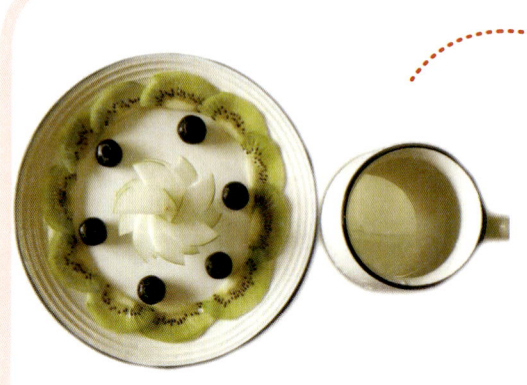

香梨 30g、奇异果 30g、蓝莓 20g、无糖黄豆浆 100mL

食物总热量	58.5kcal（0.7 份）
碳水化合物	39.6kcal，67.7%（0.4 份）
蛋 白 质	6.6kcal，11.3%（0.1 份）
脂 肪	11.3kcal，19.3%（0.1 份）

核桃 15g、火龙果 60g、橙子 56g、纯牛奶 100mL

食物总热量	169.2kcal（1.9 份）
碳水化合物	69.2kcal，40.9%（0.8 份）
蛋 白 质	25.6kcal，15.1%（0.3 份）
脂 肪	70.6kcal，41.7%（0.8 份）

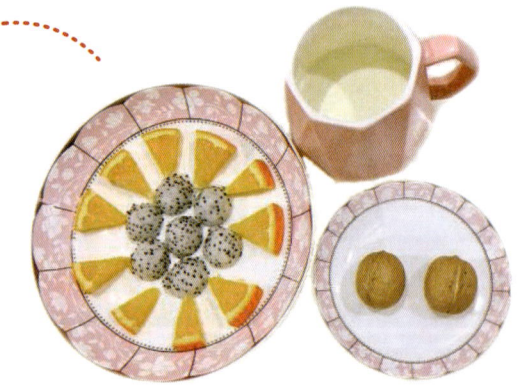

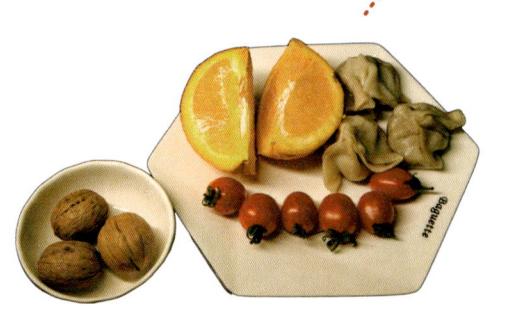

核桃 15g、圣女果 55g、脐橙 50g、饺子 3 个

食物总热量	207kcal（2.3 份）
碳水化合物	113.2kcal，54.7%（1.3 份）
蛋　白　质	25.2kcal，12.2%（0.3 份）
脂　　　肪	63kcal，30.4%（0.7 份）

饺子 1 个、南瓜子 30g、杨桃 45g、火龙果 55g、纯牛奶 200mL

食物总热量	270kcal（3 份）
碳水化合物	102.8kcal，38%（1.1 份）
蛋　白　质	44.4kcal，16.4%（0.5 份）
脂　　　肪	117kcal，43.3%（1.3 份）

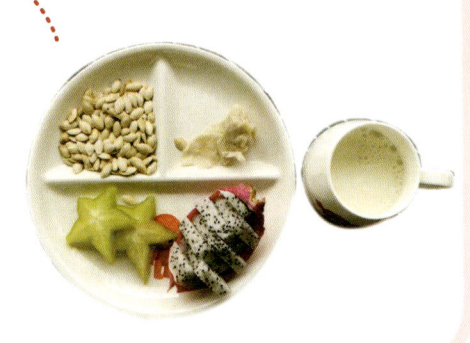

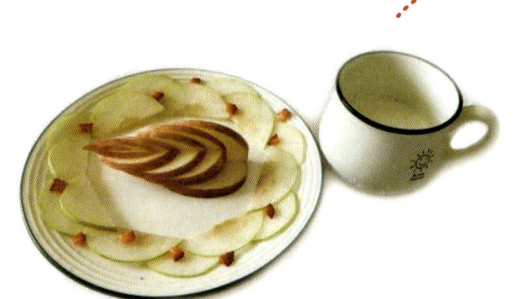

苹果 43g、香梨 45g、草莓 8g、纯牛奶 125mL

食物总热量	117kcal（1.3 份）
碳水化合物	61.2kcal，52.3%（0.7 份）
蛋　白　质	18kcal，15.4%（0.2 份）
脂　　　肪	36kcal，30.8%（0.4 份）

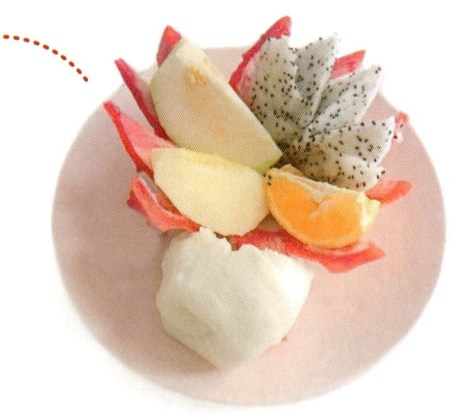

杂粮馒头 25g、番石榴 40g、苹果 30g、脐橙 10g、火龙果 40g

食物总热量	99kcal（1.1 份）
碳水化合物	90.4kcal，91.3%（1 份）
蛋 白 质	6.4kcal，6.5%（0.1 份）
脂 肪	0kcal，0%（0 份）

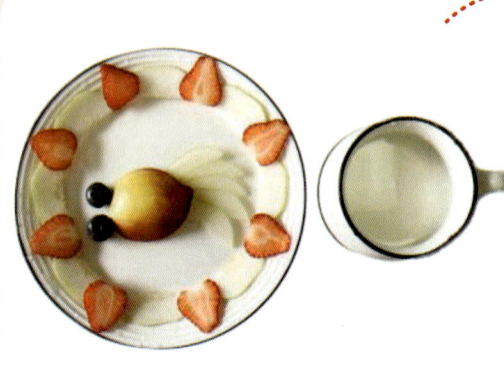

油桃 30g、香梨 30g、蓝莓 10g、草莓 20g、纯牛奶 150mL

食物总热量	126kcal（1.4 份）
碳水化合物	63.6kcal，50.5%（0.7 份）
蛋 白 质	20kcal，15.9%（0.2 份）
脂 肪	40.5kcal，32.1%（0.5 份）

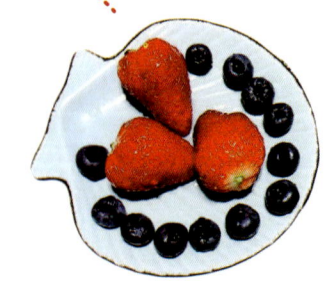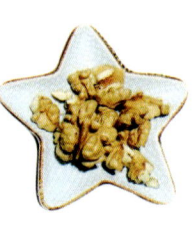

草莓 77g、蓝莓 25g、核桃 15g

食物总热量	105.3kcal（1.2 份）
碳水化合物	47.4kcal，45%（0.5 份）
蛋 白 质	12.7kcal，12.1%（0.1 份）
脂 肪	42.2kcal，40.1%（0.5 份）

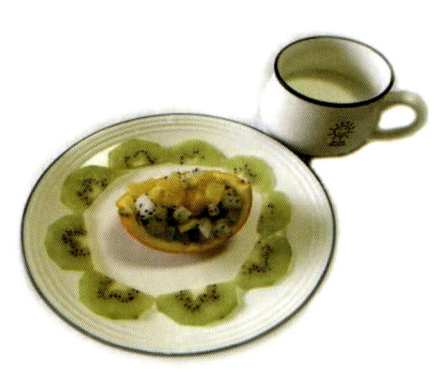

火龙果 21g、橙子 25g、奇异果 48g、纯牛奶 125mL

食物总热量	115.2kcal（1.3 份）
碳水化合物	60.7kcal，52.7%（0.7 份）
蛋 白 质	17.6kcal，15.3%（0.2 份）
脂　　肪	35.1kcal，30.5%（0.4 份）

桃驳李 53g、番石榴 60g、花生酱 10g、核桃 5g

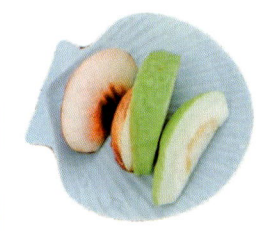
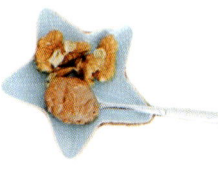

食物总热量	140.9kcal（1.6 份）
碳水化合物	55.5kcal，39.4%（0.6 份）
蛋 白 质	18.3kcal，13%（0.2 份）
脂　　肪	63kcal，44.7%（0.7 份）

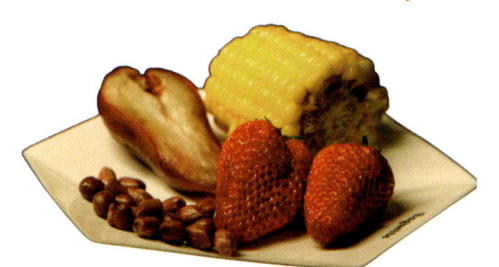

甜玉米 75g、莲雾 50g、草莓 50g、花生米 15g

食物总热量	180kcal（2 份）
碳水化合物	90kcal，50%（1 份）
蛋 白 质	22kcal，12.2%（0.2 份）
脂　　肪	63kcal，35%（0.7 份）

苹果 50g、西梅 55g、甜玉米 75g、纯牛奶 200mL

食物总热量	202.5kcal（2.3 份）
碳水化合物	112kcal，55.3%（1.2 份）
蛋 白 质	31kcal，15.3%（0.3 份）
脂 肪	56.3kcal，27.8%（0.6 份）

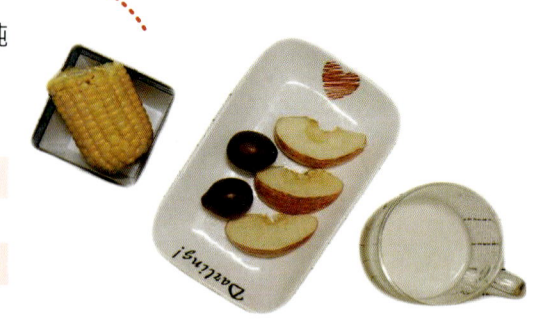

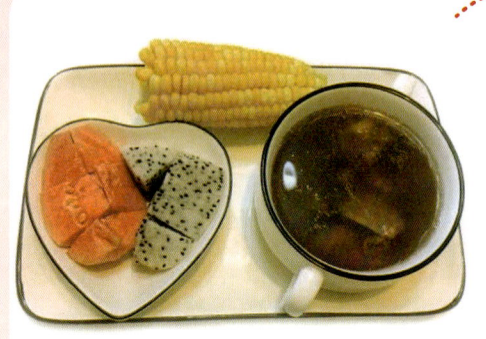

红番石榴 54g、火龙果 51g、甜玉米 86g、排骨（40g）花生米（5g）汤 1 碗

食物总热量	212kcal（2.4 份）
碳水化合物	105.7kcal，49.9%（1.2 份）
蛋 白 质	41.4kcal，19.5%（0.5 份）
脂 肪	61.3kcal，28.9%（0.7 份）

火龙果 90g、枇杷 20g、腰果 15g、纯牛奶 200mL

食物总热量	256.5kcal（2.9 份）
碳水化合物	88.4kcal，34.5%（1 份）
蛋 白 质	43.4kcal，16.9%（0.5 份）
脂 肪	119.3kcal，46.5%（1.3 份）

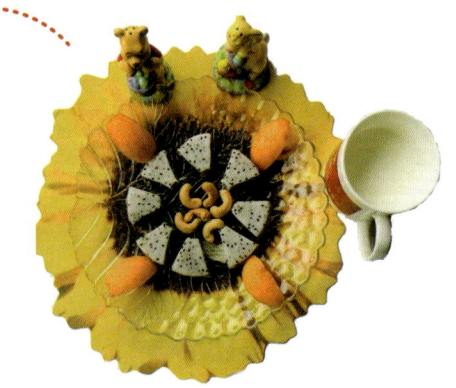

晚加餐

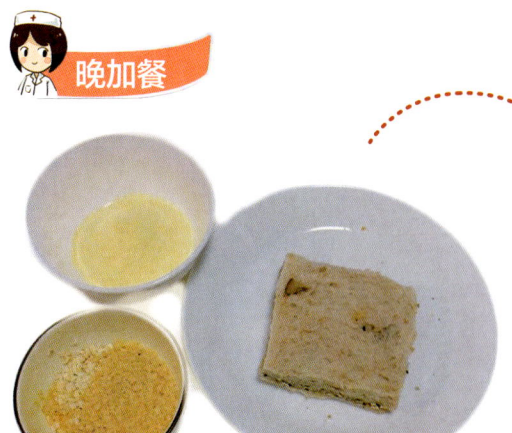

▶ 糖尿病低糖营养素 20g+ 燕麦 10g+ 麦胚芽 10g、麦方包 35g

食物总热量	252kcal（2.8 份）
碳水化合物	190kcal，75.4%（2.1 份）
蛋 白 质	30.4cal，12.1%（0.3 份）
脂　　肪	27kcal，10.7%（0.3 份）

糖尿病低糖营养素 20g+ 燕麦 10g+ 麦胚芽 10g、饺子 3 个

食物总热量	252kcal（2.8 份）
碳水化合物	190kcal，75.4%（2.1 份）
蛋 白 质	30.4kcal，12.1%（0.3 份）
脂　　肪	27kcal，10.7%（0.3 份）

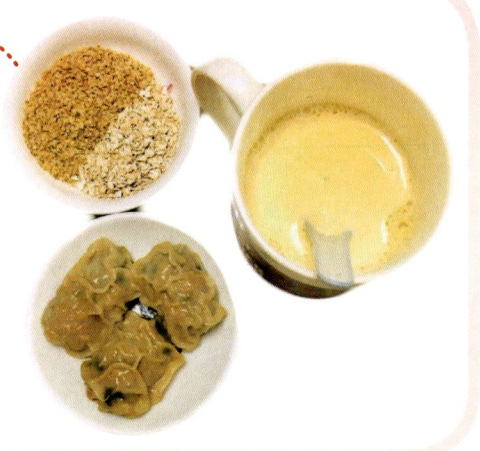

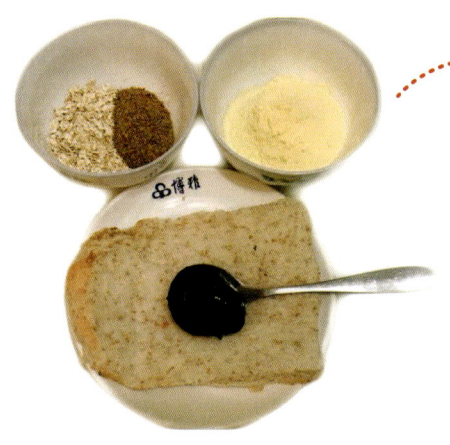

▶ 糖尿病低糖营养素 20g+ 燕麦 10g+ 麦胚芽 10g、麦方包 35g、芝麻酱 5g

食物总热量	279kcal（3.1 份）
碳水化合物	192.4kcal，69%（2.1 份）
蛋 白 质	35.2kcal，12.6%（0.4 份）
脂　　肪	45.9kcal，16.5%（0.5 份）

饺子 2 个、糖尿病低糖营养素 20g+ 燕麦 10g+ 麦胚芽 10g

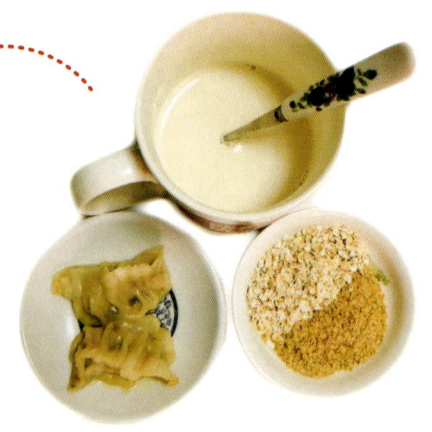

食物总热量	225kcal（2.5 份）
碳水化合物	166kcal，73.8%（1.8 份）
蛋白质	28kcal，12.4%（0.3 份）
脂肪	27kcal，12%（0.3 份）

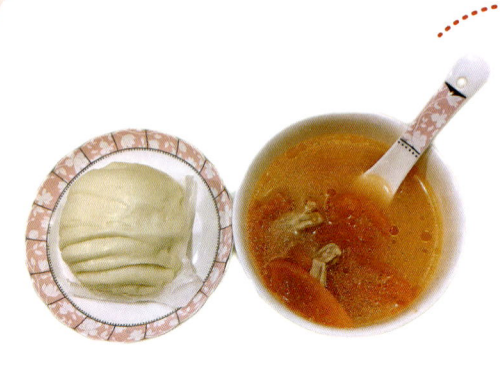

花卷 40g，西红柿（50g）猪瘦肉（30g）汤 1 碗

食物总热量	162kcal（1.8 份）
碳水化合物	94.8kcal，58.5%（1 份）
蛋白质	32.4kcal，20%（0.4 份）
脂肪	32.4kcal，20%（0.4 份）

糖尿病低糖营养素 20g+ 蛋白粉 5g+ 麦胚芽 10g、花卷 25g

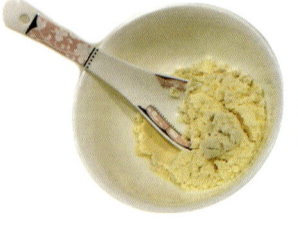 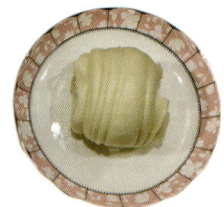

食物总热量	207kcal（2.3 份）
碳水化合物	135kcal，65.2%（1.5 份）
蛋白质	39kcal，18.8%（0.4 份）
脂肪	29.5kcal，14.3%（0.3 份）

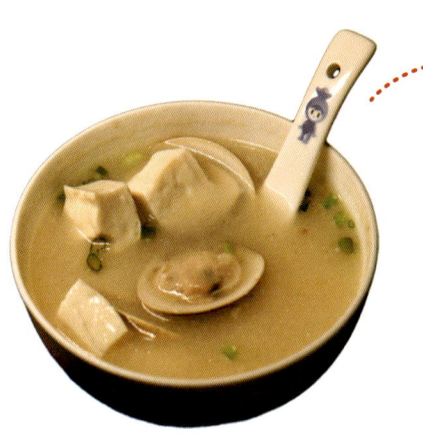

花甲（40g）南豆腐（50g）汤1碗

食物总热量	54.9kcal（0.6份）
碳水化合物	5.3kcal，9.7%（0.1份）
蛋 白 质	22kcal，40.1%（0.2份）
脂 肪	27kcal，49.2%（0.3份）

麦方包35g、燕窝2g+纯牛奶120mL

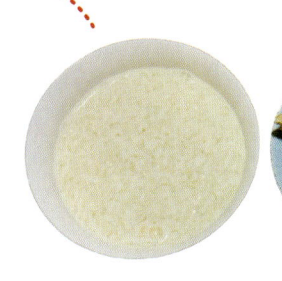
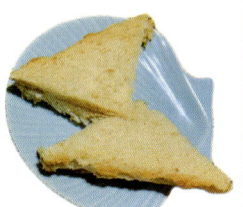

食物总热量	166.5kcal（1.9份）
碳水化合物	98.2kcal，59%（1.1份）
蛋 白 质	27.7kcal，16.6%（0.3份）
脂 肪	33.8kcal，20.3%（0.4份）

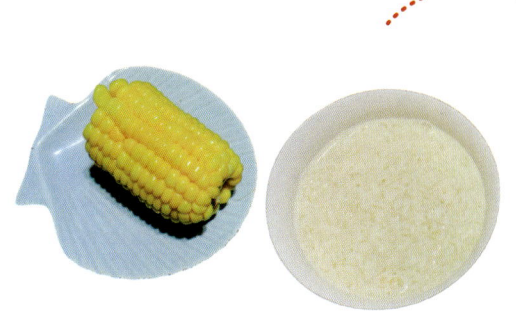

甜玉米65g，燕窝2g+纯牛奶120mL

食物总热量	157.5kcal（1.8份）
碳水化合物	98kcal，62.2%（1.1份）
蛋 白 质	23kcal，14.6%（0.3份）
脂 肪	33.8kcal，21.5%（0.4份）

第三章 快速搭配的进阶

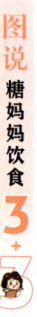

饺子 2 个、纯牛奶 160mL

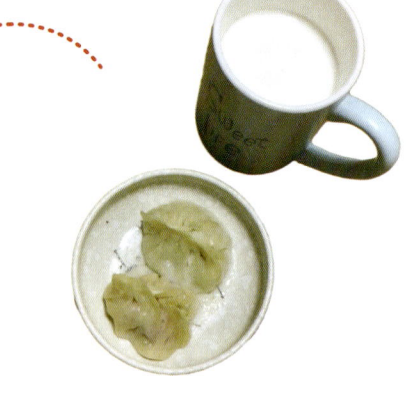

食物总热量	150.3kcal （1.7 份）
碳水化合物	77.6kcal，51.6%（0.9 份）
蛋 白 质	25.4kcal，16.9%（0.3 份）
脂 肪	45kcal，29.9%（0.5 份）

  本章节中级版食物搭配相对于初级版食物搭配在品种选择方面相对增多，营养更全面，色泽感更强，让人更有食欲，可以说是"色、品、味"俱全。以早餐、正餐和加餐为版块的形式，可方便糖妈妈"按图索餐"。珍馐美味，总有一款你喜欢，你还可以随性小资地搭配出个性化的一日"3+3"饮食。

  早餐：增加谷薯类品种，同时搭配少许低热量水果，体现以谷类为主、食物多样、粗细搭配的特点，既均衡又科学。

  正餐：红肉中含有较高的饱和脂肪，而家禽、鱼等白肉则富含蛋白质，少含饱和脂肪酸，易消化，营养价值更高；红白肉搭配，可以使饮食营养成分更均衡。

  加餐：可丰富水果的品种，补充各种维生素及微量元素，均衡营养，易于控糖控重。

第三节

高级版（适合高级玩家）

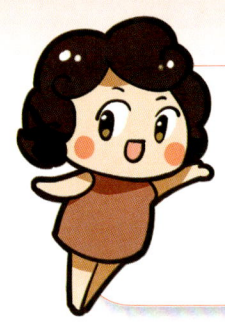

善于对美食从色、香、味、形方面提出专业且独到见解的美食家，适合选择高级版套餐，可以自由地搭配不同品种的食物，满足视觉对美感的要求及味蕾的需求。

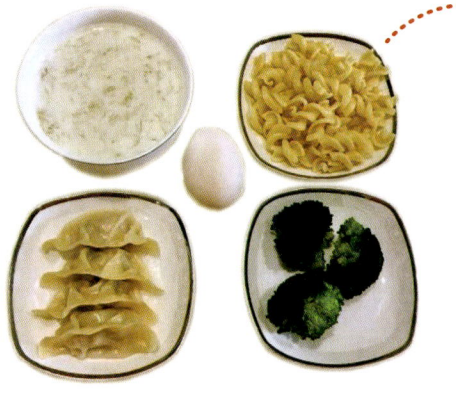

蒸饺 4 个、意粉 30g、西兰花 65g、鸡蛋 1 个、燕窝 2g+ 纯牛奶 200mL

食物总热量	396kcal（4.4 份）
碳水化合物	203.6kcal，51.4%（2.3 份）
蛋 白 质	78.8 kcal，19.9%（0.9 份）
脂 肪	108kcal，27.3%（1.2 份）

蒸饺 4 个、荞麦面 30g、鸡蛋 1 个、圣女果 65g、纯牛奶 200mL

食物总热量	396kcal（4.4 份）
碳水化合物	203.6kcal，51.4%（2.3 份）
蛋　白　质	78.8 kcal，19.9%（0.9 份）
脂　　　肪	108kcal，27.3%（1.2 份）

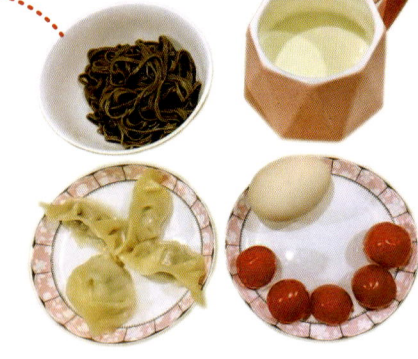

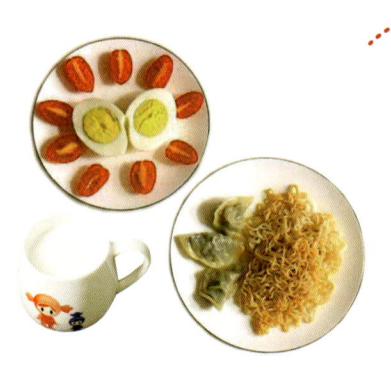

鸡蛋面 35g、饺子 3 个、圣女果 50g、纯牛奶 160mL、鸡蛋 1 个

食物总热量	382.5kcal（4.3 份）
碳水化合物	205 kcal，53.6%（2.3 份）
蛋　白　质	73 kcal，19.1%（0.8 份）
脂　　　肪	99kcal，25.9%（1.1 份）

云吞 8 个、圣女果 20g、鸡蛋 1 个、青菜 25g

食物总热量	247.5kcal（2.8 份）
碳水化合物	139.8kcal，56.5%（1.6 份）
蛋　白　质	50.2 kcal，20.3%（0.6 份）
脂　　　肪	54kcal，21.8%（0.6 份）

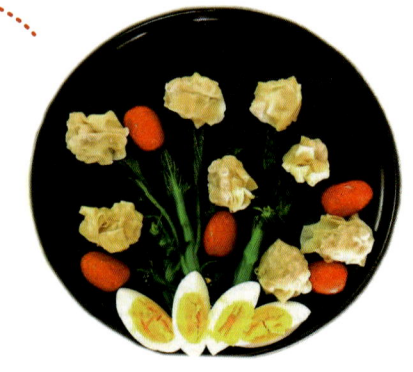

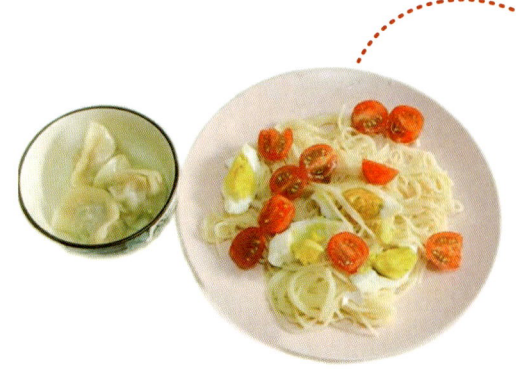

意粉 36g、鸡蛋 1 个、饺子 3 个、圣女果 40g

食物总热量	288kcal（3.2 份）
碳水化合物	176.8kcal，61.4%（2 份）
蛋　白　质	52.8kcal，18.3%（0.6 份）
脂　　　肪	54kcal，18.8%（0.6 份）

饺子 3 个、鸡蛋面 35g、鸡蛋 1 个、菜心 10g、纯牛奶 200mL

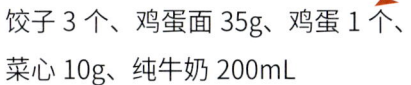

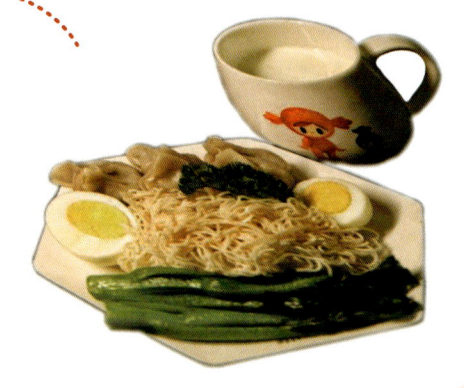

食物总热量	384kcal（4.3 份）
碳水化合物	191.3kcal，49.8%（2.1 份）
蛋　白　质	77.4 kcal，20.2%（0.9 份）
脂　　　肪	110.2kcal，28.7%（1.2 份）

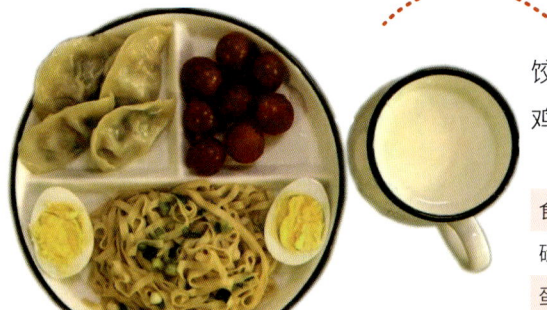

饺子 4 个、圣女果 60g、鸡蛋面 40g、鸡蛋 1 个、纯牛奶 200mL

食物总热量	445.5cal（5 份）
碳水化合物	247.2kcal，55.5%（2.7 份）
蛋　白　质	81.4 kcal，18.3%（0.9 份）
脂　　　肪	110.2kcal，24.7%（1.2 份）

第三章　快速搭配的进阶

鸡蛋面 45g、云吞 4 个、鸡蛋 1 个、圣女果 30g、青瓜 50g、纯牛奶 150mL

食物总热量	380.7kcal（4.2 份）
碳水化合物	207.4kcal，54.5%（2.3 份）
蛋　白　质	73.2 kcal，19.2%（0.8 份）
脂　　　肪	94.5kcal，24.8%（1 份）

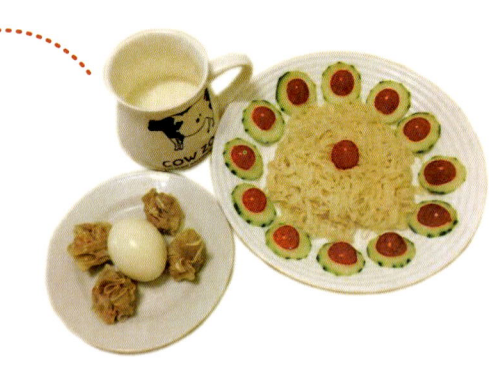

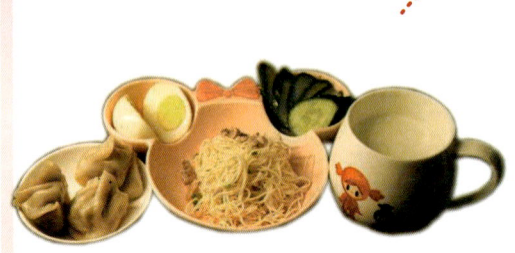

饺子 3 个、鸡蛋面 35g、鸡蛋 1 个、青瓜 30g、纯牛奶 200mL

食物总热量	387.9kcal（4.3 份）
碳水化合物	194.1kcal，50%（2.2 份）
蛋　白　质	78.2 kcal，20.2%（0.9 份）
脂　　　肪	110kcal，28.4%（1.2 份）

饺子 4 个、意粉 30g、圣女果 61g、鸡蛋 1 个、燕窝 2g+ 纯牛奶 200mL

食物总热量	423kcal（4.7 份）
碳水化合物	227.2kcal，53.7%（2.5 份）
蛋　白　质	79.4 kcal，18.8%（0.9 份）
脂　　　肪	110kcal，26%（1.2 份）

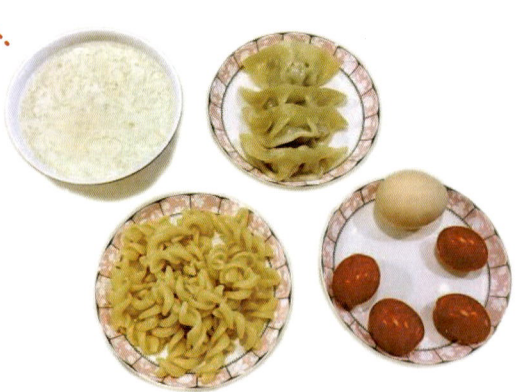

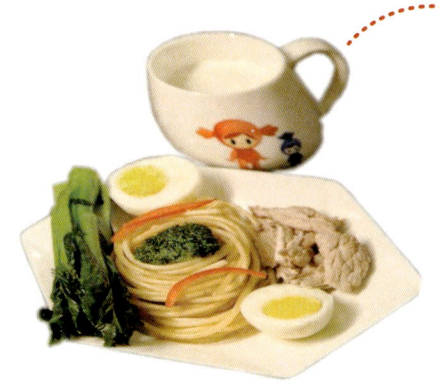

意粉 75g、鸡蛋 1 个、猪瘦肉 25g、菜心 10g、纯牛奶 200mL

食物总热量	519.3kcal（5.8 份）
碳水化合物	271.3kcal，52.2%（3 份）
蛋 白 质	103.4 kcal，19.9%（1.1 份）
脂　　肪	137kcal，26.4%（1.5 份）

通心粉 30g、鸡蛋 1 个、饺子 3 个、圣女果 40g、纯牛奶 200mL

食物总热量	418.5kcal（4.7 份）
碳水化合物	222.8kcal，53.2%（2.5 份）
蛋 白 质	79.4 kcal，19%（0.9 份）
脂　　肪	110kcal，26.3%（1.2 份）

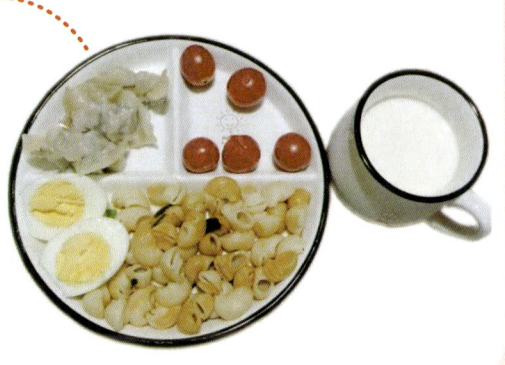

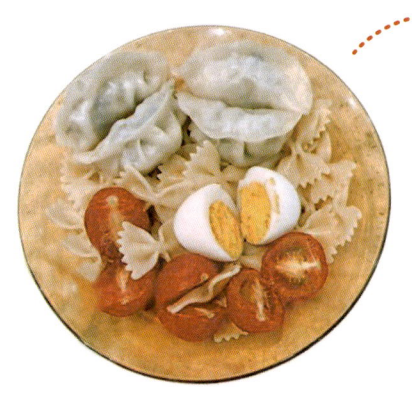

饺子 4 个、鸡蛋 1 个、圣女果 25g、蝴蝶面 30g

食物总热量	325.8kcal（3.6 份）
碳水化合物	210.1kcal，64.5%（2.3 份）
蛋 白 质	56.5 kcal，17.3%（0.6 份）
脂　　肪	54kcal，16.6%（0.6 份）

甜玉米 70g、鸡蛋面 35g、鸡蛋 1 个、圣女果 20g、纯牛奶 200mL

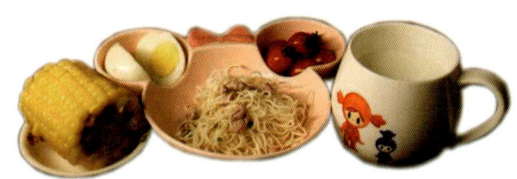

食物总热量	346.5kcal（3.9 份）
碳水化合物	158.4kcal，45.7%（1.8 份）
蛋 白 质	73.4 kcal，21.2%（0.8 份）
脂 肪	110kcal，31.7%（1.2 份）

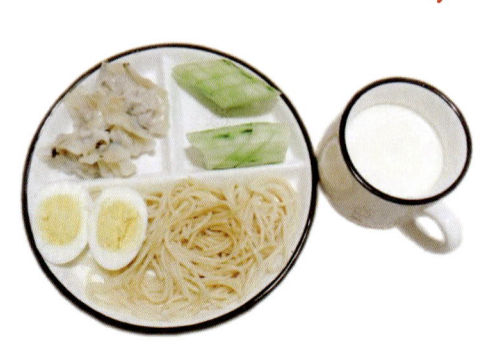

意粉 30g、鸡蛋 1 个、饺子 3 个、青瓜 40g、纯牛奶 200mL

食物总热量	418.5kcal（4.7 份）
碳水化合物	222.8kcal，53.2%（2.5 份）
蛋 白 质	79.4 kcal，19%（0.9 份）
脂 肪	110kcal，26.3%（1.2 份）

通心粉 30g、鸡蛋 1 个、饺子 3 个、圣女果 40g

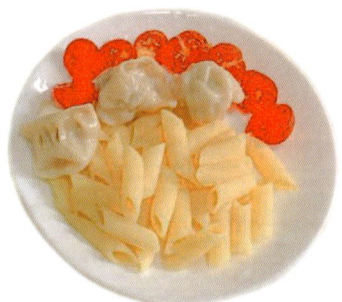

食物总热量	306kcal（3.4 份）
碳水化合物	192.8kcal，63%（2.1 份）
蛋 白 质	54.4 kcal，17.8%（0.6 份）
脂 肪	54kcal，17.6%（0.6 份）

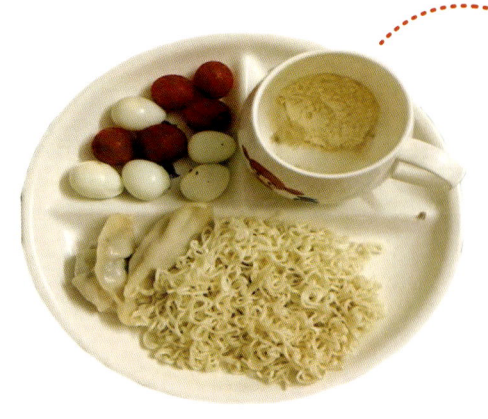

鸡蛋面 30g、鹌鹑蛋 5 个、饺子 2 个、圣女果 35g、糖尿病低糖营养素 20g

食物总热量	342kcal（3.8 份）
碳水化合物	190.8kcal，55.8%（2.1 份）
蛋　白　质	65.6 kcal，19.2%（0.7 份）
脂　　　肪	81kcal，23.7%（0.9 份）

蝴蝶面 40g、饺子 5 个、鸡蛋 1 个、圣女果 30g

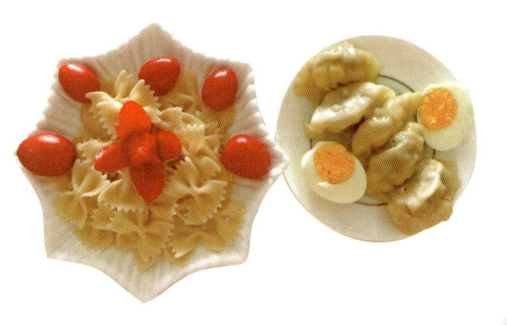

食物总热量	387Kcal（4.3 份）
碳水化合物	264.4Kcal，68%（2.9 份）
蛋　白　质	62Kcal，16%（0.68 份）
脂　　　肪	54Kcal，13.9%（0.6 份）

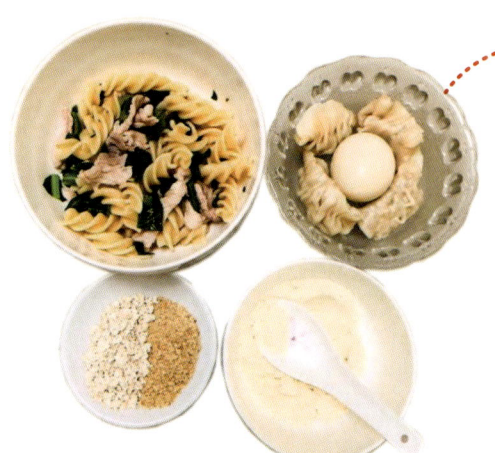

鸡蛋 1 个、螺旋通心粉 30g、饺子 4 个、糖尿病低糖营养素 20g+ 麦片 10g+ 麦胚芽 10g

食物总热量	429.3kcal（4.8 份）
碳水化合物	255.5kcal，59.5%（2.9 份）
蛋　白　质	74.9kcal，17.4%（0.8 份）
脂　　　肪	92.8kcal，21.6%（1 份）

第三章　快速搭配的进阶

荞麦面 50g、猪瘦肉 30g、鸡蛋 2 个、青瓜 30g、圣女果 10g、纯牛奶 100mL

食物总热量	336.6kcal（3.7 份）
碳水化合物	135.4kcal，40.2%（1.5 份）
蛋　白　质	82.8kcal，24.6%（0.9 份）
脂　　　肪	114.8kcal，34.1%（1.3 份）

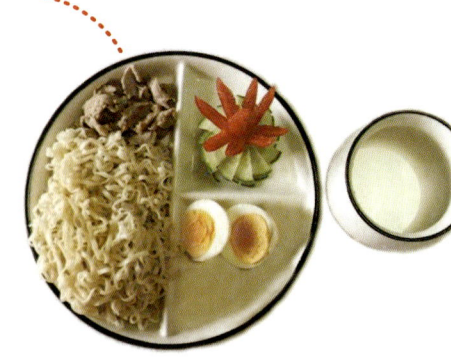

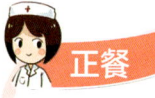
正餐

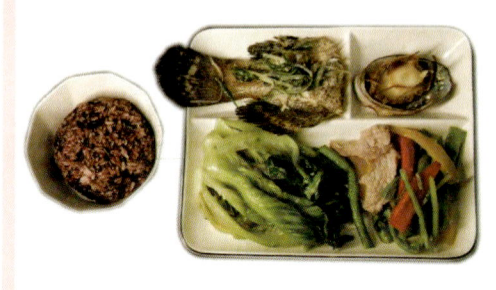

二米饭 150g、炒生菜 50g、蒸石斑鱼 100g、蒸鲍鱼 20g、杂炒猪瘦肉（10g）豆角彩椒（80g）

食物总热量	387.9kcal（4.3 份）
碳水化合物	209.7kcal，54.1%（2.3 份）
蛋　白　质	83.8kcal，21.6%（0.9 份）
脂　　　肪	89kcal，22.9%（1 份）

蒸鲩鱼 60g、蒸鲍鱼 30g、虫草花蒸鸡肉 50g、炒小塘菜 190g、杂炒芹菜莴笋青瓜 120g、二米饭 140g

食物总热量	391.5kcal（4.4 份）
碳水化合物	218.2kcal，55.7%（2.5 份）
蛋　白　质	85kcal，21.7%（1 份）
脂　　　肪	82.6Kcal，21.1%（0.9 份）

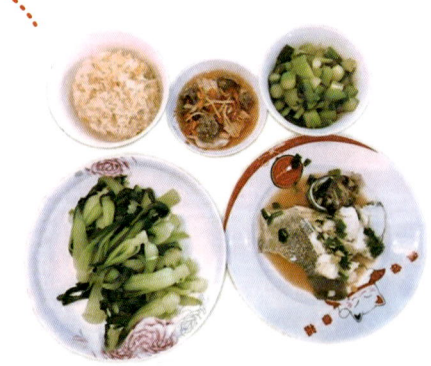

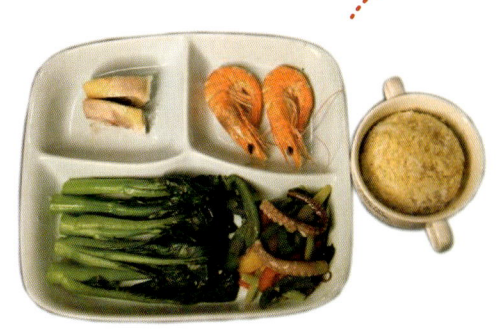

二米饭 150g、白灼菜心 120g、白切鸡 40g、白灼虾 40g、杂炒鱿鱼（10g）西芹彩椒（60g）

食物总热量	338.4kcal（3.8 份）
碳水化合物	216.5kcal，64%（2.4 份）
蛋白质	62.4kcal，18.4%（0.7 份）
脂肪	54kcal，16%（0.6 份）

虫草花（2g）羊肚菌（5g）虾皮（2g）杂粮粥 400g、紫菜饺 3 个、蒸海鳗鱼 100g、炒芥蓝 100g

食物总热量	445.5kcal（5 份）
碳水化合物	267.2kcal，60%（3 份）
蛋白质	77kcal，17.3%（0.9 份）
脂肪	94.5kcal，21.2%（1.1 份）

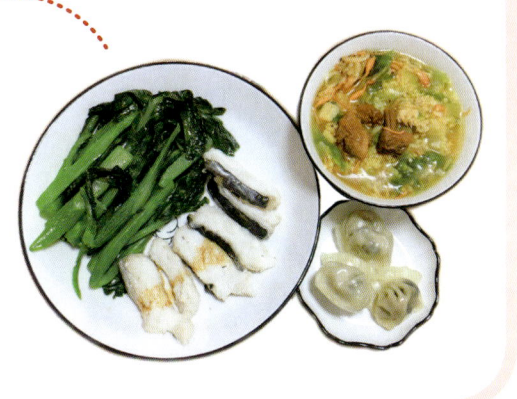

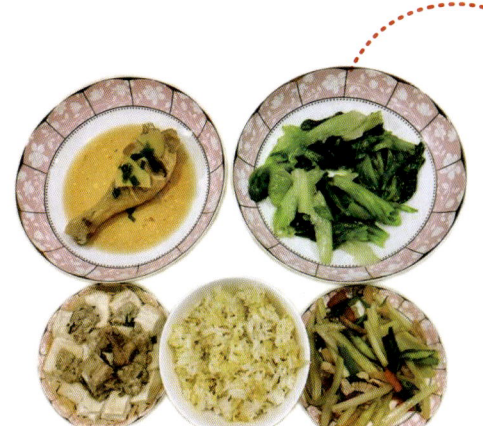

蒸排骨 2 块（20g）、猪瘦肉（10g）蒸南豆腐（60g）、猪瘦肉（30g）炒西芹芦笋甜椒（100g）、蒸鸡腿 1 个（60g）、炒菜心 150g、二米饭 150g

食物总热量	468kcal（5.2 份）
碳水化合物	218kcal，46.6%（2.4 份）
蛋白质	114.8 kcal，24.5%（1.3 份）
脂肪	129.6kcal，27.7%（1.4 份）

意粉 75g、白灼菜心 120g、白切鸡 40g、蒸三文鱼 40g、杂炒鱿鱼（10g）西芹彩椒（60g）

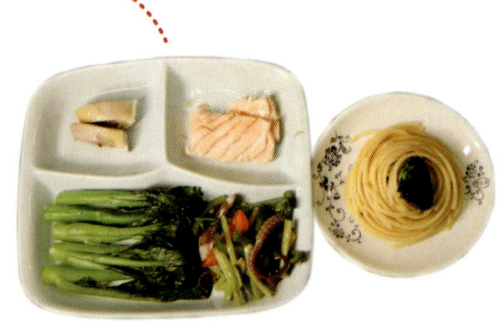

食物总热量	432.9kcal（4.8 份）
碳水化合物	264.5kcal，61.1%（2.9 份）
蛋　白　质	83.4kcal，19.3%（0.9 份）
脂　　　肪	78.3kcal，18.1%（0.9 份）

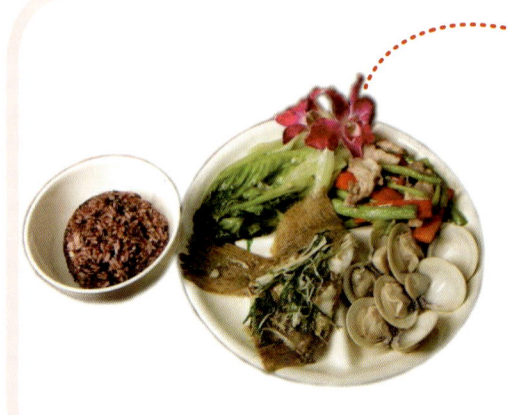

二米饭 130g、炒生菜 50g、蒸多宝鱼 100g、白灼白贝 50g、杂炒猪瘦肉 10g 豆角彩椒（80g）

食物总热量	374.4kcal（4.2 份）
碳水化合物	185.6kcal，49.6%（2.1 份）
蛋　白　质	86.8kcal，23.2%（1 份）
脂　　　肪	97.2kcal，26%（1.1 份）

清蒸鸡腿 50g、蒸鲍鱼 40g、猪瘦肉（30g）炒芹菜菜椒（50g）、炒茼蒿 150g、二米饭 150g

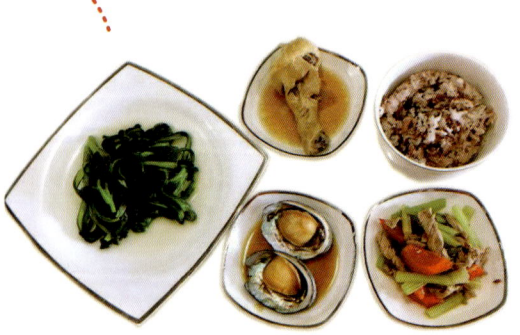

食物总热量	396kcal（4.4 份）
碳水化合物	219.2kcal，55.4%（2.4 份）
蛋　白　质	84.8kcal，21.4%（0.9 份）
脂　　　肪	86.4kcal，21.8%（1 份）

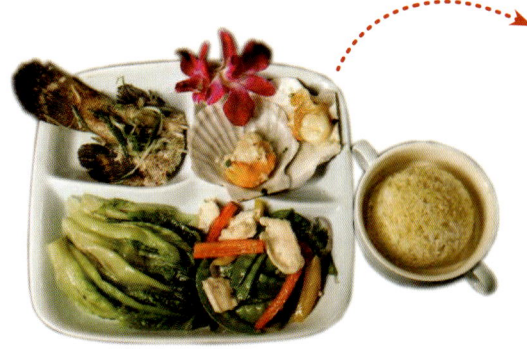

二米饭 150g、炒生菜 50g、蒸石斑鱼 100g、蒸扇贝 40g、杂炒猪瘦肉 20g 荷兰豆（50g）菜椒（30g）

食物总热量	414.9kcal（4.6 份）
碳水化合物	209.7kcal，50.5%（2.3 份）
蛋 白 质	94.6kcal，22.8%（1.1 份）
脂 肪	105.3kcal，25.4%（1.2 份）

意粉 75g、白灼菜心 120g、白灼白贝 50g、白灼三文鱼 40g、杂炒荷兰豆菜椒 80g

食物总热量	408.6kcal（4.5 份）
碳水化合物	267.2kcal，65.4%（3.0 份）
蛋 白 质	73kcal，17.9%（0.8 份）
脂 肪	61.6kcal，15.1%（0.7 份）

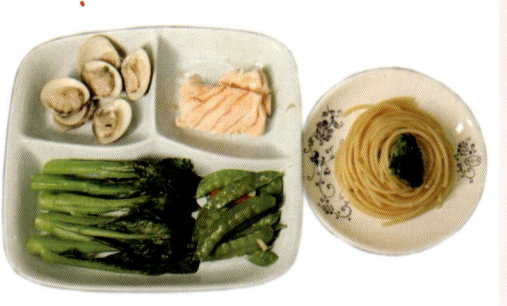

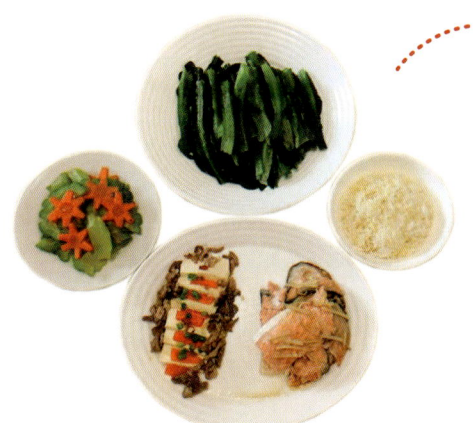

小米饭 150g、蒸三文鱼 70g、猪瘦肉（20g）蒸南豆腐（60g）、炒油麦菜 250g、杂炒苦瓜莴笋胡萝卜 110g

食物总热量	495kcal（5.5 份）
碳水化合物	239.6kcal，48.4%（2.7 份）
蛋 白 质	119.6kcal，24.2%（1.3 份）
脂 肪	129.6kcal，26.2%（1.4 份）

第三章 快速搭配的进阶

二米饭 150g、炒生菜 50g、蒸石斑鱼 100g、蒸生蚝 20g、杂炒猪瘦肉（20g）豆角（60g）菜椒（20g）

食物总热量	401.4kcal（4.5 份）
碳水化合物	209.7kcal，52.2%（2.4 份）
蛋　白　质	89.2kcal，22.2%（1 份）
脂　　　肪	97.2kcal，24.2%（1.1 份）

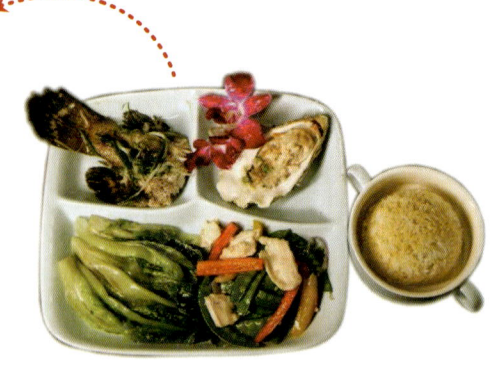

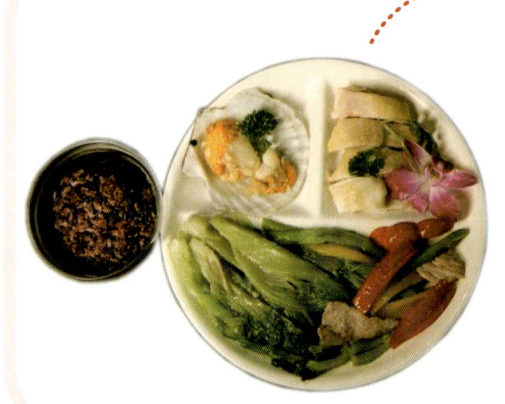

二米饭 150g、炒生菜 50g、蒸扇贝 20g、白切鸡 80g、杂炒猪瘦肉（10g）豆角（60g）菜椒（20g）

食物总热量	356.4kcal（4.0 份）
碳水化合物	209.7kcal，58.8%（2.3 份）
蛋　白　质	71.2kcal，20%（0.8 份）
脂　　　肪	70.2kcal，20%（0.8 份）

二米饭 150g、炒生菜 50g、白灼花甲 50g、白灼虾 80g、杂炒猪瘦肉（10g）豆角（60g）菜椒（20g）

食物总热量	356.4kcal（4.0 份）
碳水化合物	209.7kcal，58.8%（2.3 份）
蛋　白　质	71.2kcal，20%（0.8 份）
脂　　　肪	70.2kcal，20%（0.8 份）

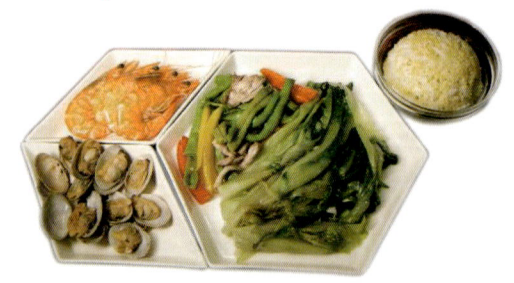

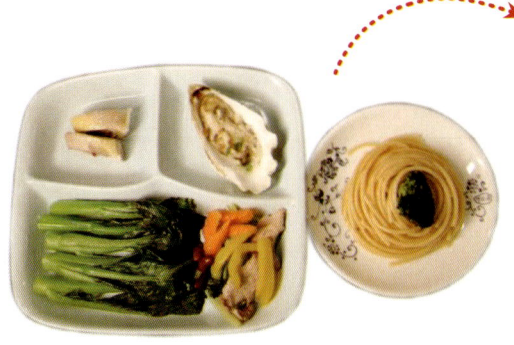

意粉 75g、白灼菜心 120g、白切鸡 40g、蒸生蚝 20g、杂炒猪瘦肉（10g）胡萝卜（10g）菜椒（30g）红腰豆（10g）

食物总热量	376.2kcal（4.2 份）
碳水化合物	261.8kcal，69.6%（2.9 份）
蛋　白　质	61.4kcal，16.3%（0.7 份）
脂　　　肪	46.4kcal，12.3%（0.5 份）

二米饭 160g、蒸鲩鱼 85g、炒油麦菜 150g、杂炒猪瘦肉（30g）彩椒（50g）荷兰豆（10g）豆芽（50g）

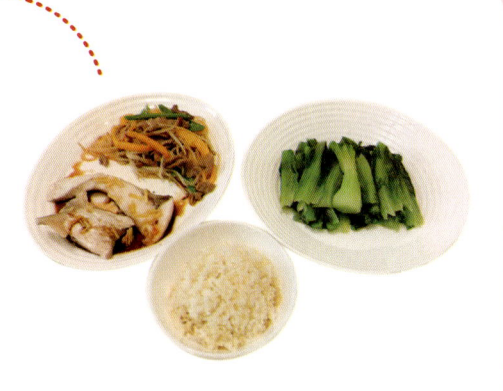

食物总热量	453.8kcal（5 份）
碳水化合物	240.2kcal，52.9%（2.7 份）
蛋　白　质	90.7kcal，20%（1 份）
脂　　　肪	116.8kcal，25.7%（1.3 份）

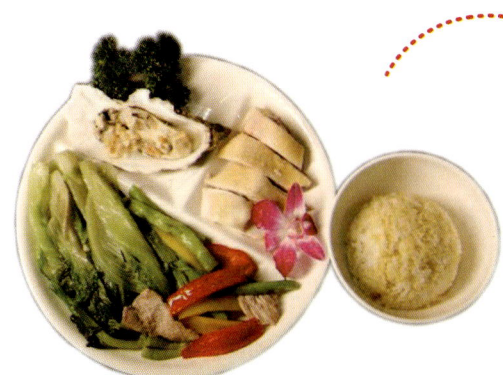

二米饭 150g、炒生菜 50g、蒸生蚝 20g、白切鸡 80g、杂炒猪瘦肉（10g）豆角（60g）菜椒（20g）

食物总热量	365.4kcal（4.1 份）
碳水化合物	209.7kcal，57.4%（2.3 份）
蛋　白　质	74.8kcal，20.5%（0.8 份）
脂　　　肪	75.6kcal，20.7%（0.8 份）

小米粥400g、甜玉米65g、炒菜心120g、蒸鲍鱼20g、杂炒西芹（60g）菜椒（20g）、白切鸡60g

食物总热量	351kcal（3.9份）
碳水化合物	227.2kcal，64.7%（2.5份）
蛋 白 质	64kcal，18.2%（0.7份）
脂 肪	54kcal，15.4%（0.6份）

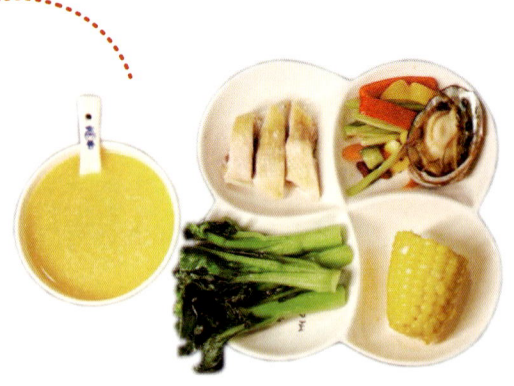

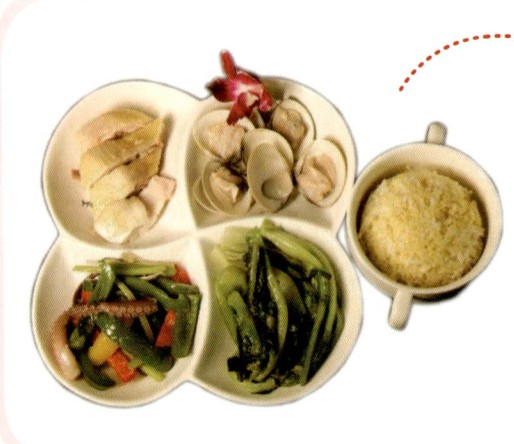

二米饭150g、炒生菜50g、白切鸡80g、白灼白贝50g、杂炒鱿鱼（10g）西芹（40g）彩椒（20g）

食物总热量	370.8kcal（4.1份）
碳水化合物	207kcal，55.8%（2.3份）
蛋 白 质	77.6kcal，20.9%（0.9份）
脂 肪	81kcal，21.8%（0.9份）

二米饭150g、炒生菜50g、蒸石斑鱼100g、蒸三文鱼60g、杂炒荷兰豆（60g）菜椒（20g）

食物总热量	459.9kcal（5.1份）
碳水化合物	209.7kcal，45.6%（2.3份）
蛋 白 质	112.6kcal，24.5%（1.2份）
脂 肪	132.3kcal，28.8%（1.5份）

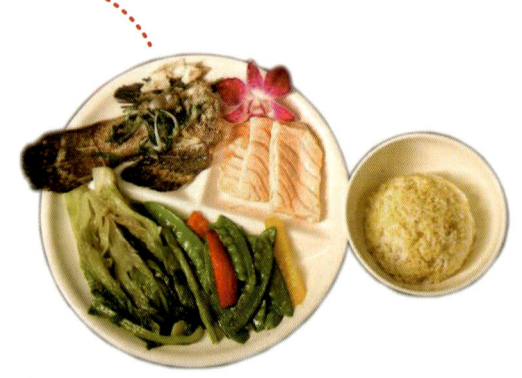

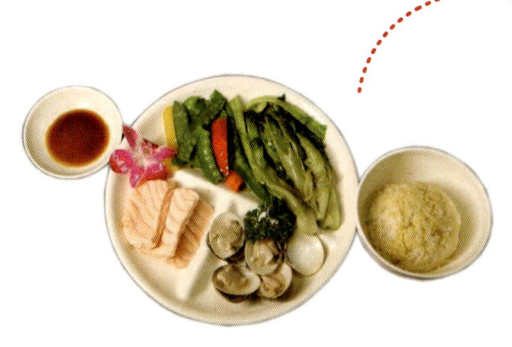

二米饭 150g、炒生菜 50g、白灼白贝 50g、蒸三文鱼 60g、杂炒荷兰豆（60g）菜椒（20g）

食物总热量	374.4kcal （4.2 份）
碳水化合物	209.7kcal，56%（2.3 份）
蛋 白 质	78.4kcal，20.9%（0.9 份）
脂 肪	81kcal，21.6%（0.9 份）

二米饭 150g、炒生菜 50g、白灼白贝 50g、蒸三文鱼 60g、炒西兰花 30g

食物总热量	369kcal （4.1 份）
碳水化合物	205.6kcal，55.7%（2.3 份）
蛋 白 质	77.2kcal，20.9%（0.9 份）
脂 肪	81kcal，22%（0.9 份）

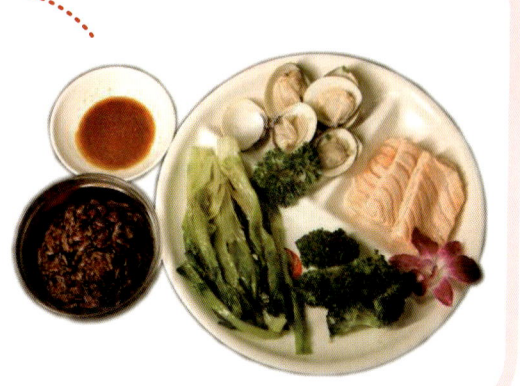

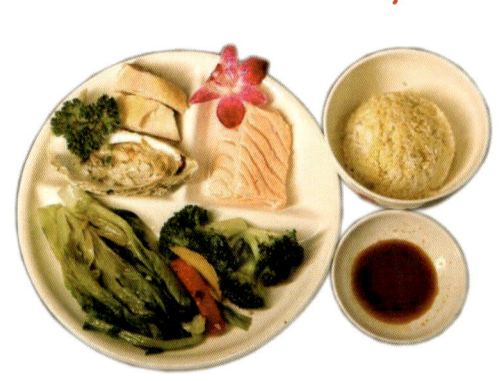

二米饭 150g、炒生菜 50g、蒸生蚝 20g、蒸三文鱼 60g、白切鸡 40g、杂炒西兰花菜椒 30g

食物总热量	405kcal （4.5 份）
碳水化合物	205.6kcal，50.8%（2.3 份）
蛋 白 质	91.6kcal，22.6%（1.0 份）
脂 肪	102.6kcal，25.3%（1.1 份）

早、午加餐

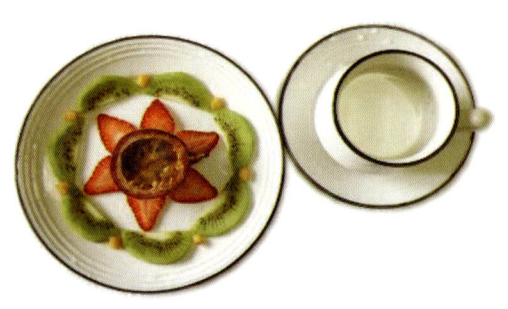

百香果 30g、奇异果 32g、枇杷 10g、草莓 10g、纯牛奶 125mL

食物总热量	108kcal（1.2 份）
碳水化合物	52.8kcal，48.9%（0.6 份）
蛋白质	17.6kcal，16.3%（0.2 份）
脂肪	36kcal，33.3%（0.4 份）

番石榴 60g、苹果 40g、火龙果 32g、坚果 20g、纯牛奶 200mL

食物总热量	288.9kcal（3.2 份）
碳水化合物	95.8kcal，33.2%（1.1 份）
蛋白质	48.4kcal，16.8%（0.5 份）
脂肪	138.2kcal，47.8%（1.5 份）

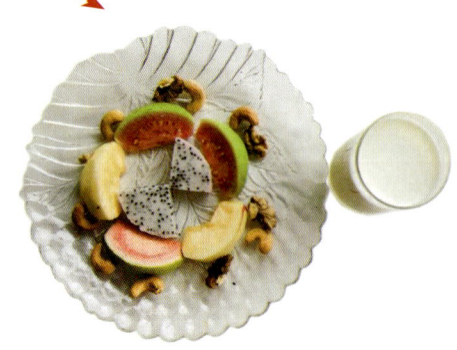

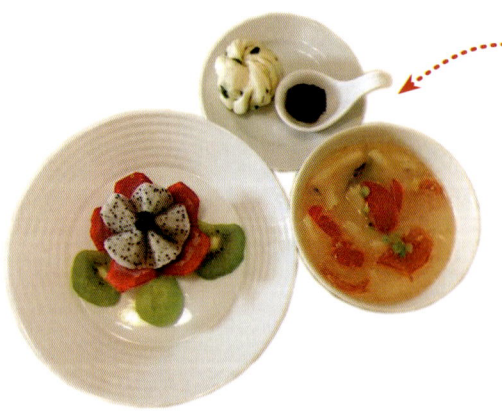

火龙果 70g、奇异果 30g、蓝莓 35g、葱花卷 35g、芝麻酱 5g、鱼（10g）番茄（10g）杂菇（10g）汤 1 碗

食物总热量	243kcal（2.7 份）
碳水化合物	138.4kcal，57%（1.5 份）
蛋白质	30kcal，12.3%（0.3 份）
脂肪	68.4kcal，28.1%（0.8 份）

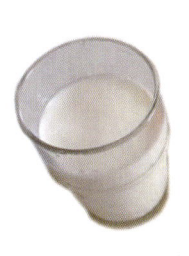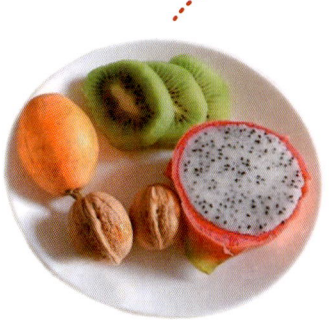

猕猴桃 40g、枇杷 35g、火龙果 50g、核桃 15g、纯牛奶 160mL

食物总热量	235.8kcal（2.6 份）
碳水化合物	84.1kcal，35.7%（0.9 份）
蛋白质	38.5kcal，16.3%（0.4 份）
脂肪	108kcal，45.8%（1.2 份）

麦方包 35g、布林 90g、番石榴 20g、火龙果 25g、黑芝麻酱 5g、纯牛奶 200mL

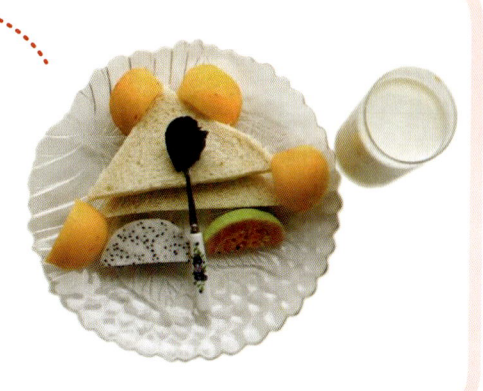

食物总热量	352.8kcal（3.9 份）
碳水化合物	174.3kcal，49.4%（1.9 份）
蛋白质	51.7kcal，14.7%（0.6 份）
脂肪	119.3kcal，33.8%（1.3 份）

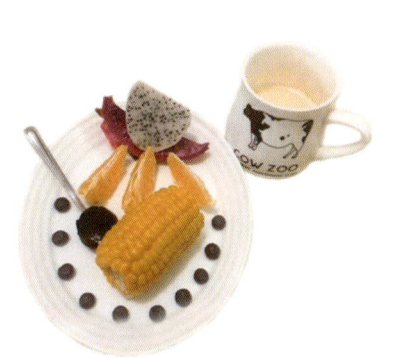

火龙果 48g、脐橙 50g、蓝莓 10g、甜玉米 80g、黑芝麻酱 5g、糖尿病低糖营养素 20g

食物总热量	288.9kcal（3.2 份）
碳水化合物	127.9kcal，44.3%（1.4 份）
蛋白质	69.6kcal，24.1%（0.8 份）
脂肪	89.2kcal，30.9%（1 份）

火龙果 55g、奇异果 30g、蓝莓 10g、花卷 40g、黑芝麻酱 5g、无糖酸奶 135mL

食物总热量	297.9kcal（3.3 份）
碳水化合物	147.6kcal，49.5%（1.6 份）
蛋 白 质	42.7kcal，14.3%（0.5 份）
脂 肪	100.8kcal，33.8%（1.1 份）

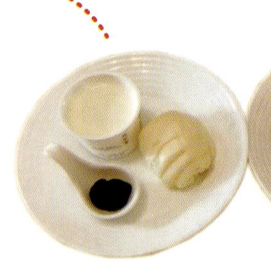
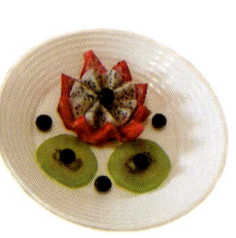

麦方包 35g、黑芝麻酱 5g、布林 80g、火龙果 40g、西红柿（50g）紫菜（3g）猪瘦肉（15g）汤 1 碗

食物总热量	243kcal（2.7 份）
碳水化合物	138.4kcal，60%（1.5 份）
蛋 白 质	30kcal，12.3%（0.3 份）
脂 肪	68.4kcal，28.1%（0.8 份）

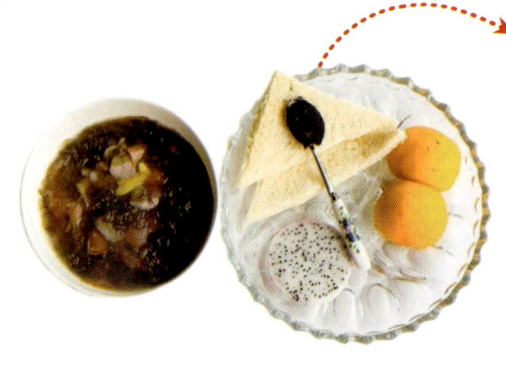

火龙果 54g、枇杷 50g、李子 20g、核桃 10g、纯牛奶 180mL、黑芝麻酱 5g

食物总热量	336.6kcal（3.7 份）
碳水化合物	95kcal，28.2%（1.1 份）
蛋 白 质	56.9kcal，16.9%（0.6 份）
脂 肪	176.4kcal，52.4%（2 份）

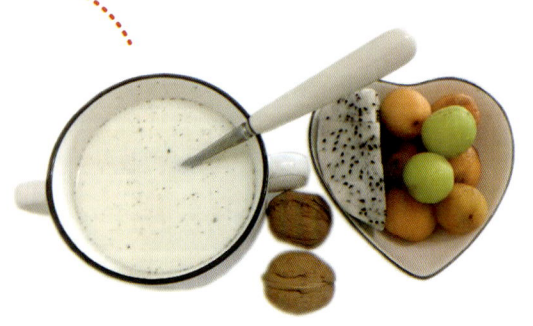

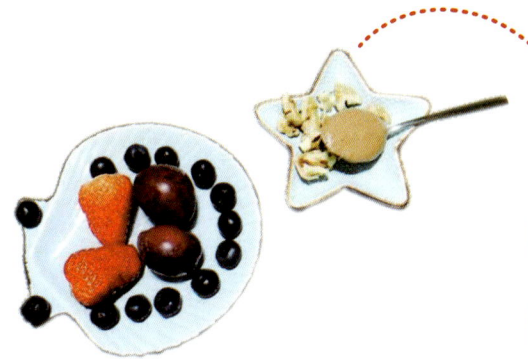

草莓 45g、布林 40g、蓝莓 25g、花生酱 10g、核桃 5g

食物总热量	184.5kcal （2.1 份）
碳水化合物	58.2kcal, 31.5%（0.6 份）
蛋 白 质	26.2kcal, 14.2%（0.3 份）
脂 肪	94.5kcal, 51.2%（1.1 份）

橙子 50g、布林 40g、麦方包 35g、黑芝麻酱 5g、纯牛奶 200mL

食物总热量	270kcal （3 份）
碳水化合物	150.2kcal, 55.6%（1.7 份）
蛋 白 质	39.6kcal, 14.7%（0.4 份）
脂 肪	75.2kcal, 27.9%（0.8 份）

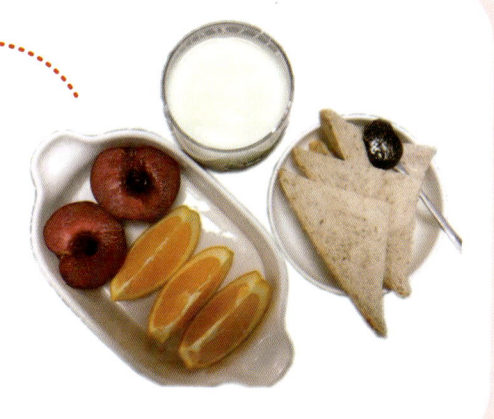

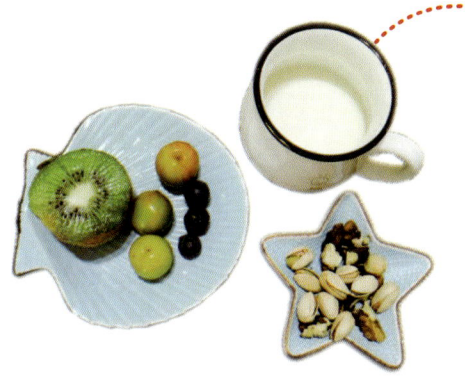

李子 32g、蓝莓 11g、奇异果 67g、核桃 5g、开心果 10g、纯牛奶 100mL

食物总热量	195.3kcal （2.2 份）
碳水化合物	69.1kcal, 35.4%（0.8 份）
蛋 白 质	30.6kcal, 15.7%（0.3 份）
脂 肪	90.9kcal, 46.5%（1 份）

第三章 快速搭配的进阶

橙子50g、奇异果40g、蓝莓10g、甜玉米60g、黑芝麻酱5g、糖尿病低糖营养素20g

食物总热量	299.7kcal（3.3 份）
碳水化合物	132.1kcal，44.1%（1.5 份）
蛋 白 质	72.3kcal，24.1%（0.8 份）
脂 肪	94kcal，31.4%（1 份）

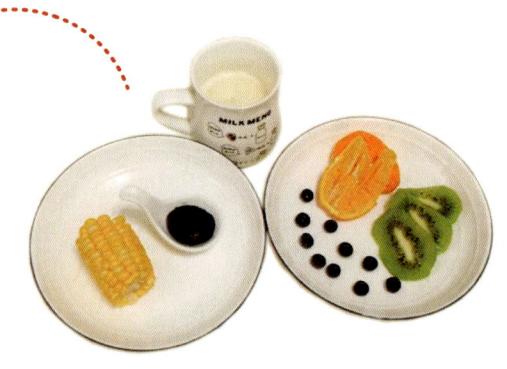

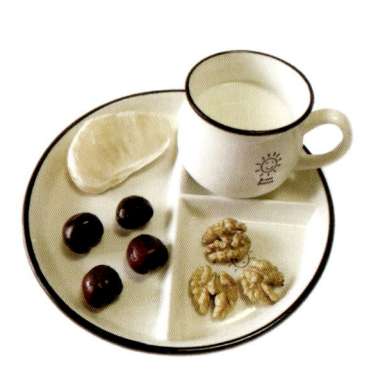

核桃 15g、柚子 30g、樱桃 40g、纯牛奶 200mL

食物总热量	229.5Kcal（2.6 份）
碳水化合物	66.3Kcal，28.9%（0.8 份）
蛋 白 质	41.4Kcal，18%（0.5 份）
脂 肪	117Kcal，51%（1.3 份）

奇异果65g、火龙果50g、麦方包35g、纯牛奶200mL、芝麻酱5g

食物总热量	343.8kcal（3.8 份）
碳水化合物	165.9kcal，48.3%（1.8 份）
蛋 白 质	51.3kcal，14.9%（0.6 份）
脂 肪	119.3kcal，34.7%（1.3 份）

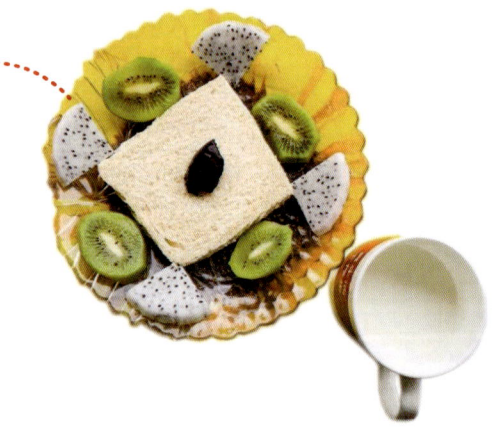

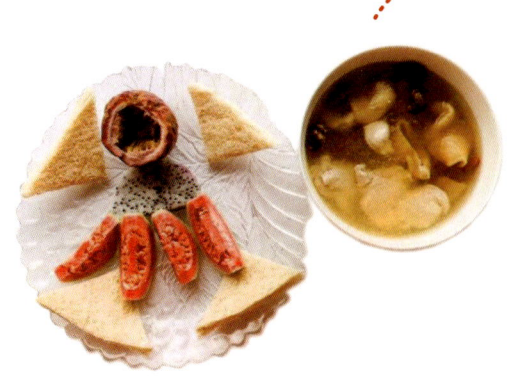

麦方包 35g、百香果 30g、番石榴 60g、火龙果 30g、鸡肉（40g）花胶（5g）汤 1 碗

食物总热量	153kcal （1.7 份）
碳水化合物	130.4kcal，85.2%（1.4 份）
蛋　白　质	14kcal，9.2%（0.2 份）
脂　　　肪	5.4kcal，3.5%（0.1 份）

布林 34g、枇杷 53g、蓝莓 16g、核桃 5g、花生酱 5g

食物总热量	135kcal （1.5 份）
碳水化合物	50kcal，37%（0.6 份）
蛋　白　质	18kcal，13.3%（0.2 份）
脂　　　肪	63kcal，46.7%（0.7 份）

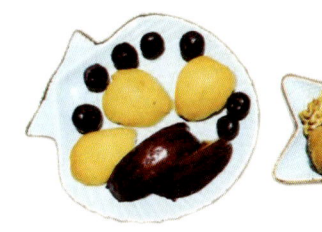
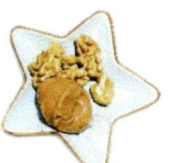

奇异果 30g、香梨 50g、蓝莓 10g、腰果 10g、无糖南豆腐脑 100g

食物总热量	180kcal （2 份）
碳水化合物	46kcal，25.6%（0.5 份）
蛋　白　质	46kcal，25.6%（0.5 份）
脂　　　肪	67.5kcal，37.5%（0.8 份）

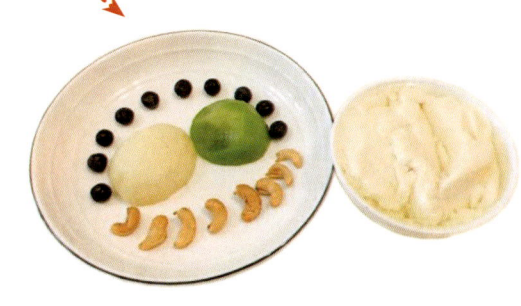

奇异果 40g、橙子 50g、蓝莓 10g、云吞 3 个、鲜菇（50g）猪瘦肉（10g）汤 1 碗

食物总热量	117kcal （1.3 份）
碳水化合物	96.8kcal，82.7%（1.1 份）
蛋白质	12.4kcal，10.6%（0.1 份）
脂肪	5.4kcal，4.6%（0.1 份）

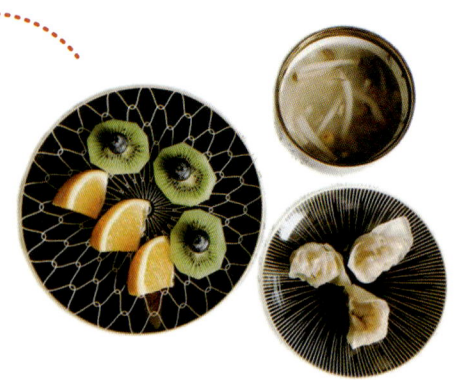

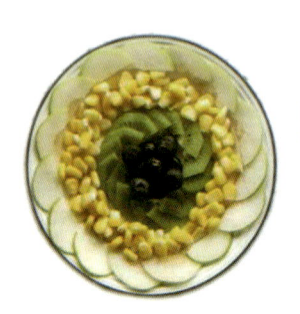 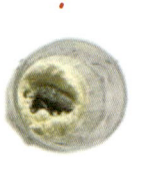

甜玉米 80g、香梨 50g、奇异果 40g、蓝莓 10g、糖尿病低糖营养素 20g、黑芝麻酱 5g

食物总热量	195.3kcal（2.2 份）
碳水化合物	117kcal，60%（1.3 份）
蛋白质	26kcal，13.3%（0.3 份）
脂肪	51.4kcal，26.3%（0.6 份）

核桃 15g、苹果 30g、莲雾 50g、奇异果 60g、西红柿（50g）鸡蛋（1 个）猪瘦肉（5g）汤 1 碗

食物总热量	171kcal （1.9 份）
碳水化合物	66.8kcal，39.1%（0.7 份）
蛋白质	26kcal，15.2%（0.3 份）
脂肪	73.8kcal，43.2%（0.8 份）

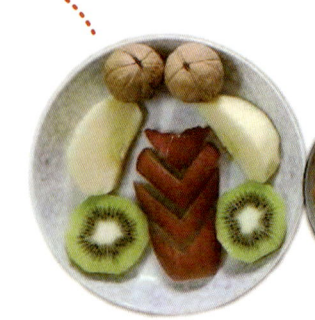 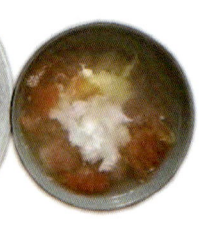

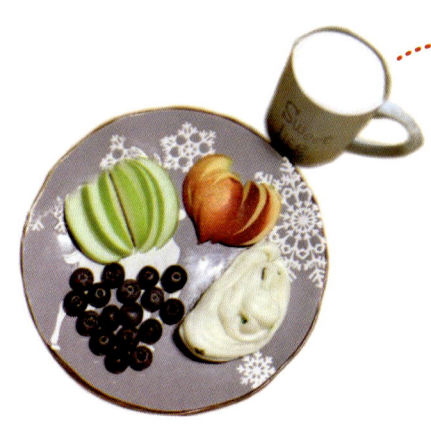

花卷 38g、蓝莓 30g、油桃 30g、青苹果 40g、纯牛奶 180mL

食物总热量	234kcal（2.6 份）
碳水化合物	148.4kcal，63.4%（1.6 份）
蛋 白 质	32kcal，13.7%（0.4 份）
脂 肪	49.5kcal，21.2%（0.6 份）

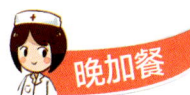

猪瘦肉（10g）海参（水浸，10g）汤 1 碗、芝士（10g）鸡蛋（1 个）麦方包（35g）、圣女果 5g

食物总热量	311kcal（3.5 份）
碳水化合物	96.8kcal，31.1%（1.1 份）
蛋 白 质	81.1kcal，26.1%（0.9 份）
脂 肪	125.2kcal，40.3%（1.4 份）

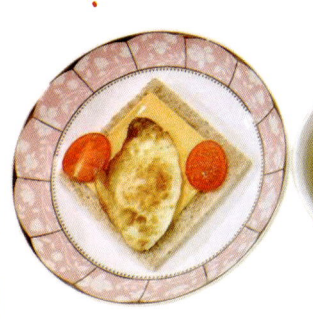
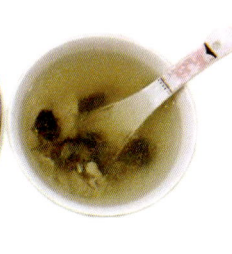

虾皮（2g）紫菜（3g）汤 1 碗、鸡蛋（1 个）芝士（10g）麦方包（35g）、圣女果 10g

食物总热量	234kcal（2.6 份）
碳水化合物	88.4kcal，37.8%（1 份）
蛋 白 质	57.6kcal，24.6%（0.6 份）
脂 肪	84.6kcal，36.2%（0.9 份）

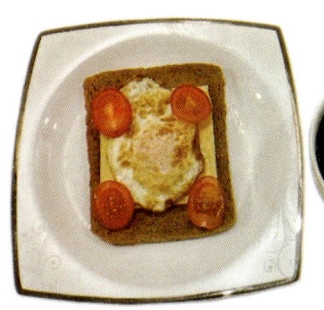
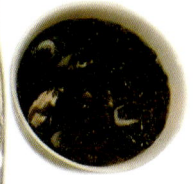

饺子 3 个、燕窝 2g+ 纯牛奶 120mL

食物总热量	157.5kcal（1.8 份）
碳水化合物	98kcal，62.2%（1.1 份）
蛋白质	23kcal，14.6%（0.3 份）
脂肪	33.8kcal，21.5%（0.4 份）

猪瘦肉（20g）海参（水浸，50g）汤 1 碗、花卷 35g

食物总热量	135kcal（1.5 份）
碳水化合物	80kcal，59.3%（0.9 份）
蛋白质	26kcal，19.3%（0.3 份）
脂肪	27kcal，20%（0.3 份）

排骨（20g）鸡（15g）汤 1 碗、花卷 35g

食物总热量	126kcal（1.4 份）
碳水化合物	80kcal，63.5%（0.9 份）
蛋白质	22.4kcal，17.8%（0.2 份）
脂肪	21.6kcal，17.1%（0.2 份）

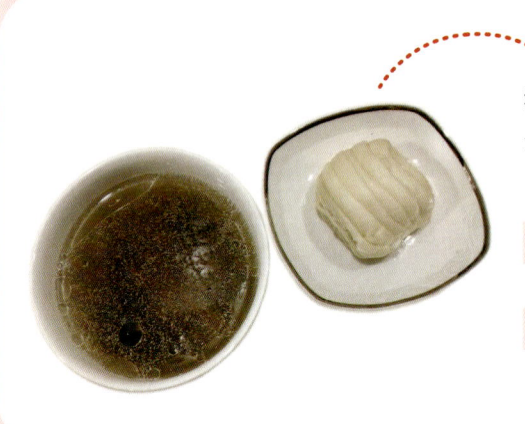

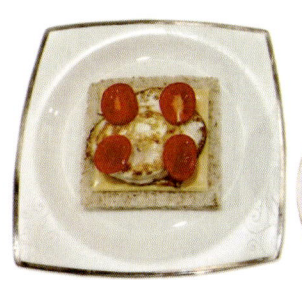
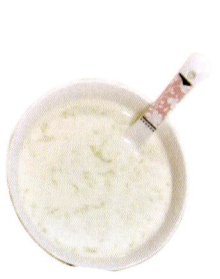

芝士（15g）鸡蛋（1个）麦方包（35g）、燕窝 2g+ 纯牛奶 100mL、圣女果 10g

食物总热量	281kcal （3.1 份）
碳水化合物	96.8kcal，34.4%（1.1 份）
蛋 白 质	69.2kcal，24.6%（0.8 份）
脂 肪	107.4kcal，38.2%（1.2 份）

节瓜（50g）肉末（5g）虾皮（2g）汤 1 碗、花卷 35g

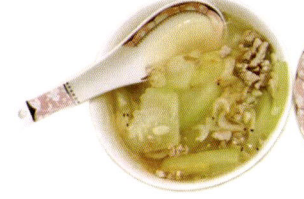
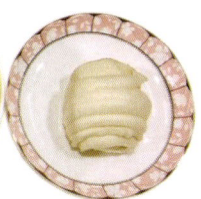

食物总热量	117kcal （1.3 份）
碳水化合物	86.8kcal，74.2%（1 份）
蛋 白 质	13.6kcal，11.6%（0.1 份）
脂 肪	14.4kcal，12.3%（0.2 份）

排骨（20g）海参（水浸，30g）汤 1 碗、饺子 3 个

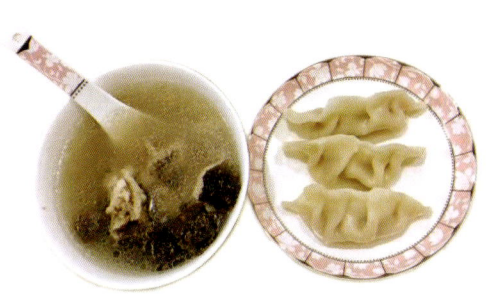

食物总热量	135kcal （1.5 份）
碳水化合物	80kcal，59.3%（0.9 份）
蛋 白 质	26kcal，19.3%（0.3 份）
脂 肪	27kcal，20%（0.3 份）

第三章 快速搭配的进阶

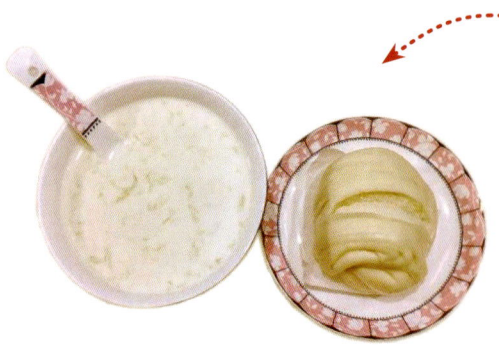

燕窝 2g+ 纯牛奶 100mL、花卷 35g

食物总热量	146.7kcal（1.6 份）
碳水化合物	95.1kcal，64.8%（1.1 份）
蛋 白 质	20.6kcal，14%（0.2 份）
脂 肪	28.4kcal，19.4%（0.3 份）

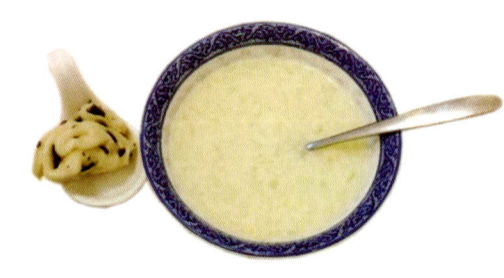

花卷 20g、无糖黄豆浆 200mL

食物总热量	99kcal（1.1 份）
碳水化合物	56kcal，56.6%（0.6 份）
蛋 白 质	22.8kcal，23%（0.3 份）
脂 肪	18kcal，18.2%（0.2 份）

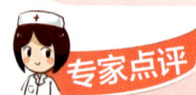 **专家点评**

　　众所周知，海产品含有较多的脂肪酸，可以加速体内血液的流动，降低胆固醇含量，尤其对于处于高凝状态的孕妇，可以改善其微循环。海产品还含有优质蛋白质和多种微量元素，且富含DHA，有利于增强孕妇记忆力及胎儿神经系统的发育。高级版的食物搭配，不仅在造型上让人耳目一新，而且在内容上进一步丰富了海鲜品种、水果品种，基本符合地中海饮食模式。合理的饮食方案有利于维持血糖平稳及实现母胎体重合理增长，充足而合理的营养环境能让宝宝赢在起跑线！

第四节

外出就餐如何搭配健康饮食

白切鸡 100g、凉拌青瓜小木耳 90g、白灼西兰花 80g、意粉 1 份（熟重 125g）

食物总热量	359.1kcal（4 份）
碳水化合物	183.1kcal，51%（2 份）
蛋　白　质	67.8kcal，18.9%（0.8 份）
脂　　　肪	103.5kcal，28.8%（1.2 份）

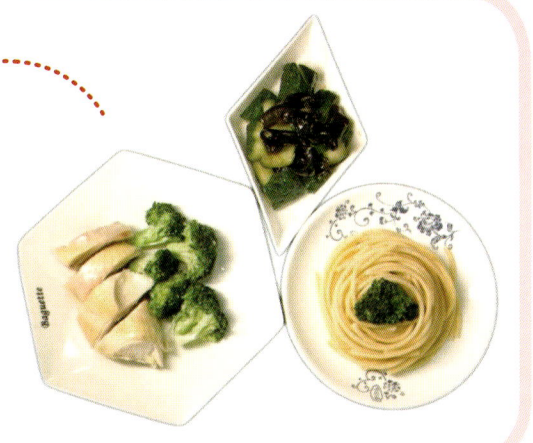

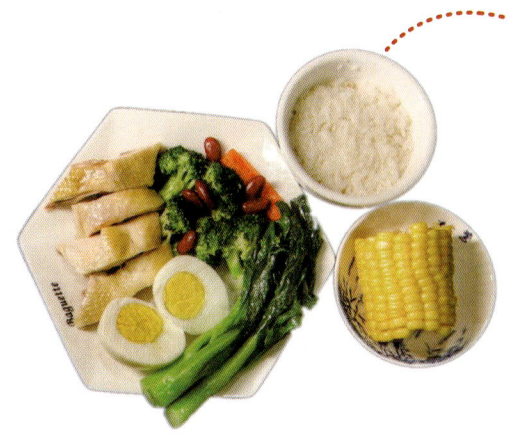

白切鸡 100g、鸡蛋 1 个、白灼西兰花 100g、红腰豆 10g、白灼菜心 90g、白米饭 120g、甜玉米 50g

食物总热量	468kcal（5.1 份）
碳水化合物	227.2kcal，48.5%（2.5 份）
蛋　白　质	110.8kcal，23.7%（1.2 份）
脂　　　肪	124.2kcal，25%（1.4 份）

蒸排骨 120g、白灼西兰花 90g、白灼菜心 100g、白米饭 120g、甜玉米 50g

食物总热量	396kcal（4.3 份）
碳水化合物	227.2kcal，57.4%（2.5 份）
蛋 白 质	82kcal，20.7%（0.9 份）
脂 肪	81kcal，20.5%（0.9 份）

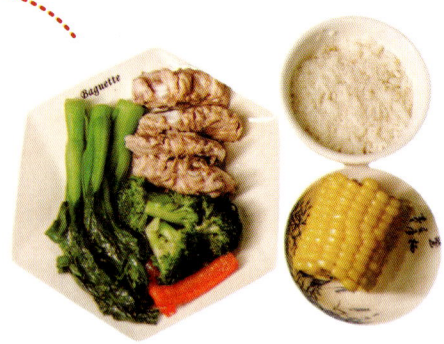

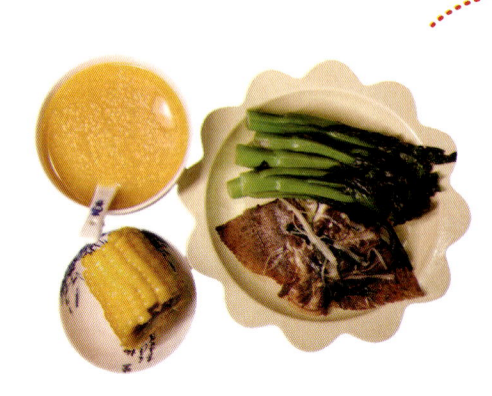

蒸多宝鱼 100g、白灼菜心 100g、小米粥 400g、甜玉米 50g

食物总热量	369kcal（4.1 份）
碳水化合物	221.6kcal，61.1%（2.5 份）
蛋 白 质	71.6kcal，19.4%（0.8 份）
脂 肪	70.1kcal，19%（0.8 份）

白切鸡 120g、杂炒芹菜百合 70g、白灼菜心 100g、白米饭 100g、甜玉米 80g

食物总热量	435.6kcal（4.8 份）
碳水化合物	231.1kcal，53.1%（2.6 份）
蛋 白 质	81.6kcal，18.7%（0.9 份）
脂 肪	117kcal，26.9%（1.3 份）

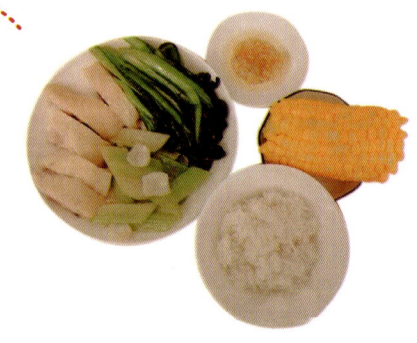

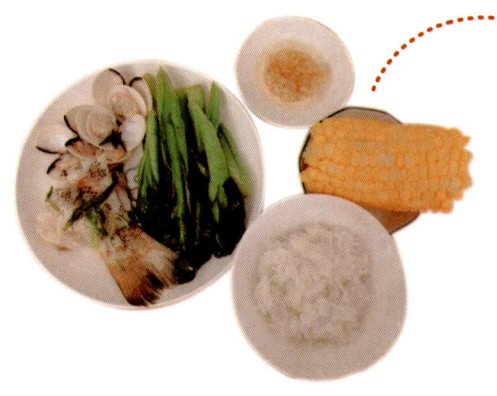

蒸鲈鱼 100g、白灼白贝 6 个、白灼菜心 120g、白米饭 100g、甜玉米 80g

食物总热量	426.6kcal（4.7 份）
碳水化合物	224.3kcal，52.6%（2.5 份）
蛋白质	79.6kcal，18.7%（0.9 份）
脂肪	117kcal，27.4%（1.3 份）

蒸鲈鱼 100g、白灼菜心 120g、白米饭 100g、甜玉米 80g

食物总热量	404.1kcal（4.5 份）
碳水化合物	224.3kcal，55.5%（2.5 份）
蛋白质	70.6 kcal，17.5%（0.8 份）
脂肪	103.5kcal，25.6%（1.2 份）

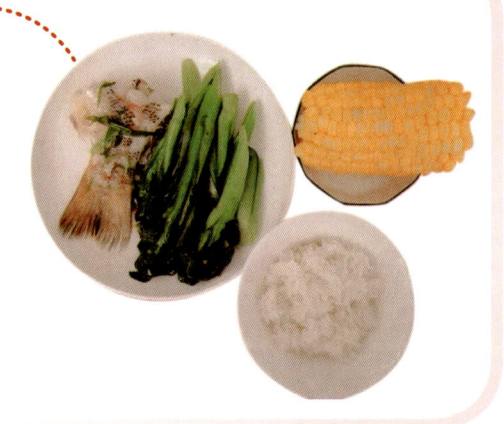

蒸鲈鱼 100g、白切鸡 50g、白灼菜心 120g、白米饭 100g、甜玉米 80g

食物总热量	460.4kcal（5 份）
碳水化合物	224.3kcal，48.7%（2.4 份）
蛋白质	93.1 kcal，20.2%（1 份）
脂肪	137.3kcal，29.8%（1.5 份）

第三章 快速搭配的进阶

蒸鲈鱼 100g、杂炒芹菜百合 70g、白灼菜心 100g、白米饭 100g、甜玉米 80g

食物总热量	423kcal（4.6 份）
碳水化合物	228.4kcal，54%（2.5 份）
蛋　白　质	73.6kcal，17.4%（0.8 份）
脂　　　肪	115.2kcal，27.2%（1.3 份）

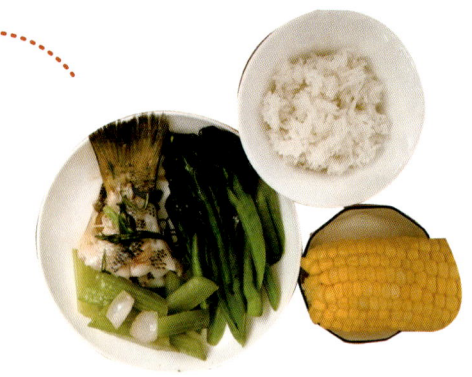

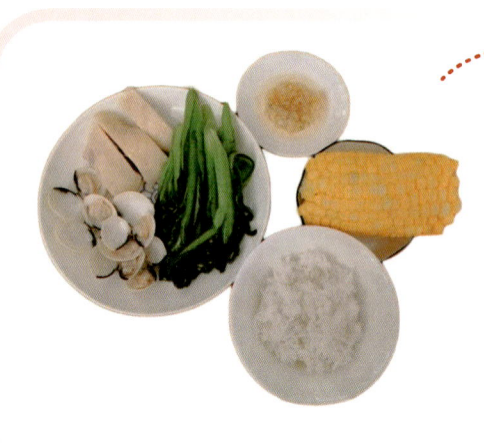

白切鸡 80g、白灼白贝 35g、白灼菜心 120g、白米饭 100g、甜玉米 80g

食物总热量	414kcal（4.5 份）
碳水化合物	228.4kcal，55.2%（2.5 份）
蛋　白　质	70 kcal，16.9%（0.8 份）
脂　　　肪	109.8kcal，26.5%（1.2 份）

白切鸡 120g、炒菜心 120g、白米饭 100g、甜玉米 80g

食物总热量	426.6kcal（4.7 份）
碳水化合物	224.3kcal，52.6%（2.5 份）
蛋　白　质	79.6 kcal，18.7%（0.9 份）
脂　　　肪	117kcal，27.4%（1.3 份）

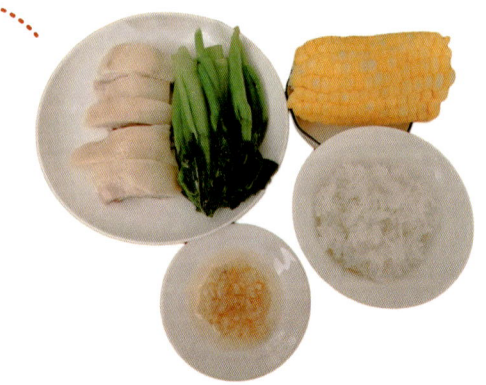

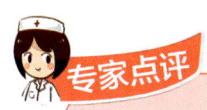
专家点评

糖妈妈的饮食"戒条"多多,外出聚餐是否让你很"头疼"?本章的图解是否可以让你"按图就餐"了?再给你8条小贴士,轻松享受外出聚餐的欢乐,不是奢望。

- 自带"糖妈妈私人定量餐具"或根据"手掌法则"控制进餐食品种类和总量。
- 带上神器——甜玉米,让你的主食"粗"起来。甜玉米可瞬间将你的白米饭变成二米饭,轻松解决主食问题。注意:每餐甜玉米碳水化合物含量+每餐白米碳水化合物含量=总碳水化合物含量/餐数。
- 菜的烹饪方式是关键。尽量选择清蒸、白灼、清炒、上汤等烹饪方式,如清蒸鱼、白灼虾、白切鸡等。
- 当季新鲜绿叶蔬菜是首选;叶菜选择清炒、上汤的烹饪方式。
- 千万要牢记点菜时提醒老板:少油少盐不加糖,不勾兑芡粉。
- 开水额外有用场。如遇心仪的菜品过于油腻,可在开水里洗一洗,去除多余油脂。
- 向汤水和饮料"说不"。就餐时不食用餐厅的汤水、果汁和饮料。
- 保证清淡饮食,控制就餐时间。就餐时间控制在30分钟内,避免长时间进餐导致进食过量。

第五节

早、中、晚孕一周食谱速查

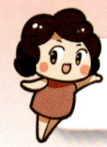

早 孕

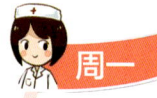

周一

早餐

饺子 3 个、鸡蛋面 40g、鸡蛋 1 个、凉拌青瓜 100g

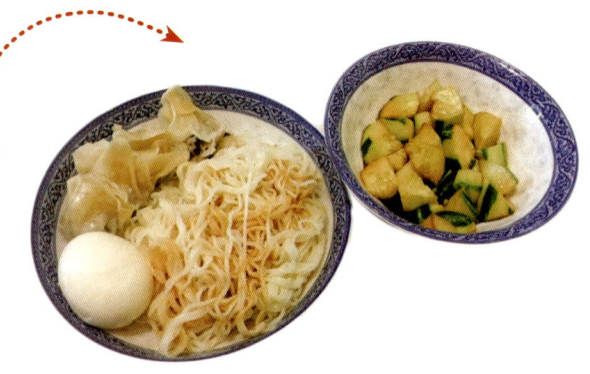

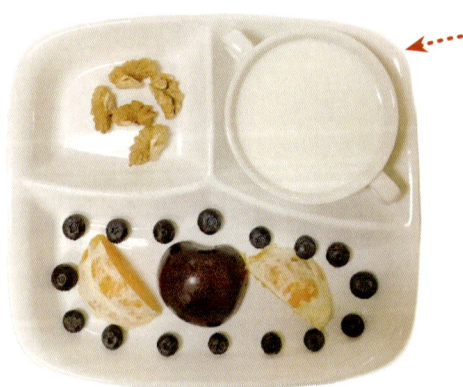

早加餐

蓝莓 30g、李子 35g、橙子 47g、核桃 10g、纯牛奶 200mL

午餐

蒸鲫鱼 120g、炒菜心 150g、芹菜（20g）炒青椒（30g）、二米饭 140g

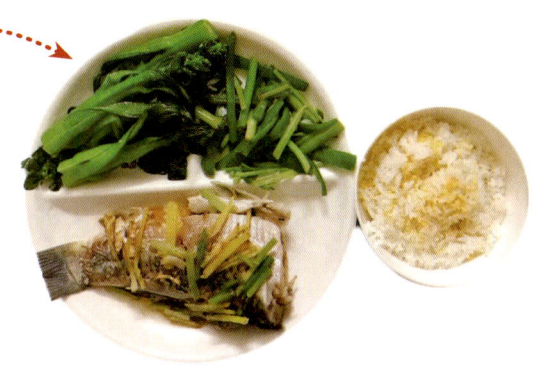

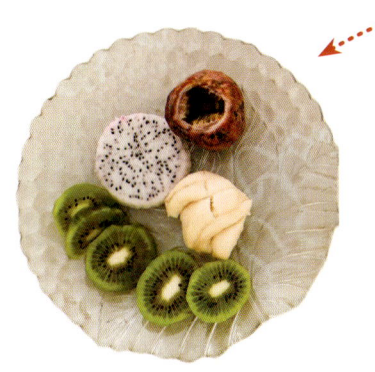

午加餐

奇异果 52g、火龙果 30g、百香果 25g、花卷 30g

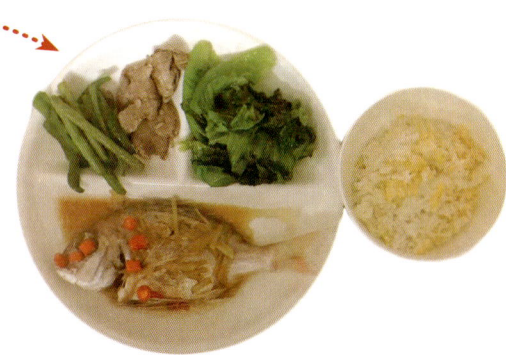

晚餐

蒸猪肝 36g、蒸海鱼 85g、杂炒青椒（20g）豆角（11g）、炒生菜 150g、二米饭 140g

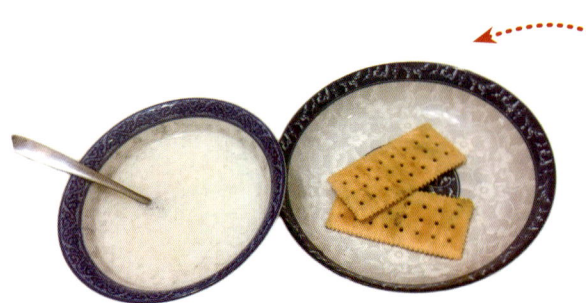

晚加餐

燕窝 2g+ 纯牛奶 150mL、苏打饼 2 片

	热量 /kcal	占比 /%
总热量	1620	100
早餐	297	18.3
早加餐	234	14.4
午餐	414	25.6
午加餐	126	7.8
晚餐	414	25.6
晚加餐	135	8.3
蛋白质	291.5	18
脂肪	449.2	27.7
碳水化合物	851	52.5

周二

早餐

通心粉 30g、饺子 2 个、圣女果 60g、纯牛奶 100mL、鸡蛋 1 个

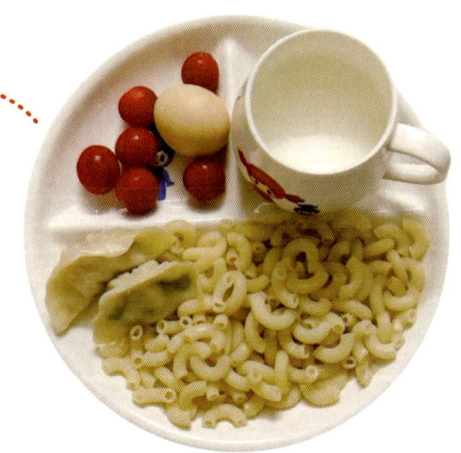

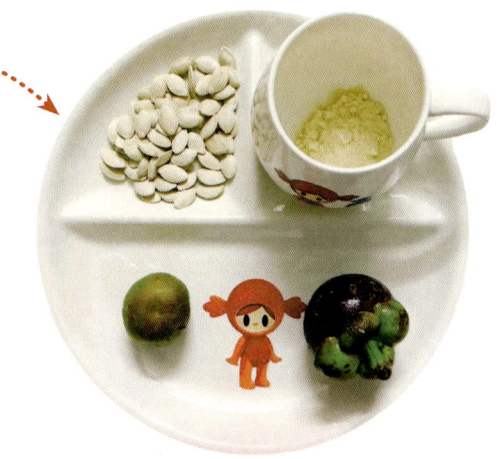

早加餐

水煮南瓜子 15g、李子 30g、山竹 50g、糖尿病低糖营养素 10g

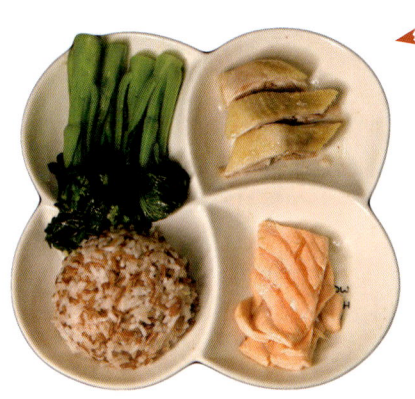

午餐

炒菜心 150g、蒸三文鱼 65g、白切鸡 50g、二米饭 140g

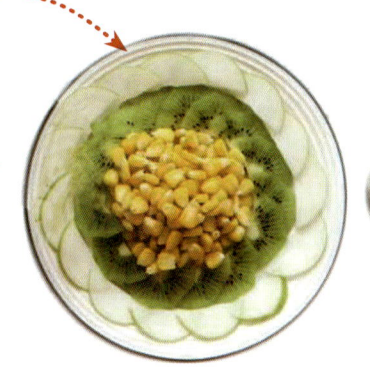
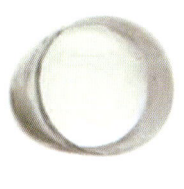

午加餐

奇异果 52g、香梨 45g、甜玉米 72g、纯牛奶 150mL

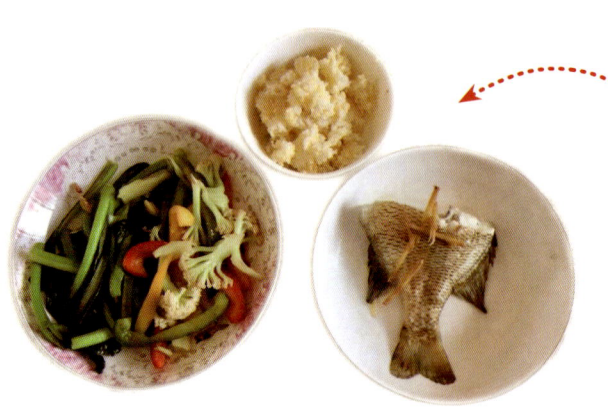

晚餐

蒸太阳鱼 125g、炒菜花青椒 100g、炒菜心 150g、二米饭 140g

晚加餐

甜玉米 80g、燕窝 2g+ 纯牛奶 150mL

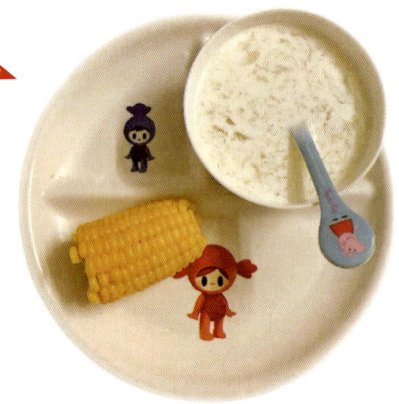

	热量 /kcal	占比 /%
总热量	1746	100
早餐	333	19.1
早加餐	171	9.8
午餐	414	23.7
午加餐	216	12.4
晚餐	432	24.7
晚加餐	180	10.3
蛋白质	315.7	18.1
脂肪	502.7	28.8
碳水化合物	900.4	51.5

 周三

早餐

饺子 3 个、通心粉 30g、鸡蛋 1 个、生菜 60g、纯牛奶 100mL

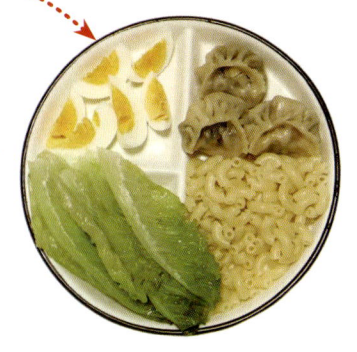
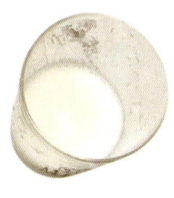

早加餐

奇异果 30g、香梨 50g、腰果 10g、蓝莓 10g、无糖南豆腐脑 100g

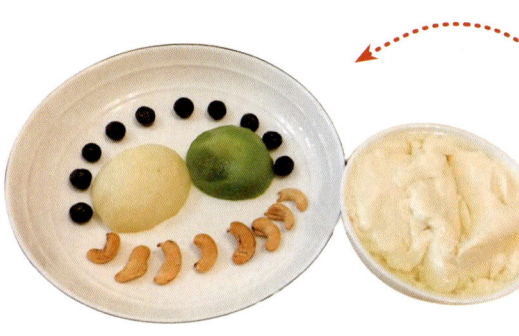

午餐

水煮鲩鱼 40g、蒸鸡腿 45g、蒸猪肝 30g、炒油麦菜 150g、二米饭 140g

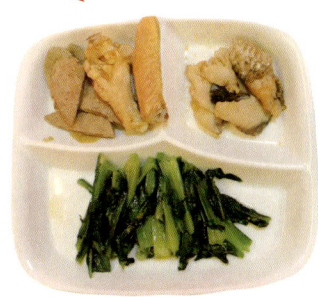
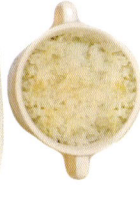

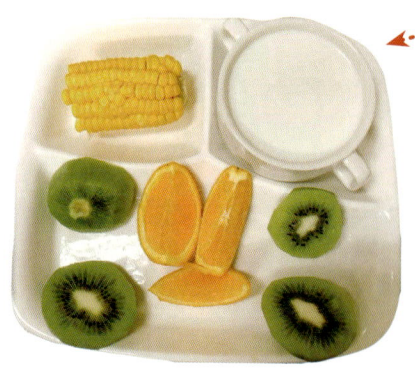

午加餐

奇异果 81g、橙子 50g、甜玉米 75g、纯牛奶 150mL

晚餐

白切鸡 40g、白灼虾 40g、彩椒（50g）炒猪瘦肉（20g）、炒菜心 150g、二米饭 140g

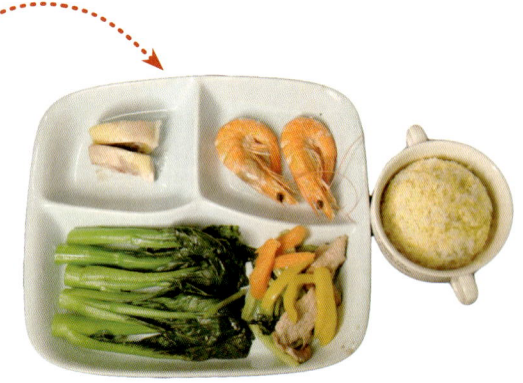

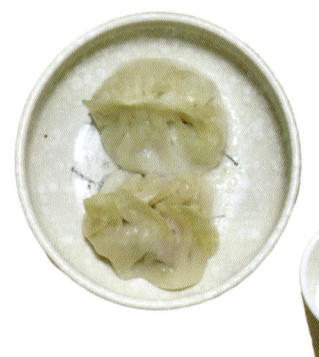

晚加餐

饺子 2 个、纯牛奶 180mL

	热量/kcal	占比/%
总热量	1692	100
早餐	351	20.7
早加餐	153	9
午餐	396	23.4
午加餐	234	13.8
晚餐	396	23.4
晚加餐	162	9.6
蛋白质	301.6	17.8
脂肪	468.9	27.7
碳水化合物	895.2	52.9

周四

早餐

鸡蛋面 40g、饺子 2 个、鸡蛋 1 个、圣女果 50g

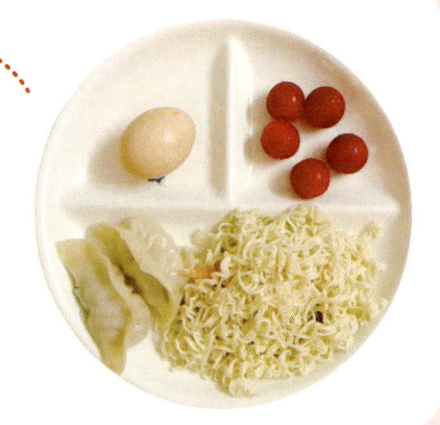

早加餐

番石榴 50g、奇异果 55g、腰果 15g、纯牛奶 200mL

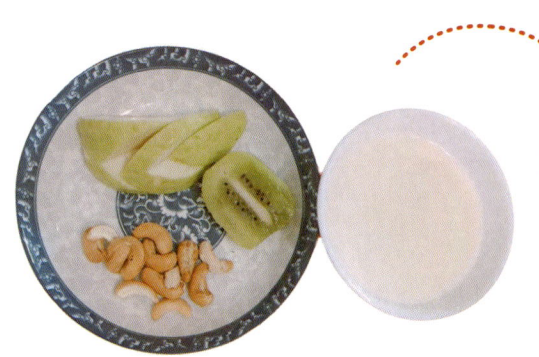

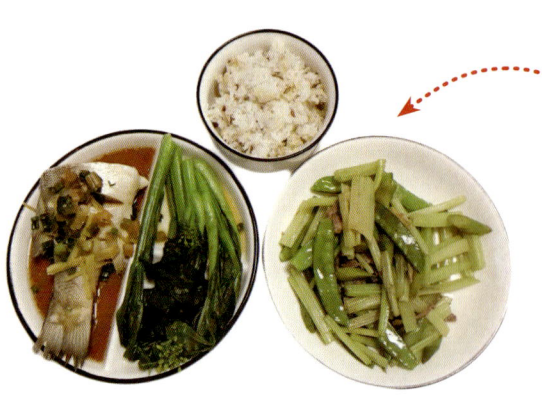

午餐

蒸鲈鱼85g、猪瘦肉（20g）炒荷兰豆（20g）芹菜（100g）芦笋（20g）、炒菜心80g、二米饭140g

午加餐

甜玉米80g、西柚60g、香梨40g、紫菜（3g）虾皮（2g）汤1碗

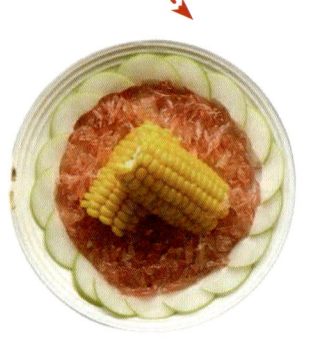
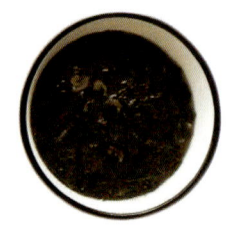

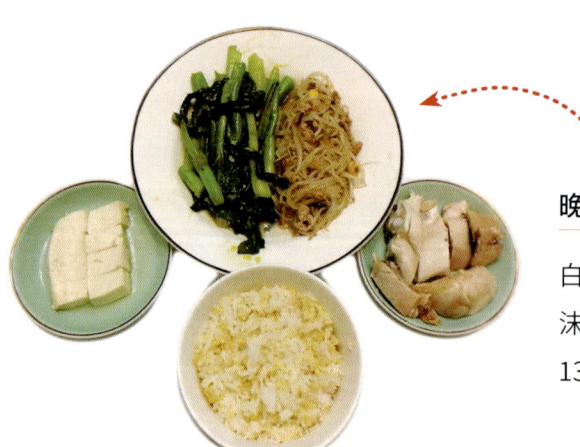

晚餐

白切鸡78g、炒豆芽（80g）猪瘦肉沫（30g）、蒸南豆腐50g、炒菜心130g、二米饭140g

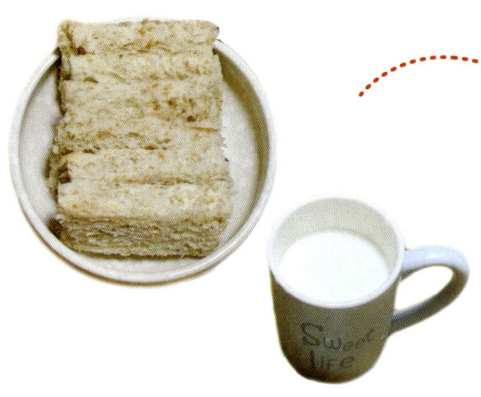

晚加餐

麦方包 35g、纯牛奶 180mL

	热量 /kcal	占比 /%
总热量	1746	100
早餐	288	16.5
早加餐	252	14.4
午餐	414	23.7
午加餐	153	8.8
晚餐	450	25.8
晚加餐	189	10.8
蛋白质	316.4	18.1
脂　肪	498.6	28.6
碳水化合物	904	51.8

 周五

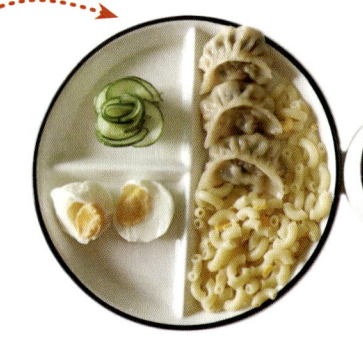

早餐

通心粉 35g、饺子 3 个、鸡蛋 1 个、青瓜 30g、纯牛奶 100mL

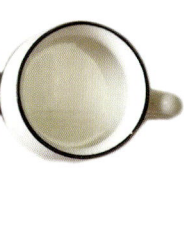

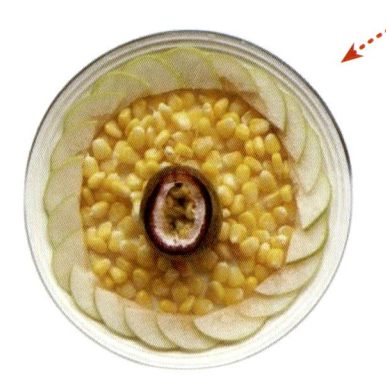

早加餐

百香果 40g、香梨 60g、甜玉米 80g

午餐

柠檬蒸鲈鱼 90g、猪瘦肉（30g）炒莲藕（35g）西芹（35g）、炒菜心 100g、二米饭 140g

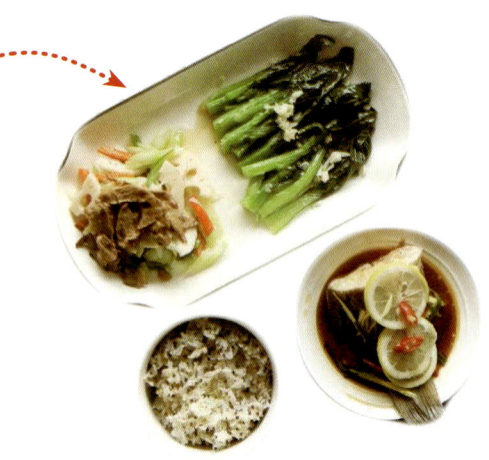

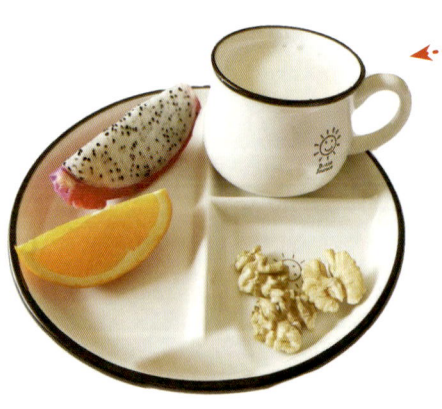

午加餐

橙子 30g、火龙果 50g、核桃 10g、纯牛奶 100mL

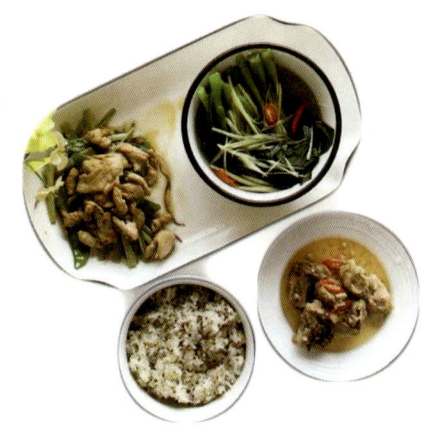

晚餐

蒸鸡肉50g、猪瘦肉（60g）炒荷兰豆（35g）芹菜（35g）、上汤菜心100g、二米饭140g

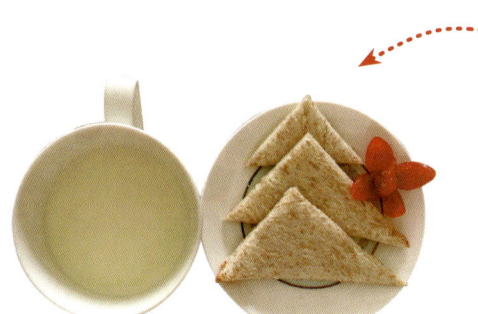

晚加餐

麦方包35g、纯牛奶100mL

	热量/kcal	占比/%
总热量	1656	100
早餐	369	22.3
早加餐	135	8.2
午餐	423	25.2
午加餐	153	9.2
晚餐	432	26.1
晚加餐	144	8.7
蛋白质	297.2	17.9
脂肪	458.1	27.7
碳水化合物	876	52.9

 周六

早餐

荞麦面 50g、猪瘦肉 20g、鸡蛋 1 个、青瓜 30g、圣女果 5g、无糖黄豆浆 200mL

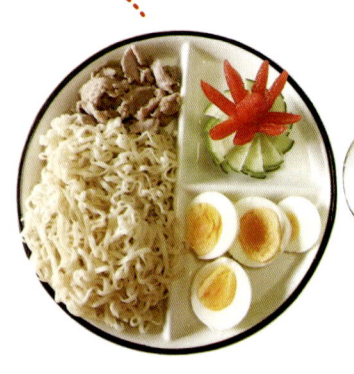

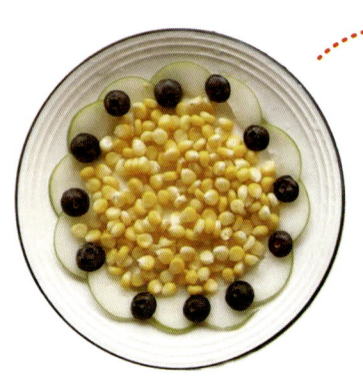

早加餐

青枣 50g、蓝莓 55g、甜玉米 85g

午餐

蒸黄花鱼 92g、猪瘦肉（30g）炒荷兰豆（50g）豆芽（50g）、炒生菜 102g、凉拌海带丝 50g、二米饭 150g

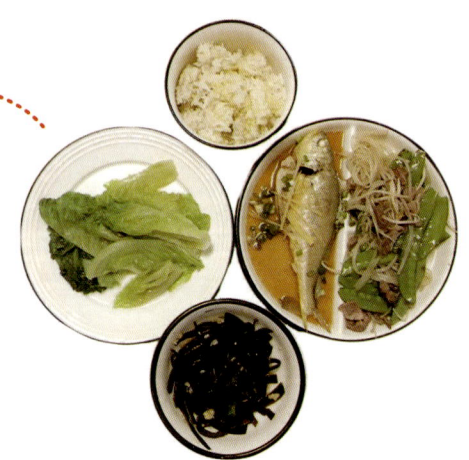

午加餐

花生 15g、橙子 50g、西柚 50g、纯牛奶 200mL

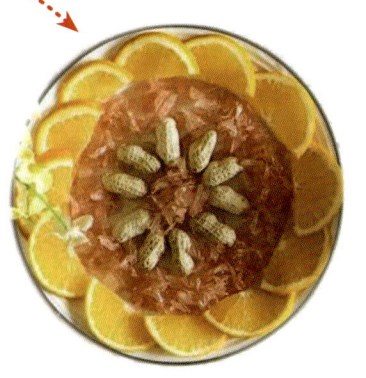
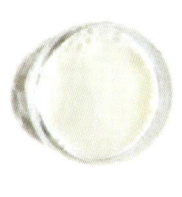

晚餐

蒸红杉鱼 95g、猪瘦肉（20g）炒芹菜（40g）豆芽（20g）彩椒（40g）、炒生菜 106g、二米饭 150g

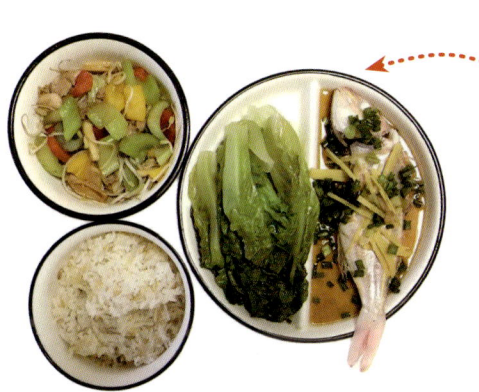

晚加餐

甜玉米 82g、纯牛奶 150mL

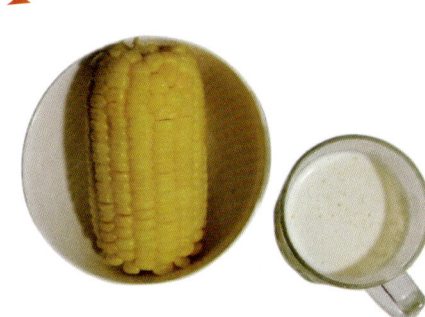

	热量 /kcal	占比 /%
总热量	1773	100
早餐	306	17.3
早加餐	135	7.6
午餐	468	26.4
午加餐	252	14.2
晚餐	441	24.9
晚加餐	171	9.6
蛋白质	340.4	19.2
脂肪	529.2	29.8
碳水化合物	876.8	49.5

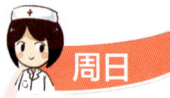

周日

早餐

意粉 40g、猪瘦肉 20g、鸡蛋 1 个、圣女果 20g，纯牛奶 150mL

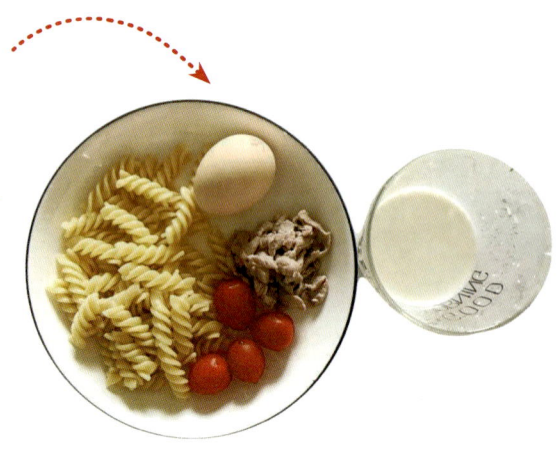

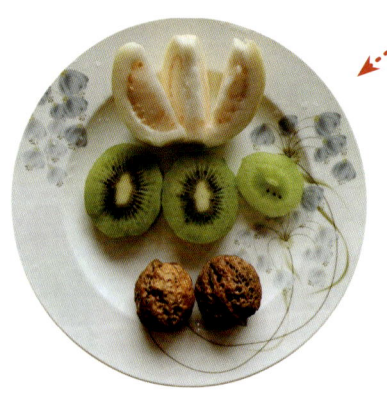

早加餐

奇异果 45g、番石榴 50g、核桃 10g

午餐

猪瘦肉（90g）炒荷兰豆（50g）彩椒（50g）、炒菜心 100g、二米饭 140g

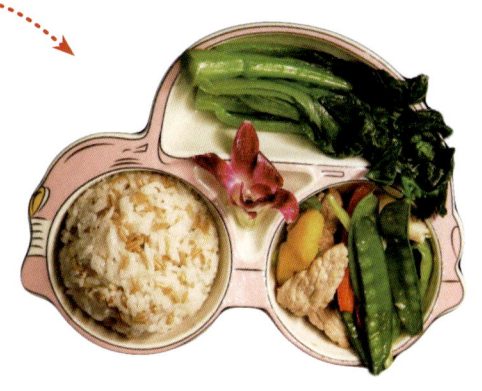

午加餐

西红柿（65g）香菇（30g）汤 1 碗、甜玉米 80g、杨桃 40g、石榴 60g

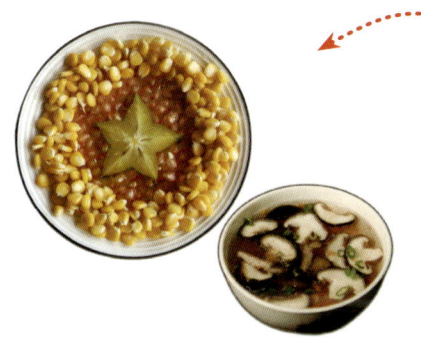

晚餐

蒸鲈鱼 50g、白灼虾 80g、猪瘦肉（30g）炒青瓜（30g）彩椒（20g）绿豆芽（70g）、炒菜心 100g、二米饭 140g

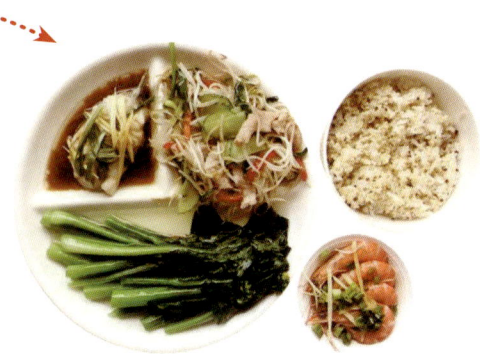

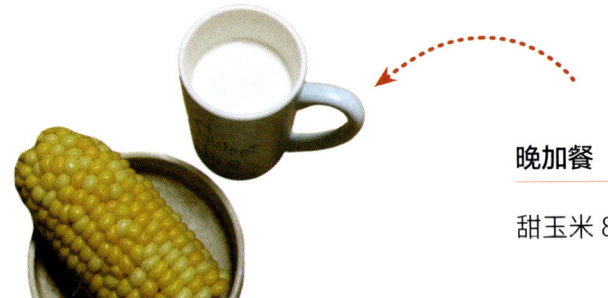

晚加餐

甜玉米 85g、纯牛奶 180mL

	热量 /kcal	占比 /%
总热量	1719	100
早餐	360	20.9
早加餐	108	6.3
午餐	441	25.7
午加餐	153	8.9
晚餐	468	27.2
晚加餐	189	11
蛋白质	330.4	19.2
脂肪	510.3	29.7
碳水化合物	854	50

专家点评

　　孕早期是胎儿"萌芽"阶段，不管单胎还是双胎，营养补给与孕前一样，不需额外增加。因很多准妈妈有"妊娠反应"，专家提示：

　　1.少量多餐，定时进食，饮食宜清淡易消化，避免刺激性食物及胀气类食物，也不宜选择气味过重的食物，避免引起孕吐。

　　2.保证足够碳水化合物的摄入，避免诱发饥饿性酮症。

　　3.食物搭配须合理化和多样化，以保障膳食均衡。特别注意保证叶酸的摄入，绿叶蔬菜是叶酸很好的食物来源，动物肝脏以及一些水果中也含有丰富的叶酸。水果、蔬菜的选择宜选当季水果，保证新鲜。

　　4.烹饪时多采用快炒的方式，避免营养素过多流失。

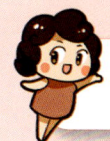

中孕单胎

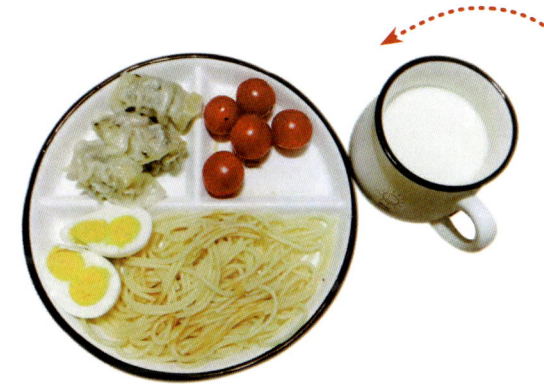

早餐

饺子3个、意粉50g、鸡蛋1个、圣女果30g、纯牛奶200mL

早加餐

番石榴41g、枇杷43g、西梅21g、核桃6g、腰果9g

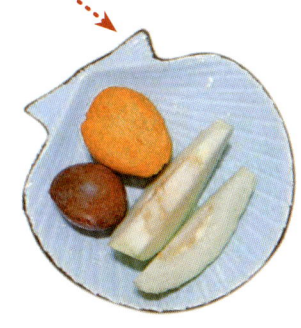

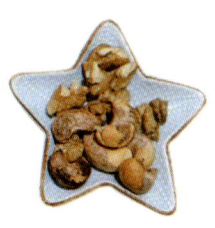

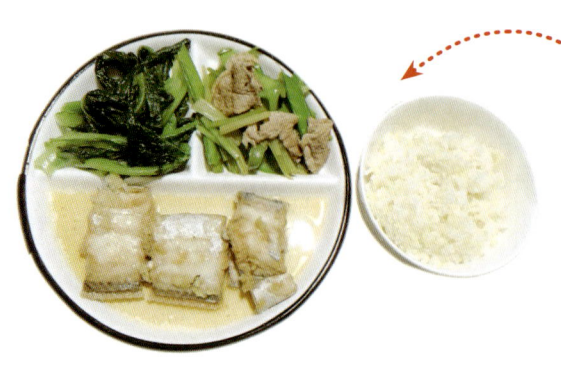

午餐

蒸带鱼 80g、芹菜（60g）青椒（20g）荷兰豆（20g）炒猪瘦肉（30g）、炒油麦菜 150g、二米饭 150g

午加餐

火龙果 55g、油桃 55g、黑芝麻酱 5g、麦方包 35g、纯牛奶 200mL

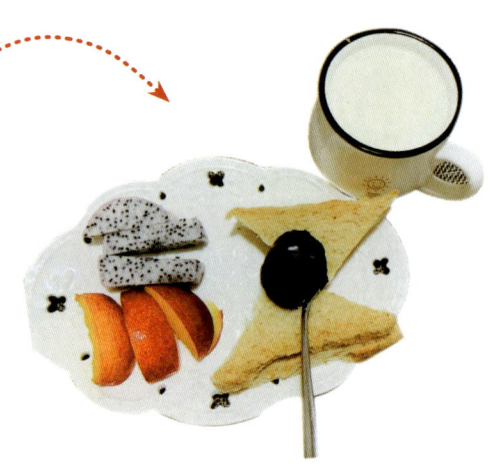

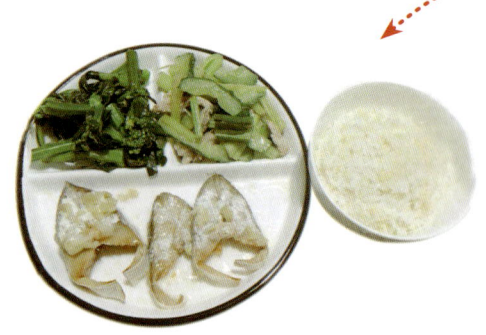

晚餐

蒸海鱼 90g、西芹（60g）秋葵（20g）青瓜（40g）炒猪瘦肉（30g）、炒菜心 100g、二米饭 140g

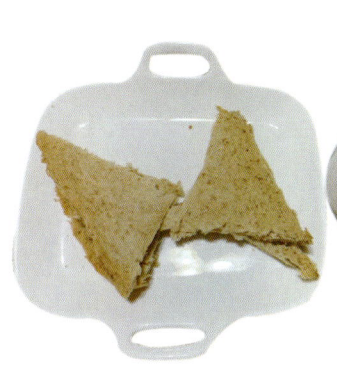
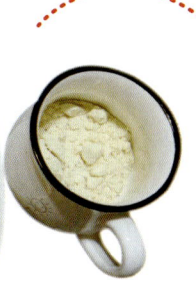

晚加餐

麦方包 35g、糖尿病低糖营养素 20g

	热量 /kcal	占比 /%
总热量	1971	100
早餐	486	24.7
早加餐	135	6.8
午餐	450	22.8
午加餐	288	14.6
晚餐	432	21.9
晚加餐	180	9.1
蛋白质	345.2	17.5
脂肪	550.8	27.9
碳水化合物	1050.4	53.3

周二

早餐

通心粉 30g、饺子 3 个、鸡蛋 1 个、油麦菜 50g、纯牛奶 100mL

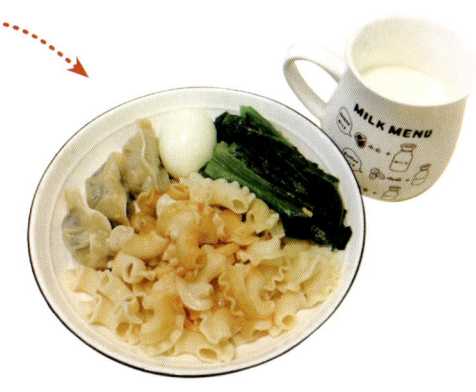

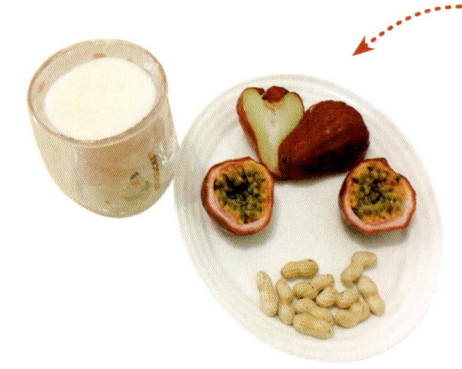

早加餐

莲雾 65g、百香果 50g、花生 15g、纯牛奶 150mL

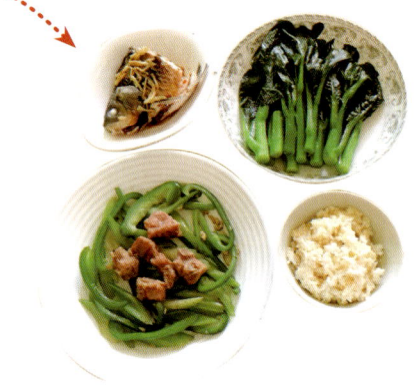

午餐

二米饭 150g、蒸鲫鱼 100g、蒸排骨 60g、炒菜心 180g、杂炒青椒西芹 120g

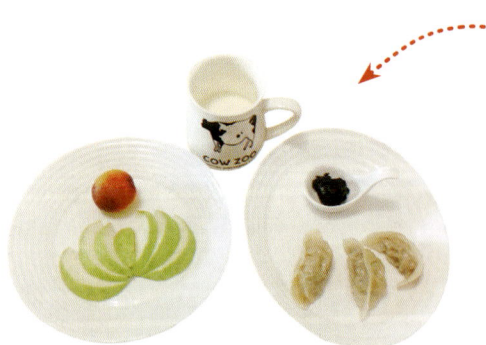

午加餐

番石榴 80g、油桃 20g、饺子 3 个、黑芝麻酱 5g、纯牛奶 150mL

晚餐

二米饭 150g、蒸鲩鱼 80g、牛肉（50g）蒸南豆腐（60g）、炒生菜 180g

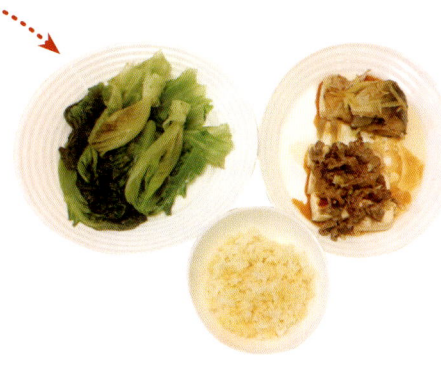

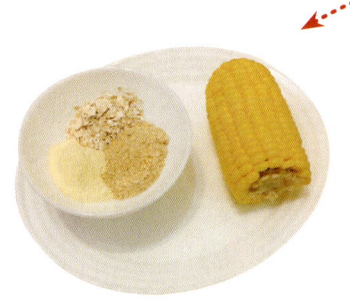

晚加餐

甜玉米 82g、糖尿病低糖营养素 20g+ 麦片 10g+ 麦胚芽 10g

	热量 /kcal	占比 /%
总热量	2079	100
早餐	351	16.9
早加餐	225	10.8
午餐	495	23.8
午加餐	243	11.7
晚餐	513	24.7
晚加餐	252	12.1
蛋白质	386	18.6
脂肪	594	28.6
碳水化合物	1073.2	51.6

周三

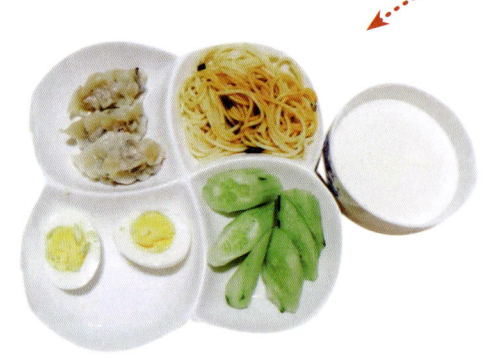

早餐

饺子3个、鸡蛋1个、意粉50g、青瓜50g、无糖黄豆浆200mL

早加餐

橙子60g、蓝莓15g、核桃15g

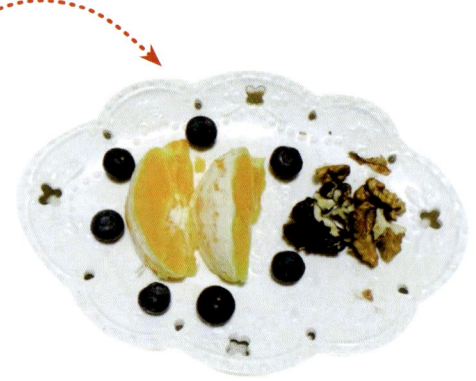

午餐

炒菜心100g、蒸太阳鱼120g、鸡肉（50g）西兰花（50g）小番茄（50g）沙拉、二米饭150g

午加餐

杨桃 47g、草莓 30g、西梅 19g、黑芝麻酱 5g、甜玉米 80g、纯牛奶 200mL

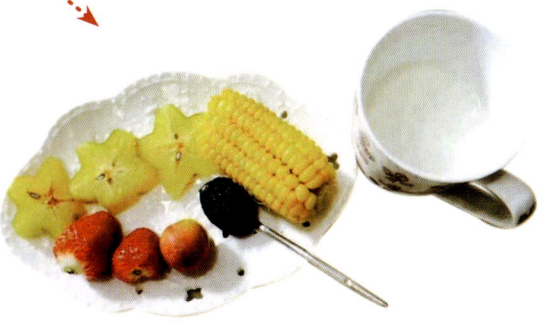

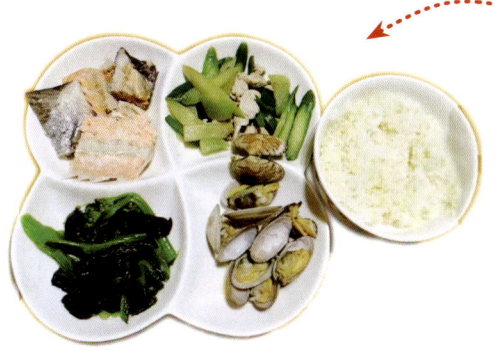

晚餐

蒸三文鱼 100g、白灼花甲 50g、青椒（30g）芦笋（45g）莴笋（45g）炒猪瘦肉（30g）、炒菜心 100g、二米饭 150g

晚加餐

饺子 2 个、燕窝 2g+ 糖尿病低糖营养素 20g

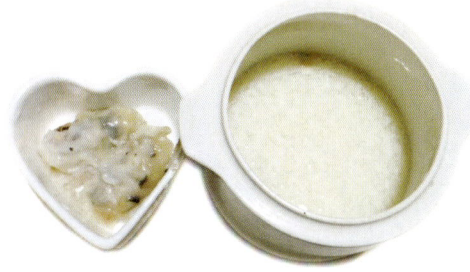

	热量/kcal	占比/%
总热量	1989	100
早餐	414	20.8
早加餐	126	6.3
午餐	486	24.4
午加餐	279	14
晚餐	522	26.2
晚加餐	162	8.1
蛋白质	386.7	19.4
脂肪	580.6	29.2
碳水化合物	994.2	50

周四

早餐

通心粉 40g、饺子 3 个、鸡蛋 1 个、西柚 35g

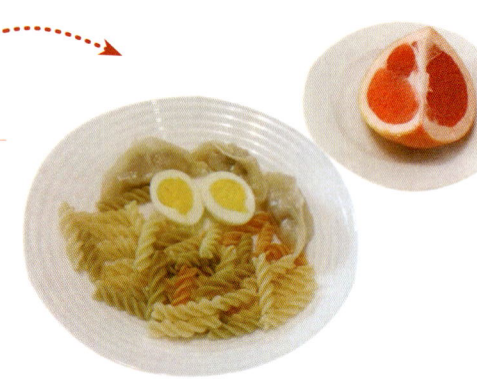

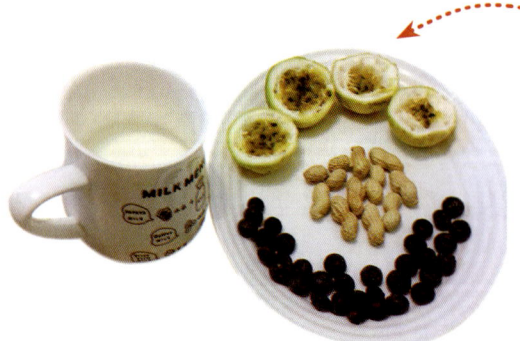

早加餐

百香果 70g、蓝莓 50g、花生 15g、纯牛奶 150mL

午餐

蒸三文鱼 100g、蒸猪瘦肉 40g、炒菜心 150g、杂炒芦笋（60g）青椒（40g）、二米饭 150g

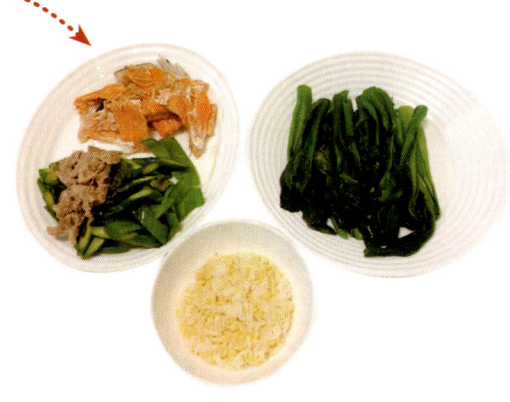

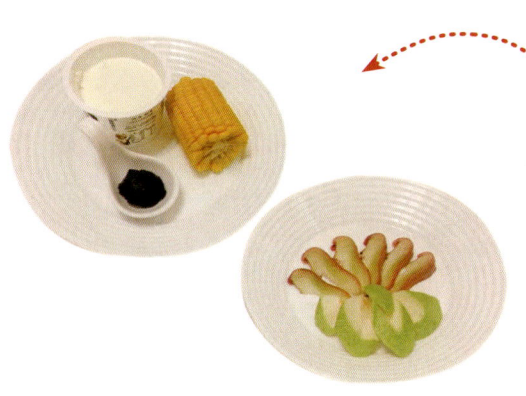

午加餐

番石榴 50g、莲雾 65g、黑芝麻酱 5g、甜玉米 52g、无糖酸奶 135g

晚餐

蒸白鲫鱼 80g、蒸牛肉 50g、蒸南豆腐 50g、炒生菜 180g、二米饭 150g

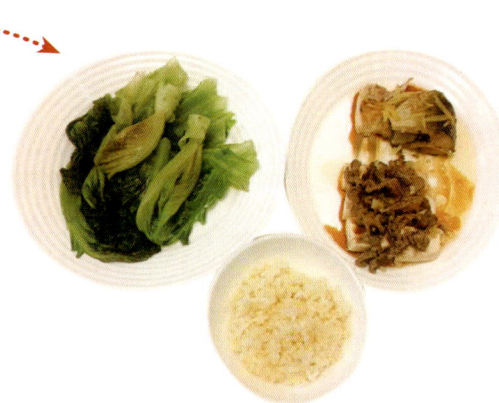

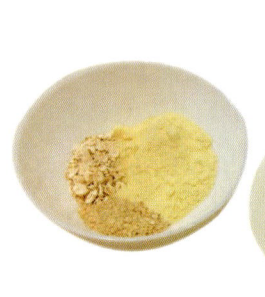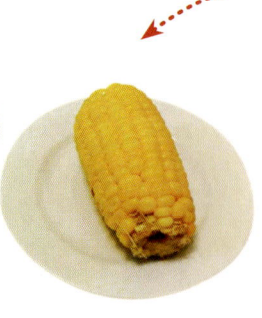

晚加餐

甜玉米 81g、糖尿病低糖营养素 20g+ 麦胚芽 10g+ 麦片 10g

	热量 /kcal	占比 /%
总热量	2034	100
早 餐	342	16.8
早加餐	225	11.1
午 餐	513	25.2
午加餐	225	11.1
晚 餐	477	23.5
晚加餐	252	12.4
蛋白质	378	18.6
脂 肪	584.1	28.7
碳水化合物	1047.2	51.5

周五

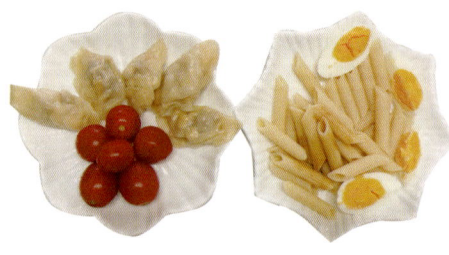

早餐

通心粉 45g、饺子 5 个、鸡蛋 1 个、圣女果 45g

早加餐

苹果 50g、柚子 55g、核桃 15g、纯牛奶 250mL

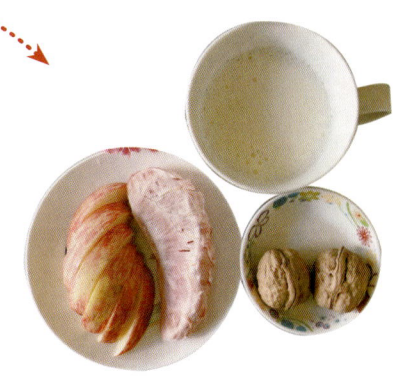

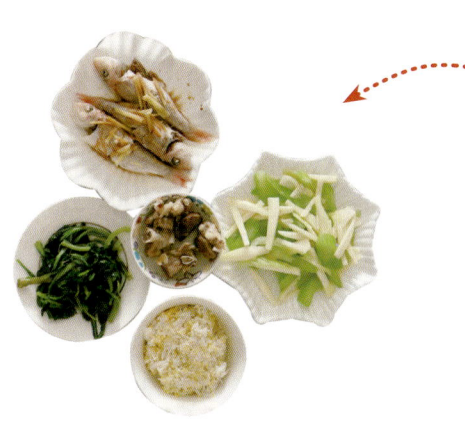

午餐

二米饭 140g、蒸红杉鱼 100g、蒸排骨 80g、杂炒茭白（100g）西芹（50g）、炒茼蒿菜 100g

午加餐

苹果 70g、蓝莓 15g、花卷 35g

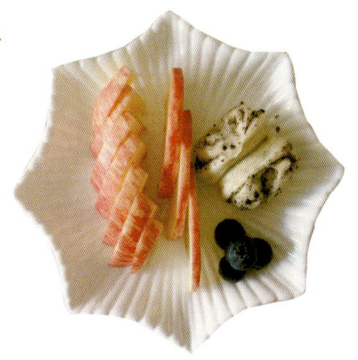

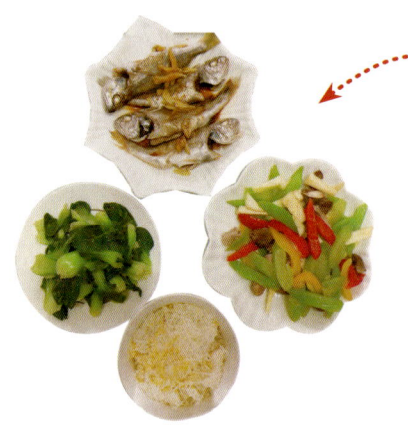

晚餐

二米饭 140g、蒸小黄鱼 120g、猪瘦肉（30g）炒西芹（50g）莴笋（50g）彩椒（50g）、炒上海青 100g

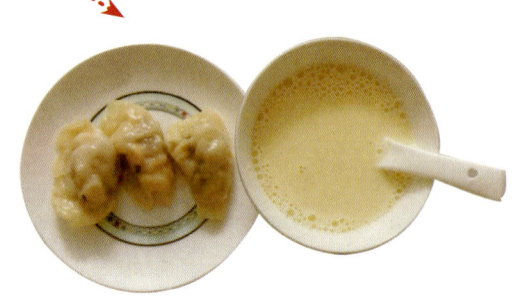

晚加餐

饺子 3 个、纯牛奶 200mL

	热量 /kcal	占比 /%
总热量	1998	100
早　餐	414	20.7
早加餐	279	14
午　餐	495	24.8
午加餐	126	6.3
晚　餐	477	23.9
晚加餐	207	10.4
蛋白质	317.6	15.9
脂　肪	575.1	28.8
碳水化合物	1021.6	51.1

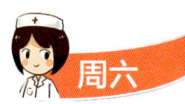周六

早餐

饺子3个、通心粉40g、鸡蛋1个、圣女果30g、纯牛奶100mL

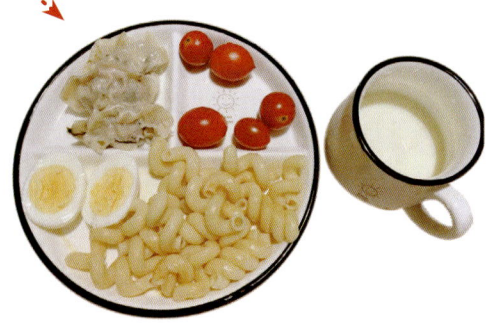

早加餐

草莓30g、李子18g、火龙果59g、核桃15g、纯牛奶200mL

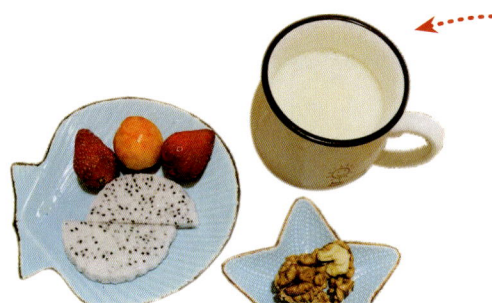

午餐

炒菜心140g、白切鸡90g、南豆腐（50g）蒸猪瘦肉（20g）、二米饭150g

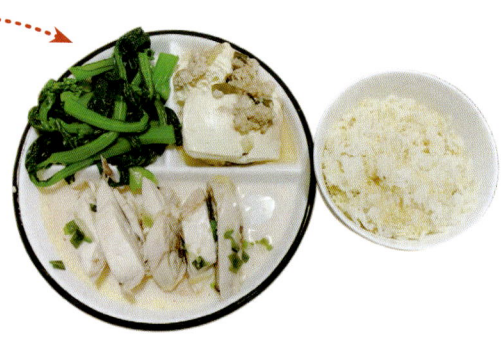

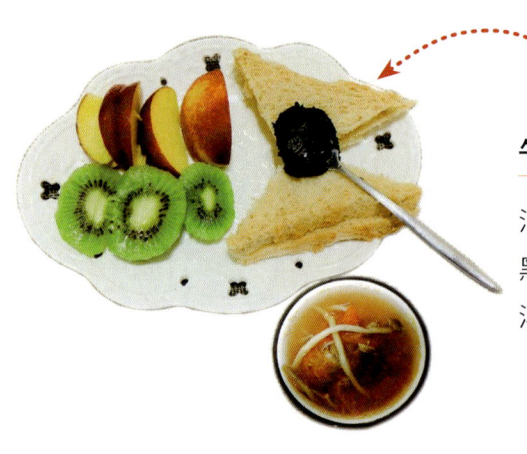

午加餐

油桃 70g、奇异果 40g、麦方包 35g、黑芝麻酱 5g、杂菇番茄（60g）牛肉（20g）汤 1 碗

晚餐

炒菜心 100g、蒸带鱼 90g、蒸排骨 50g、青瓜茭白芦笋（130g）炒猪瘦肉 10g、二米饭 150g

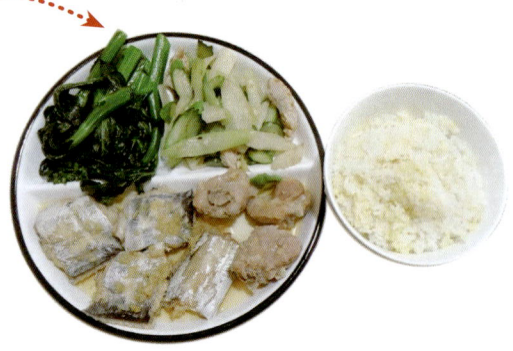

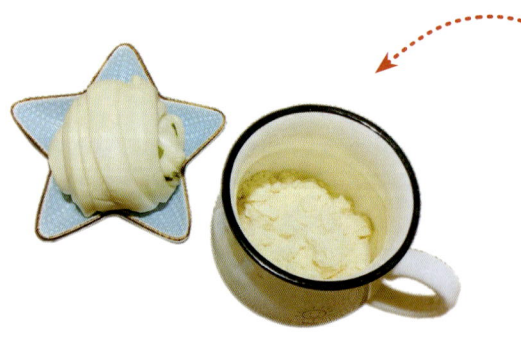

晚加餐

花卷 35g、糖尿病低糖营养素 20g+ 麦片 10g+ 麦胚芽 10g

	热量 /kcal	占比 /%
总热量	2088	100
早餐	342	16.4
早加餐	252	12.1
午餐	450	21.6
午加餐	216	10.3
晚餐	576	27.6
晚加餐	252	12.1
蛋白质	400.4	19.2
脂肪	616.5	29.5
碳水化合物	1046.4	50.1

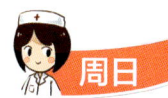

周日

早餐

荞麦面 40g、饺子 4 个、鹌鹑蛋 5 个、圣女果 50g、无糖酸奶 135g

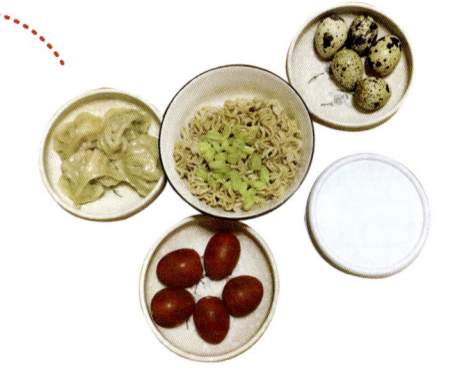

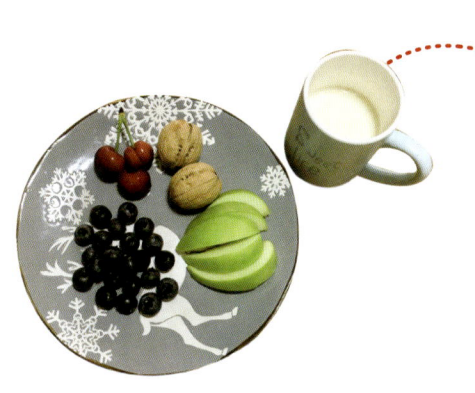

早加餐

核桃 15g、蓝莓 38g、樱桃 21g、青苹果 41g、纯牛奶 100mL

午餐

蒸红眼鱼109g、蒸小鲍鱼52g、炒奶白菜100g、杂炒黄豆芽（20g）彩椒（20g）猪瘦肉（25g）、二米饭150g

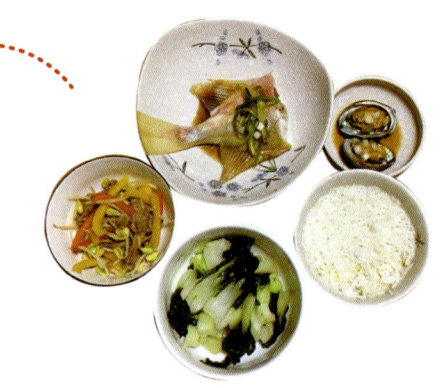

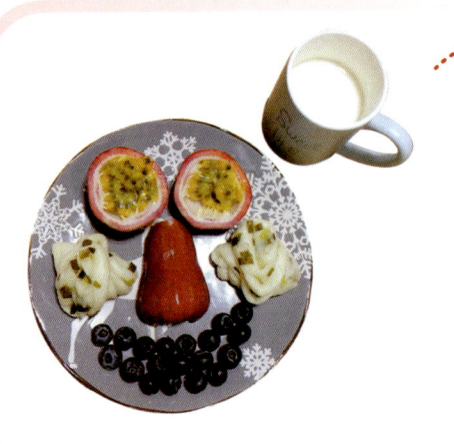

午加餐

百香果40g、莲雾49g、蓝莓35g、花卷45g、纯牛奶150mL

晚餐

蒸带鱼94g、蒸南豆腐49g、炒油麦菜135g、杂炒豆芽（49g）胡萝卜（11g）、二米饭160g

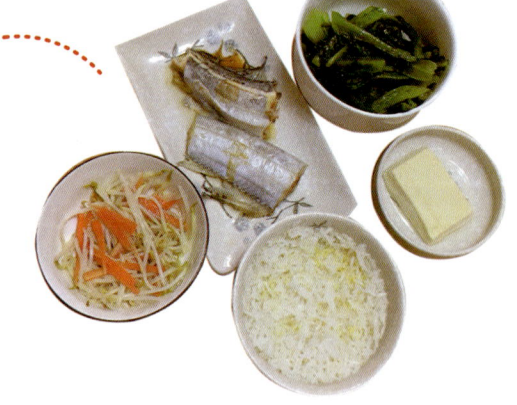

晚加餐

麦方包 35g、纯牛奶 100mL

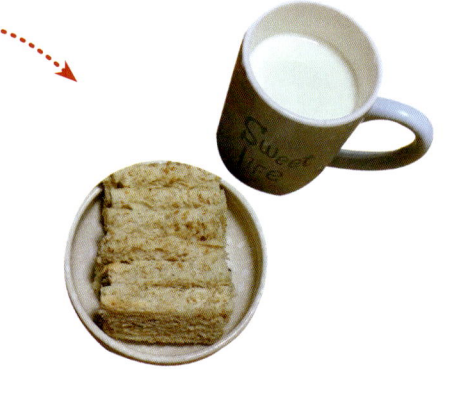

	热量 /kcal	占比 /%
总热量	1944	100
早　餐	414	21.3
早加餐	189	9.7
午　餐	486	25
午加餐	252	13
晚　餐	459	23.6
晚加餐	144	7.4
蛋白质	348	17.9
脂　肪	546.3	28.1
碳水化合物	1019.6	52.4

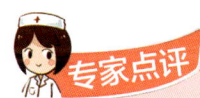

专家点评

　　孕中期是"胎儿生长起速期",对胎儿的骨骼发育尤其主要。孕妈妈要特别注意钙质的补充,乳制品、绿色蔬菜、蛋类、芝麻等都富含钙质。高钙食品可与牛肉、猪瘦肉、白切鸡一同食用,提高吸收率。在配餐时增加富含纤维素的食物,能有效预防便秘,但进食要适度,以免影响钙质和铁质的吸收率。

中孕双胎

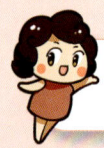

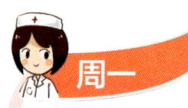

早餐

鸡蛋面 50g、饺子 4 个、鸡蛋 1 个、圣女果 35g、纯牛奶 250mL

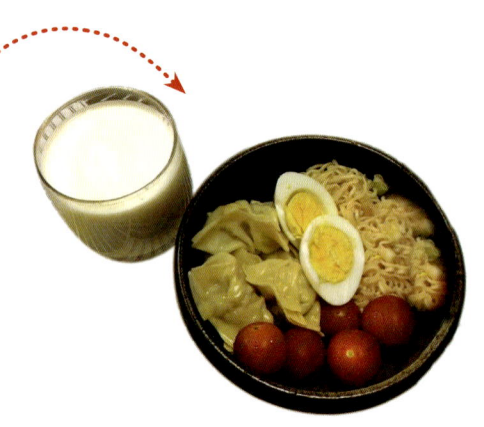

早加餐

麦方包 35g、橙子 60g、番石榴 70g、黑芝麻酱 5g

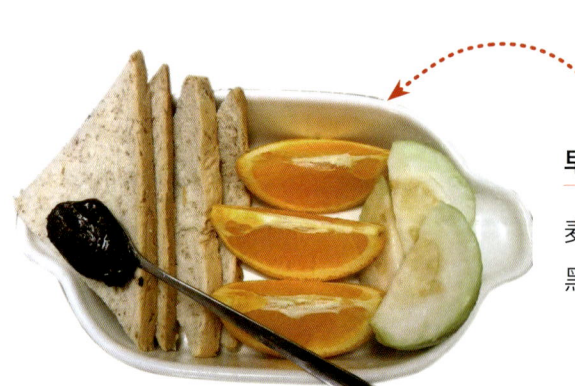

午餐

蒸鲫鱼 80g、蒸南豆腐（50g）猪瘦肉（30g）、炒生菜 250g、二米饭 170g

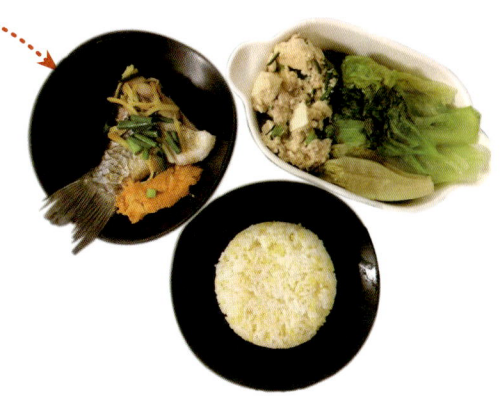

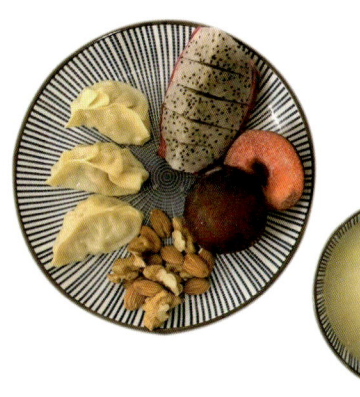

午加餐

节瓜（65g）鲫鱼（30g）汤 1 碗、饺子 3 个、核桃巴旦木 15g、火龙果 90g、布林 40g

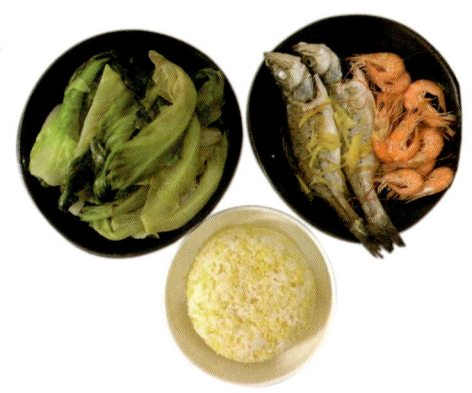

晚餐

蒸海鱼 80g、白灼河虾 80g、炒生菜 250g、二米饭 170g

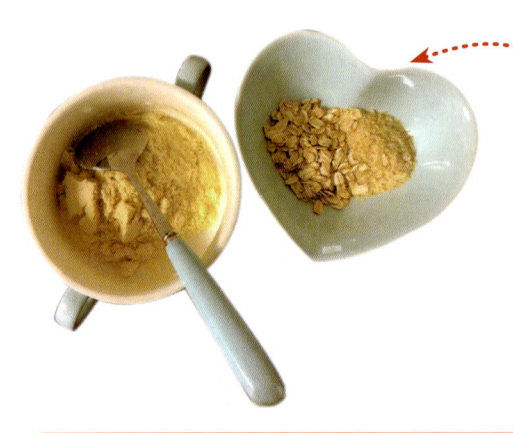

晚加餐

糖尿病低糖营养素 20g+ 麦片 8g+ 麦胚芽 7g

	热量 /kcal	占比 /%
总热量	2097	100
早　餐	495	23.6
早加餐	180	8.6
午　餐	495	23.6
午加餐	288	13.7
晚　餐	495	23.6
晚加餐	144	6.9
蛋白质	365.2	17.4
脂　肪	538.2	25.7
碳水化合物	1166	55.6

 周二

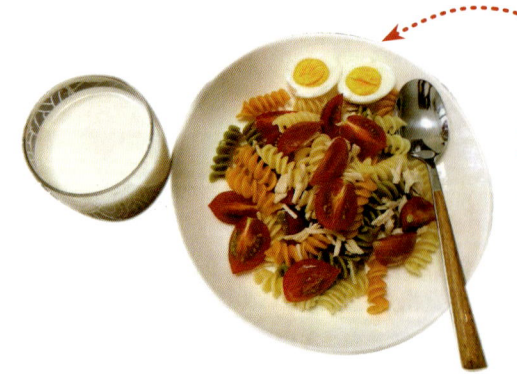

早餐

螺旋通心粉 60g、鸡肉 30g、圣女果 35g、鸡蛋 1 个、纯牛奶 250mL

早加餐

奇异果 95g、布林 44g、坚果 20g

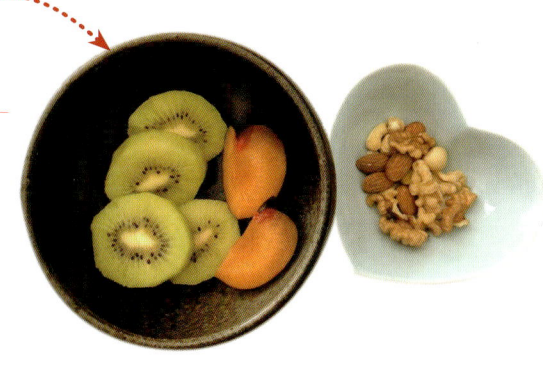

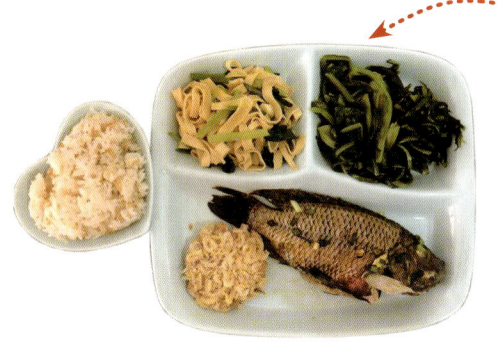

午餐

蒸鲫鱼 100g、虾皮（5g）猪瘦肉饼（40g）、杂炒芹菜（30g）豆皮（45g）、炒油麦菜 240g、二米饭 180g

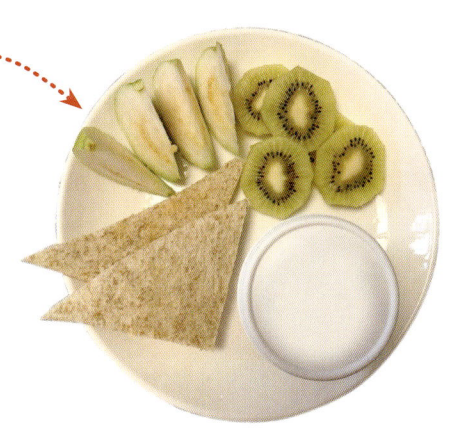

午加餐

无糖酸奶 135g、麦方包 35g、番石榴 65g、奇异果 70g

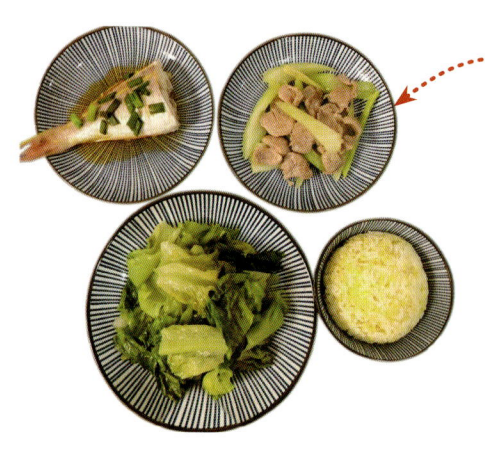

晚餐

蒸红衫鱼 107g、芹菜（40g）炒猪瘦肉（35g）、炒生菜 250g、二米饭 185g

晚加餐

糖尿病低糖营养素 20g+ 麦片 20g

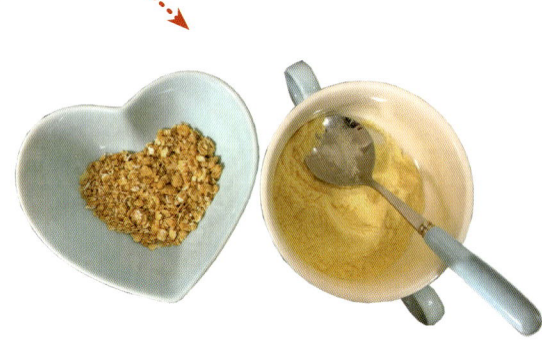

	热量 /kcal	占比 /%
总热量	2304	100
早　餐	495	21.5
早加餐	180	7.8
午　餐	657	28.5
午加餐	261	11.3
晚　餐	549	23.8
晚加餐	162	7
蛋白质	445.2	19.3
脂　肪	662.4	28.8
碳水化合物	1166.8	50.6

周三

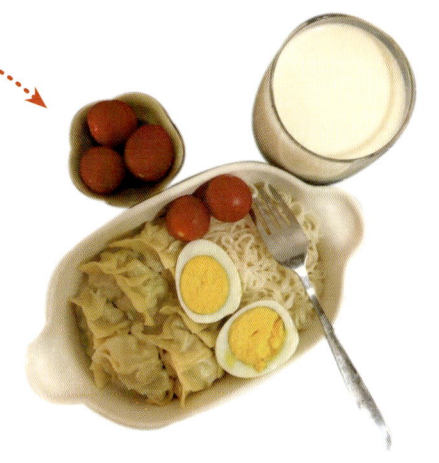

早餐

鸡蛋面35g、饺子6个、鸡蛋1个、圣女果35g、纯牛奶250mL

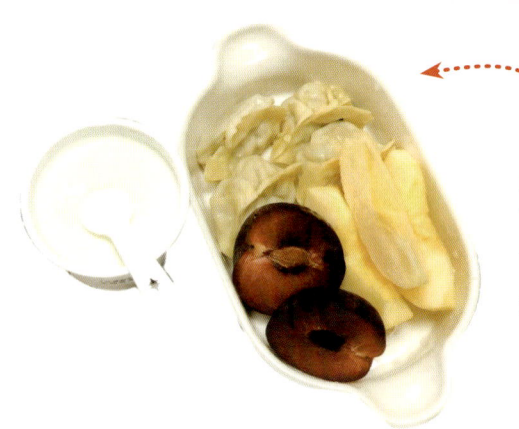

早加餐

饺子4个、苹果55g、布林50g、无糖酸奶135g

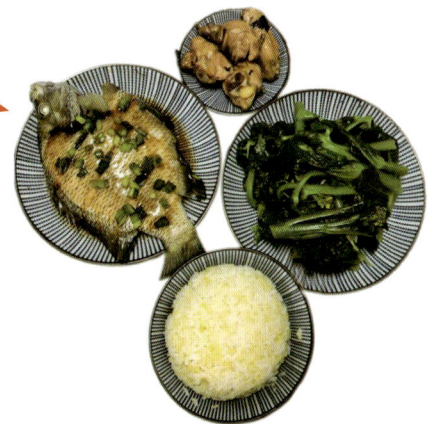

午餐

蒸太阳鱼120g、蒸鸡肉50g、炒菜心250g、二米饭170g

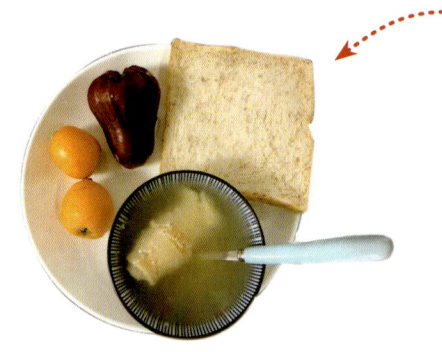

午加餐

莲雾 68g、枇杷 55g、麦方包 35g、花胶（10g）猪瘦肉（10g）汤 1 碗

晚餐

蒸鲫鱼 130g、蒸猪瘦肉饼 45g、炒菜心 260g、二米饭 170g

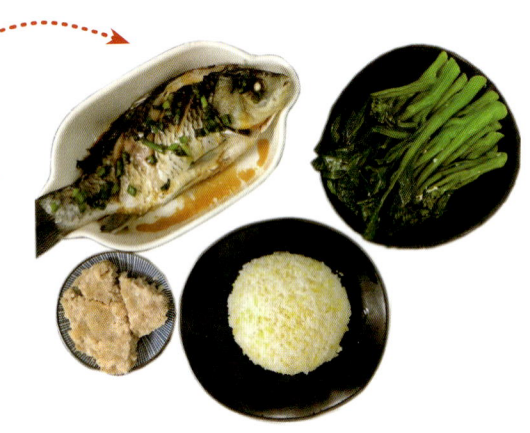

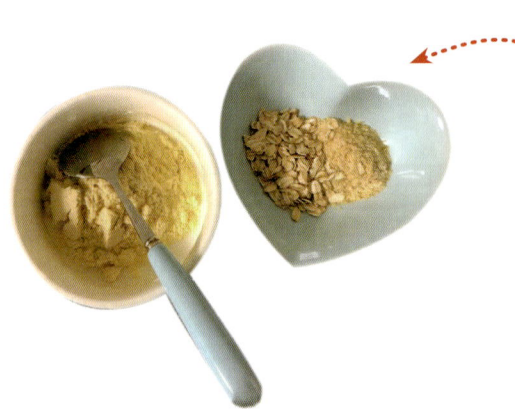

晚加餐

糖尿病低糖营养素 20g+ 麦胚芽 10g+ 麦片 10g

	热量/kcal	占比/%
总热量	2187	100
早餐	513	23.5
早加餐	252	11.5
午餐	522	23.9
午加餐	180	8.2
晚餐	558	25.5
晚加餐	162	7.4
蛋白质	400.8	18.3
脂肪	558	25.5
碳水化合物	1197.2	54.7

周四

早餐

螺旋通心粉 50g、肉末 20g、饺子 4 个、鸡蛋 1 个、圣女果 50g、纯牛奶 150mL

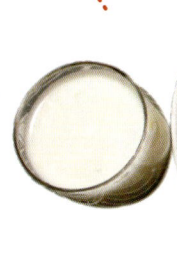
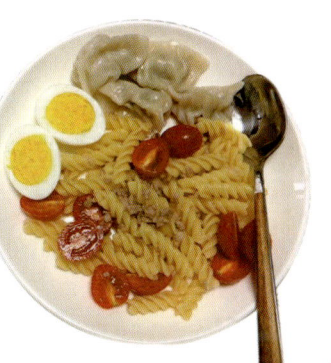

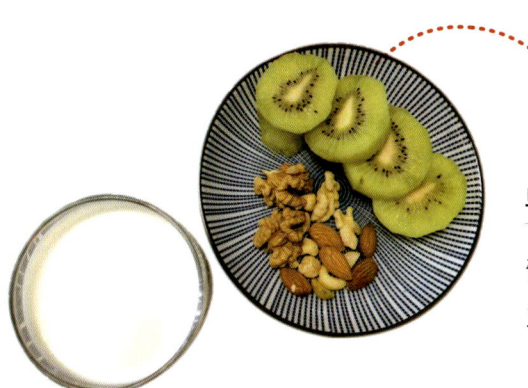

早加餐

奇异果 120g、坚果 20g、纯牛奶 150mL

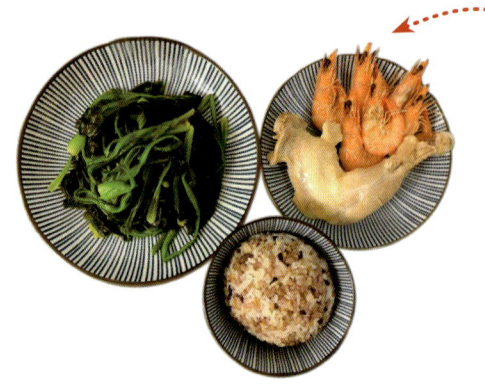

午餐

蒸鸡腿 110g、白灼虾 100g、炒菠菜 250g、二米饭 180g

午加餐

无糖酸奶 135g、火龙果 105g、西梅 20g、芝麻酱 5g、麦方包 35g、

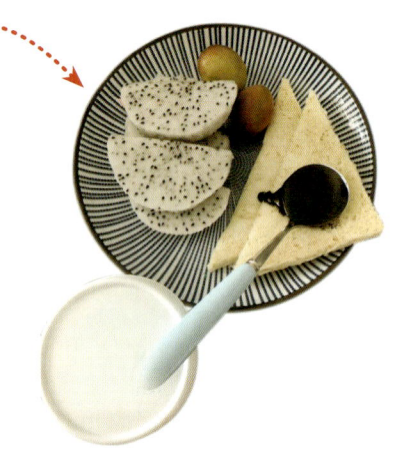

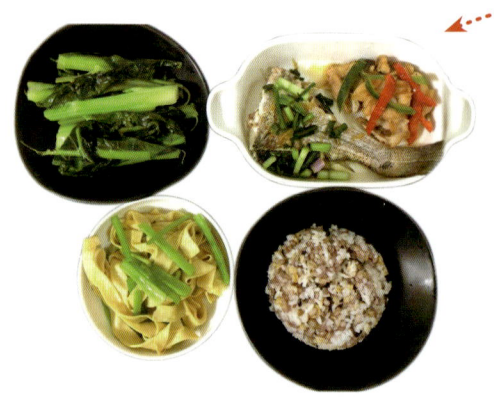

晚餐

蒸海鲈鱼 85g、蒸排骨 50g、炒菜心 200g、芹菜（30g）炒豆皮（41g）、二米饭 180g

晚加餐

糖尿病低糖营养素 20g+ 麦胚芽 10g+ 麦胚芽 10g

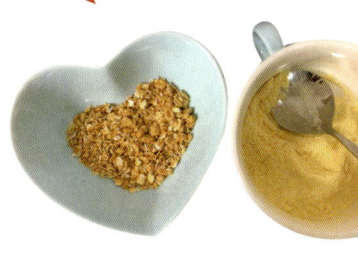
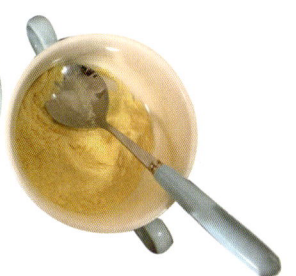

	热量 /kcal	占比 /%
总热量	2376	100
早　餐	513	21.6
早加餐	252	10.6
午　餐	567	23.9
午加餐	261	11
晚　餐	612	25.8
晚加餐	162	6.8
蛋白质	453.2	19.1
脂　肪	686.7	29
碳水化合物	1196	50.3

周五

早餐

螺旋通心粉 50g、饺子 4 个、鸡蛋 1 个、鸡胸肉 20g、圣女果 35g、纯牛奶 250mL

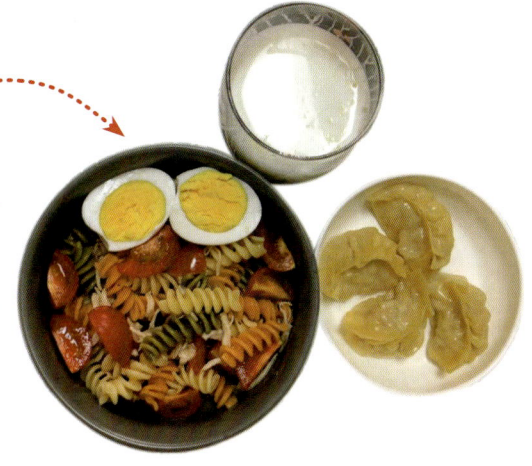

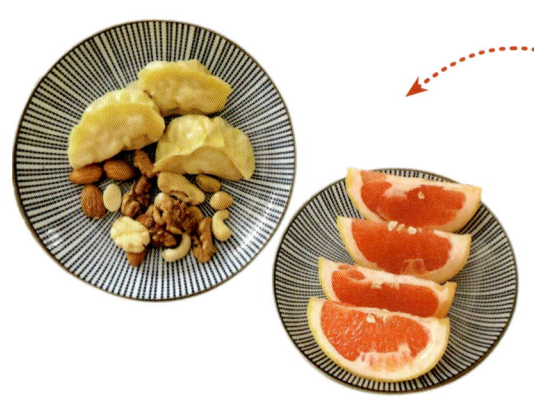

早加餐

饺子 3 个、坚果 20g、西柚 124g

午餐

蒸白鲳鱼 102g、蒸鸡胸肉 60g、炒豆芽 100g、炒生菜 150g、二米饭 180g

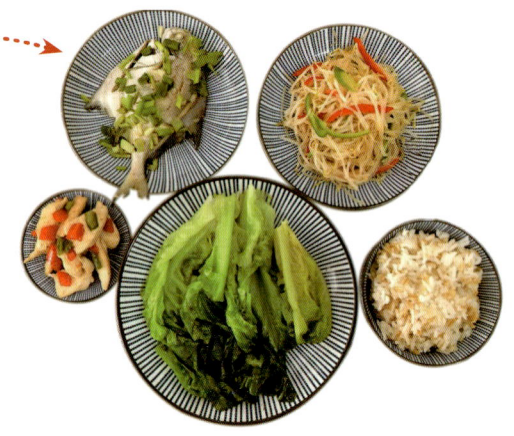

午加餐

火龙果 105g、西梅 30g、无糖酸奶 135g、麦方包 35g

晚加餐

蒸海鱼 130g、芹菜（70g）炒猪瘦肉（30g）、白灼菜心 200g、二米饭 180g

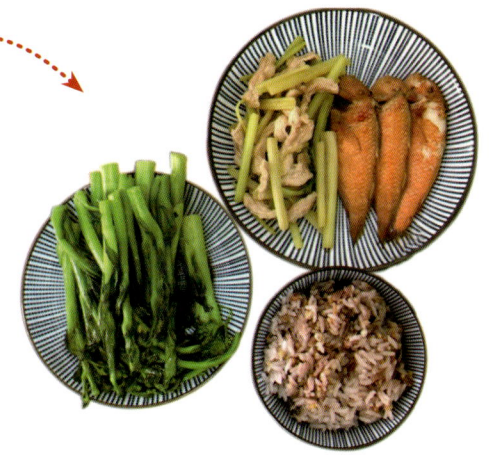

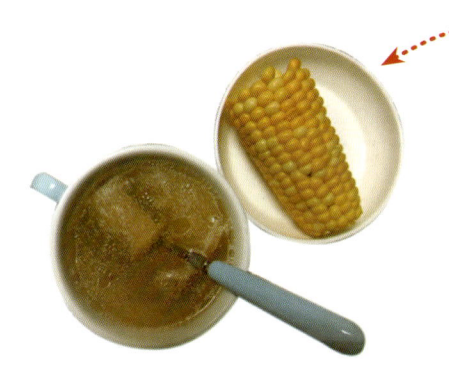

晚加餐

花胶（10g）猪瘦肉（10g）汤 1 碗、甜玉米 80g

	热量 /kcal	占比 /%
总热量	2286	100
早餐	576	25.2
早加餐	261	11.4
午餐	531	23.2
午加餐	243	10.6
晚餐	549	24
晚加餐	126	5.5
蛋白质	411.2	18
脂肪	612.9	26.8
碳水化合物	1226.4	53.6

周六

早餐

意粉 40g、猪肉末 30g、鸡蛋 1 个、圣女果 50g、饺子 6 个

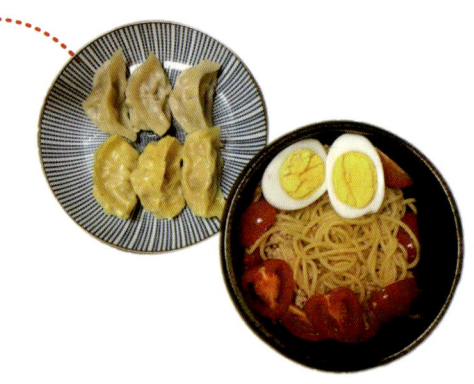

早加餐

奇异果 125g、坚果 20g、无糖酸奶 135g

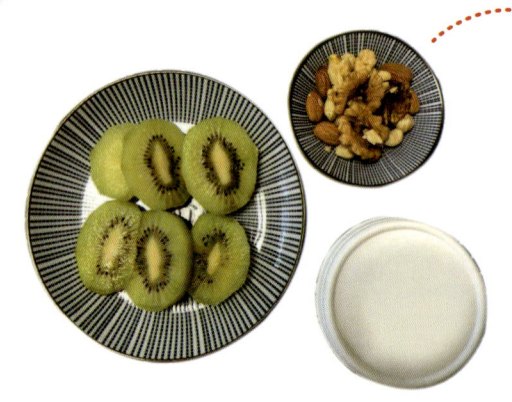

午餐

蒸鲩鱼 105g、蒸猪瘦肉 41g、炒油麦菜 250g、二米饭 180g

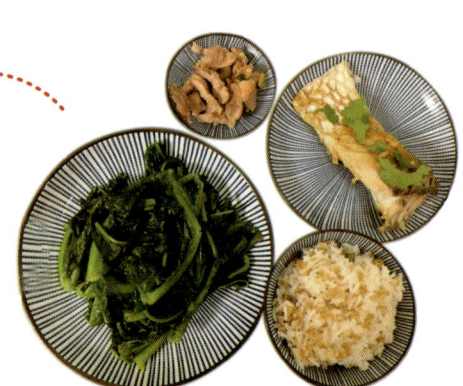

午加餐

紫菜（3g）虾皮（2g）猪瘦肉（10g）汤1碗、饺子3个、火龙果80g、蓝莓20g

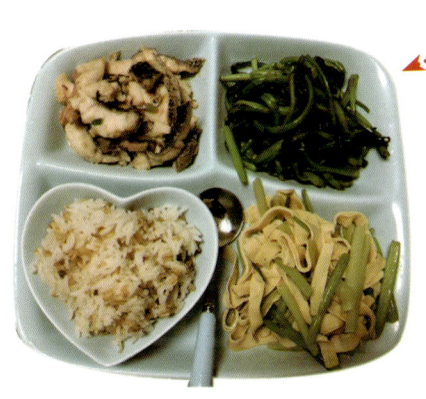

晚餐

蒸鲩鱼片180g、西芹（50g）炒豆皮（50g）、炒菜心150g、二米饭170g

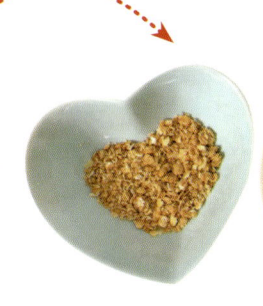
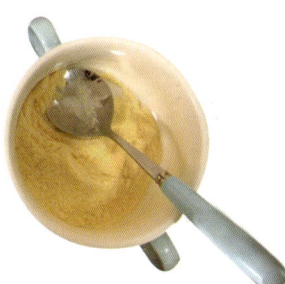

晚加餐

糖尿病低糖营养素20g+麦片20g

	热量 /kcal	占比 /%
总热量	2268	100
早餐	477	21.0
早加餐	261	11.5
午餐	540	23.8
午加餐	162	7.1
晚餐	666	29.4
晚加餐	162	7.1
蛋白质	448.8	19.8
脂肪	635.4	28
碳水化合物	1154.8	50.9

周日

早餐

鸡蛋面 50g、饺子 5 个、鸡蛋 1 个、青瓜 50g、无糖黄豆浆 250mL、圣女果 10g

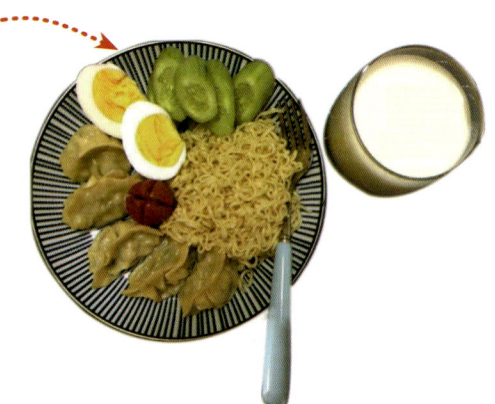

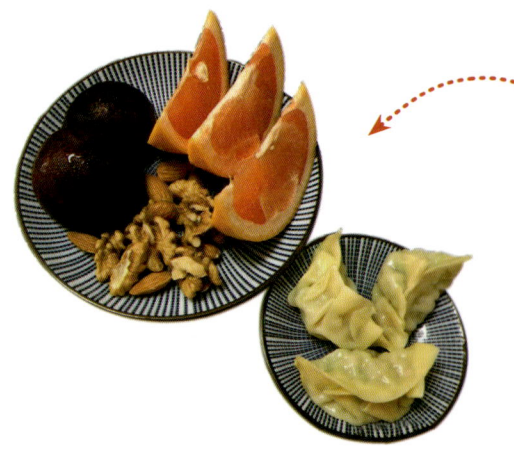

早加餐

西柚 60g、布林 45g、坚果 20g、饺子 3 个

午餐

蒸太阳鱼 120g、蒸鸡肉 80g、炒生菜 260g、二米饭 170g

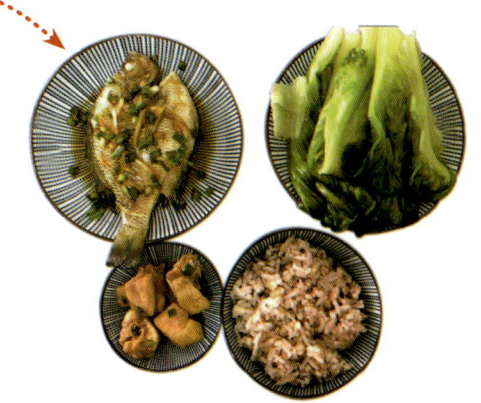

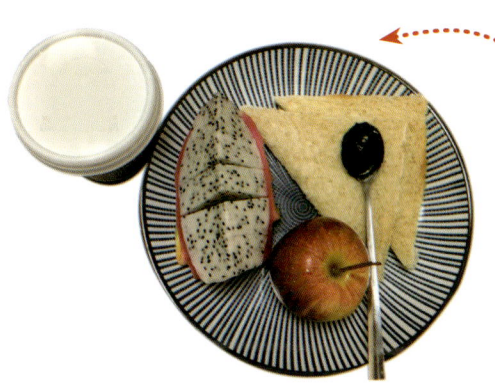

午加餐

火龙果 60 个、苹果 55g、黑芝麻酱 5g、麦方包 35g、无糖酸奶 135g

晚餐

蒸太阳鱼 115g、猪瘦肉（50g）炒青椒（20g）、炒油麦菜 200g、二米饭 170g

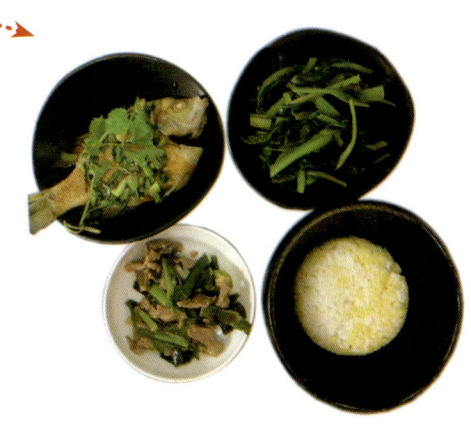

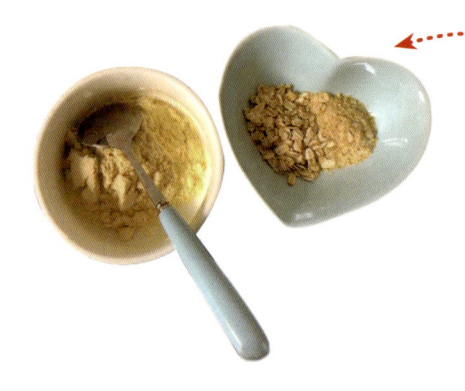

晚加餐

糖尿病低糖营养素 20g+ 麦片 10g+ 麦胚芽 10g

	热量 /kcal	占比 /%
总热量	2160	100
早餐	432	20
早加餐	252	11.7
午餐	558	25.8
午加餐	261	12.1
晚餐	540	25
晚加餐	117	5.4
蛋白质	403.4	18.7
脂肪	590.9	27.4
碳水化合物	1134.6	52.5

专家点评

双胎的一日热量为2100~2400kcal，食物分量稍有增加。饮食中囊括了五谷杂粮、水果、蔬菜、肉、蛋、奶、豆类食品，可满足孕妈和孕宝的营养需求，而且食物的多样化和缤纷色彩可达到视觉盛宴之效，增加食欲的同时还可保证多种营养素的摄入。小提示：

1.避免高蛋白、高脂肪食物，以免造成胎儿生长过大，给分娩带来一定的困难。

2.饮食的调味宜清淡，不宜过咸，避免引发高血压。

3.因增大的子宫对胃的压迫日渐加大，稍稍进食，饱胀感明显，所以宜选体积小、营养价值高的食物，如动物性食品，避免吃体积大、营养价值低的食物，如土豆、红薯，以减轻胃部的胀满感。

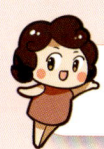 晚孕单胎

 周一

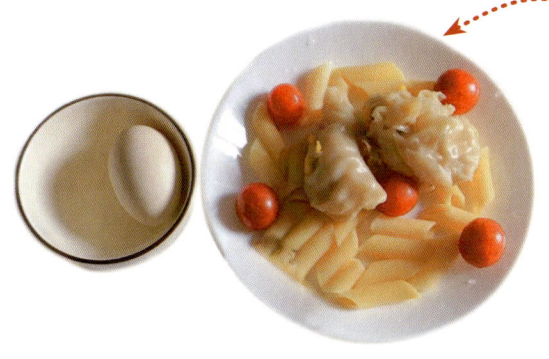

早餐

通心粉 50g、鸡蛋 1 个、饺子 3 个、圣女果 40g

早加餐

核桃 15g、火龙果 45g、枇杷 50g、纯牛奶 150mL

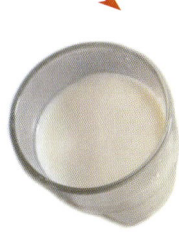
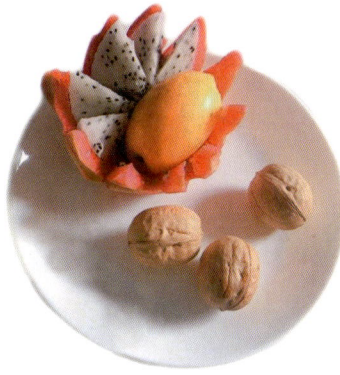

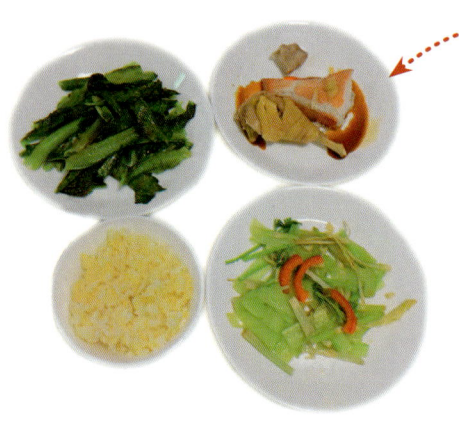

午餐

蒸红杉鱼 68g、清蒸鸡腿 82g、蒸猪瘦肉 20g、杂炒青瓜（35g）竹笋（15g）芹菜（10g）红椒（10g）、炒油麦菜 150g、二米饭 150g

午加餐

奇异果 35g、苹果 32g、桃子 55g、甜玉米 50g、纯牛奶 150mL

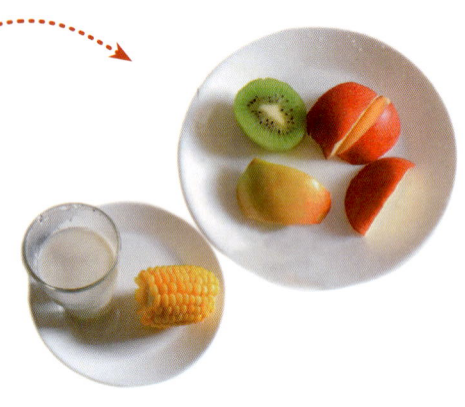

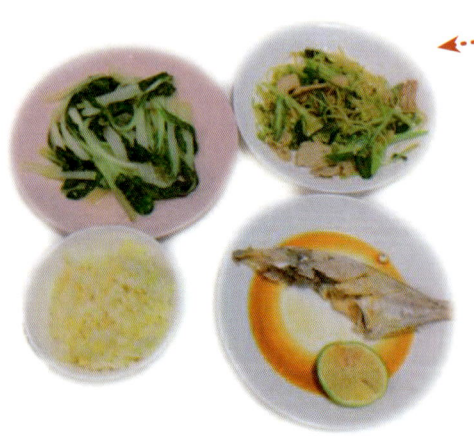

晚餐

水滚扒皮鱼 83g、杂炒秋葵（20g）豆芽（30g）芹菜（15g）猪瘦肉（45g）、清炒小白菜 150g、二米饭 150g

晚加餐

麦方包 35g、糖尿病低糖营养素 20g+ 燕麦 10g+ 麦胚芽 15g

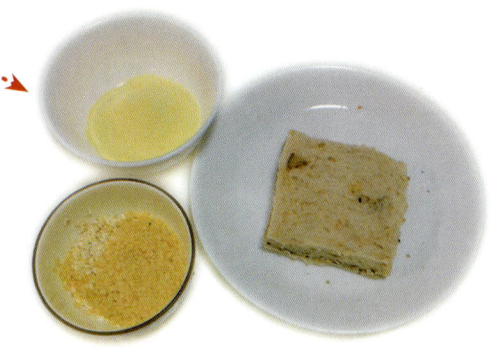

	热量 /kcal	占比 /%
总热量	1972.4	100
早　餐	369	18.7
早加餐	216	11
午　餐	468	23.7
午加餐	189	9.6
晚　餐	459	23.3
晚加餐	270	13.7
蛋白质	343.2	17.4
脂　肪	517.5	26.2
碳水化合物	1086	55.1

周二

早餐

饺子 3 个、鸡蛋 1 个、螺旋通心粉 50g、圣女果 46g

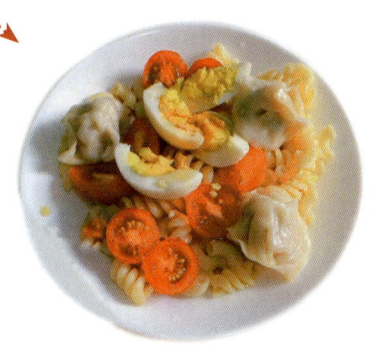

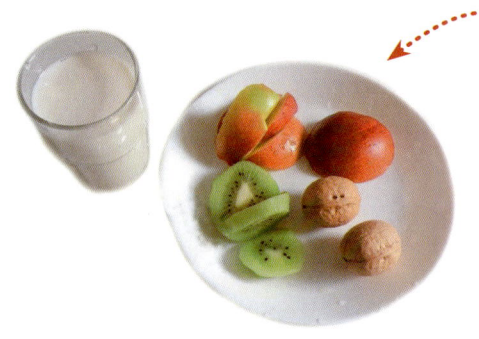

早加餐

核桃 10g、桃子 65g、奇异果 40g、纯牛奶 160mL

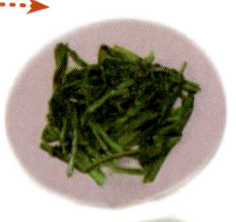
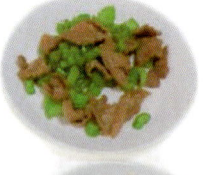
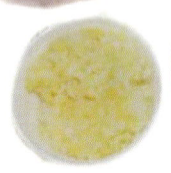
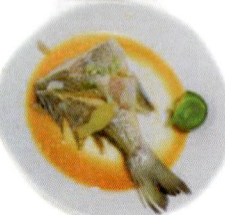

午餐

清蒸黄立鱼 81g、清蒸牛肉（50g）西芹（62g）、清炒油麦菜 150g、二米饭 150g

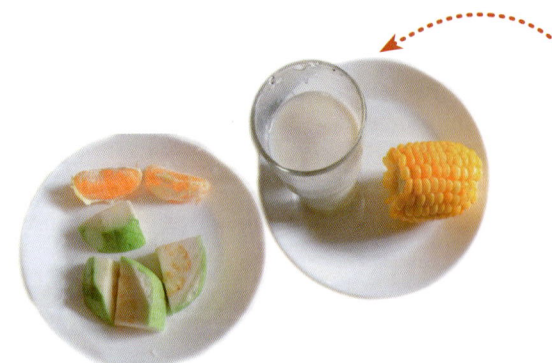

午加餐

番石榴 63、橙子 45g、甜玉米 50g、纯牛奶 200mL

晚餐

清蒸白鲳鱼 100g、杂炒绿豆芽（10g）彩椒（40g）猪瘦肉（30g）、清炒菜心 150g、二米饭 150g

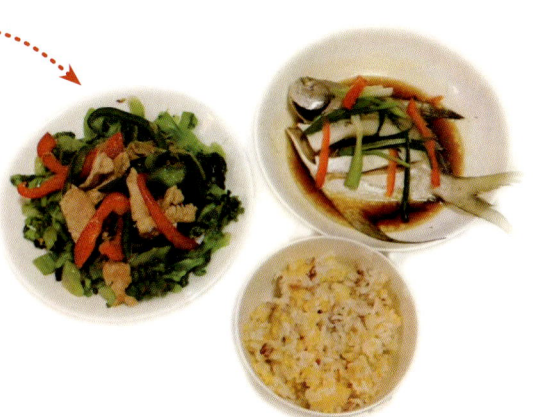

晚加餐

糖尿病低糖营养素 20g+ 燕麦片 10g+ 麦胚芽 10g、饺子 2 个

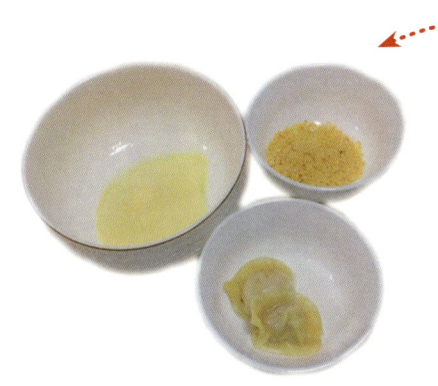

	热量 /kcal	占比 /%
总热量	1953	100
早餐	369	18.9
早加餐	198	10.1
午餐	477	24.4
午加餐	216	11.1
晚餐	468	24
晚加餐	225	11.5
蛋白质	315.2	16.1
脂肪	531.9	27.2
碳水化合物	1047.2	53.6

周三

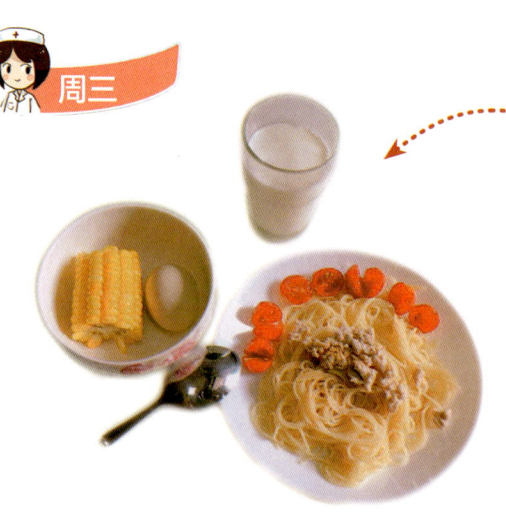

早餐

猪瘦肉 15g、意粉 40g、圣女果 40g、鸡蛋 1 个、甜玉米 50g、纯牛奶 150mL

早加餐

核桃 15g、苹果 50g、奇异果 56g、纯牛奶 150mL

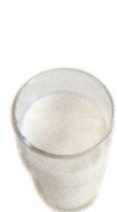
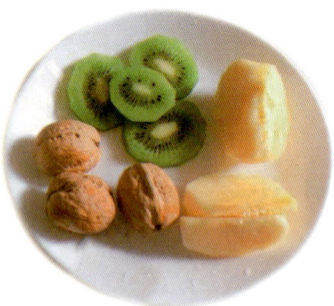

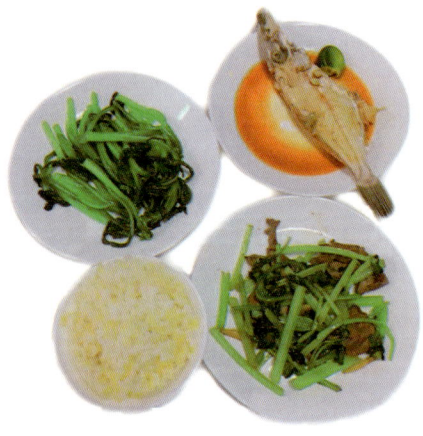

午餐

水滚扒皮鱼 82g、清炒菜心 200g、猪肝（40g）炒芹菜（50g）、二米饭 160g

午加餐

花卷 30g、枇杷 50g、火龙果 40、红番石榴 35g、无糖黄豆浆 200mL

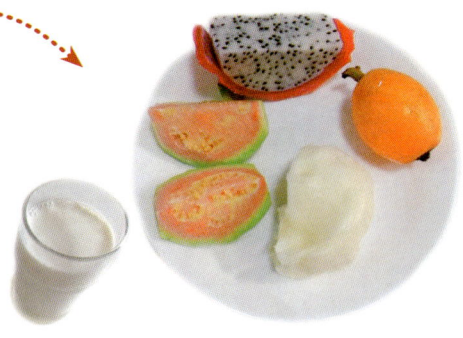

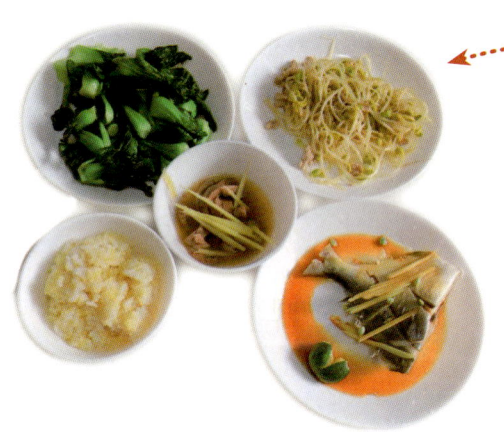

晚餐

清蒸金鲳鱼 85g、清炒豆芽（50g）猪瘦肉末（10g）、清蒸猪腰 45g、清炒上海青 200g、二米饭 160g

晚加餐

麦方包 35g、燕窝 2g+ 纯牛奶 200mL

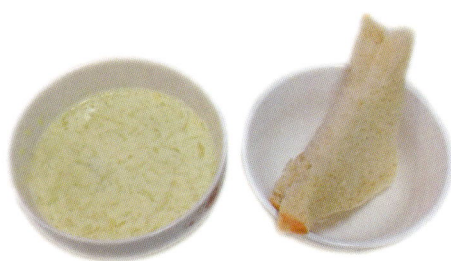

	热量/kcal	占比/%
总热量	1980	100
早餐	396	20
早加餐	216	10.9
午餐	477	24.1
午加餐	180	9.1
晚餐	495	25
晚加餐	216	10.9
蛋白质	373.9	18.9
脂 肪	569.8	28.8
碳水化合物	1002.2	50.6

周四

早餐

意粉 40g、鸡蛋 1 个、饺子 3 个、圣女果 50g

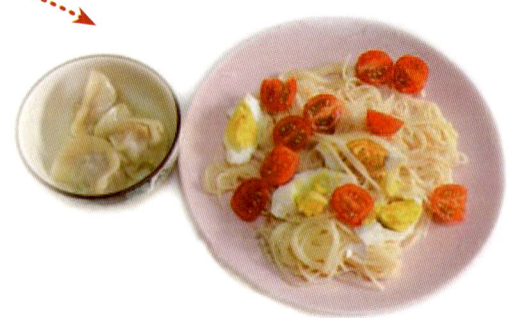

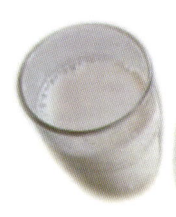
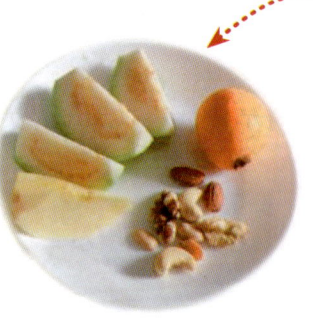

早加餐

混合坚果 15g、苹果 30g、番石榴 50g、枇杷 40g、纯牛奶 200mL

午餐

清蒸带鱼 65g、杂炒猪瘦肉（51g）苦瓜（20g）豆皮（25g）、清炒白菜 200g、二米饭 150g

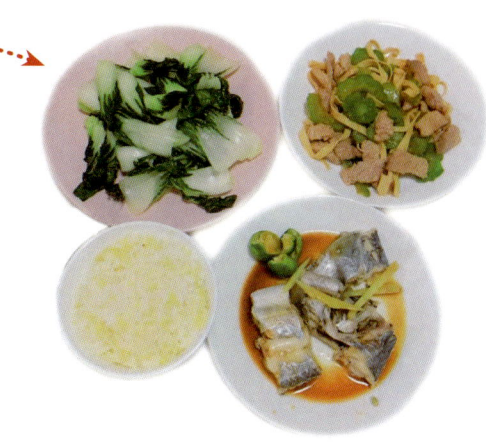

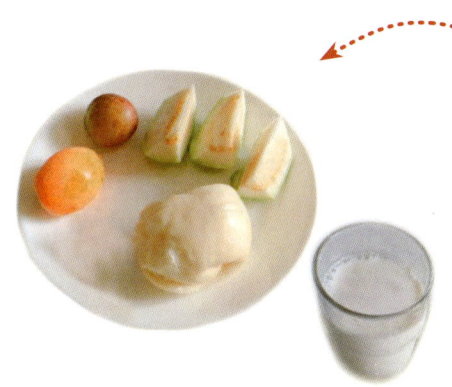

午加餐

花卷 30g、枇杷 35g、西梅 21g、番石榴 60g、纯牛奶 200mL

晚餐

清蒸三文鱼 90g、杂炒猪瘦肉（30g）荷兰豆（35g）西芹（35g）、清炒菜心 180g、二米饭 150g

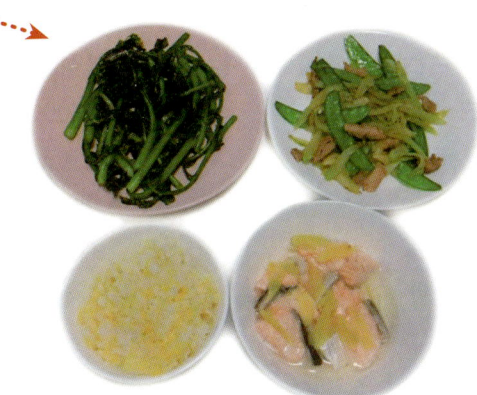

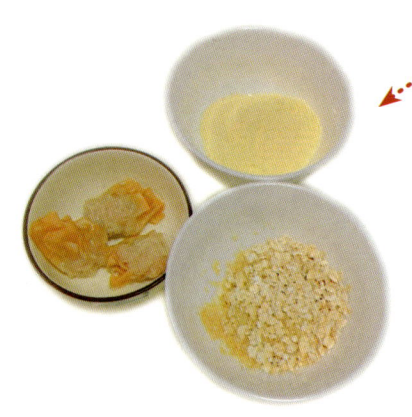

晚加餐

云吞 3 个、糖尿病低糖营养素 20g+ 燕麦 10g+ 麦胚芽 10g

	热量 /kcal	占比 /%
总热量	2061	100
早餐	333	16.2
早加餐	261	12.7
午餐	522	25.3
午加餐	252	12.2
晚餐	477	23.1
晚加餐	216	10.5
蛋白质	381.2	18.5
脂肪	578.7	28.1
碳水化合物	1075.6	52.2

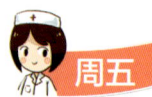

周五

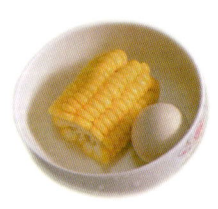

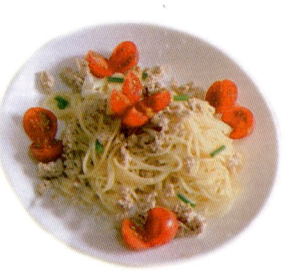

早餐

鸡蛋 1 个、圣女果 38g、意粉 40g、猪瘦肉末 10g、甜玉米 51g

早加餐

混合坚果 13g、火龙果 80g、西梅 40g、纯牛奶 150mL

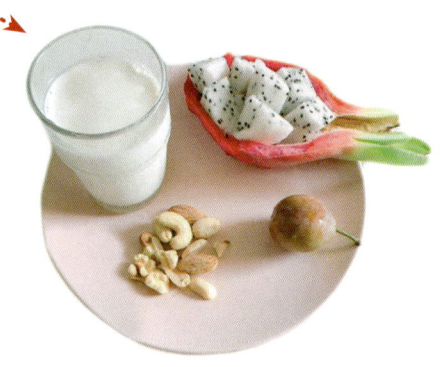

午餐

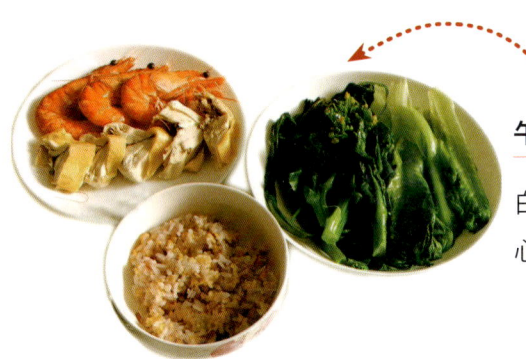

白切鸡 98g、水煮海虾 105g、炒菜心生菜 220g、二米饭 160g

午加餐

麦方包 17g、番石榴 55g、橙子 45g、纯牛奶 150mL、甜玉米 50g

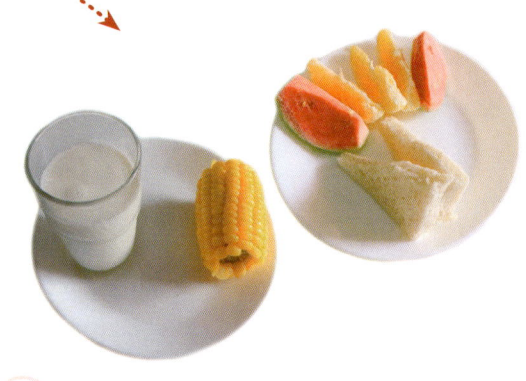

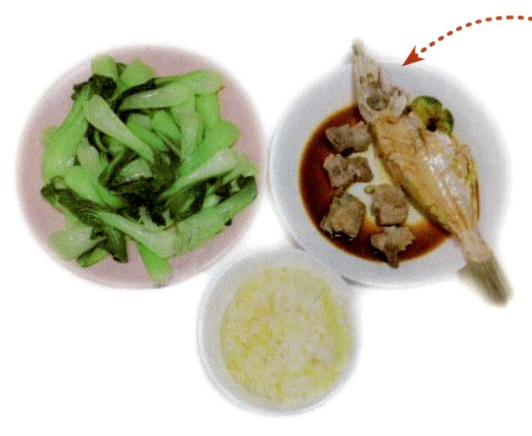

晚餐

水滚剥皮鱼 108g、清蒸排骨 50g、清炒上海青 200g、二米饭 160g

晚加餐

黑豆(10g) 红豆(5g) 赤小豆(10g)
三豆汤 1 碗、饺子 3 个

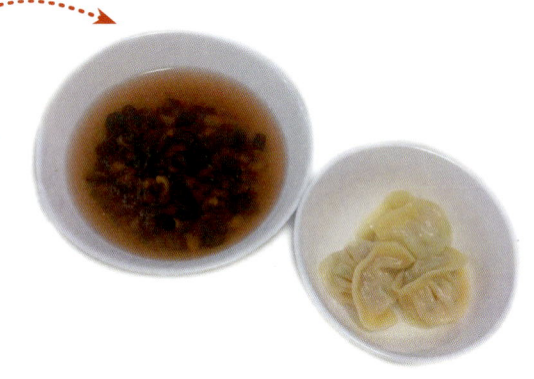

	热量/kcal	占比/%
总热量	1953	100
早餐	315	16.1
早加餐	216	11.1
午餐	522	26.7
午加餐	225	11.5
晚餐	495	25.3
晚加餐	180	9.2
蛋白质	381.2	19.5
脂肪	560.7	28.7
碳水化合物	981.6	50.3

 周六

早餐

通心粉 40g、猪瘦肉末 20g、甜玉米 50g、鸡蛋 1 个、青瓜 30g

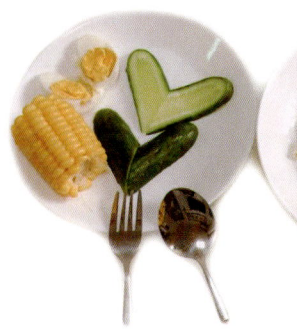

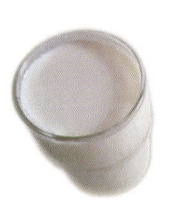
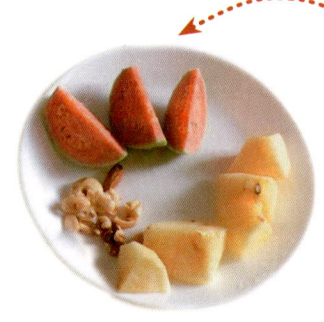

早加餐

坚果 10g、苹果 40g、红番石榴 55g、纯牛奶 200mL

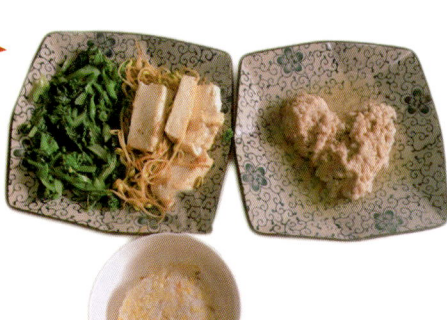

午餐

蒸猪瘦肉饼 75g、炒菜心 150g、炒黄豆芽 50g、蒸南豆腐 50g、二米饭 150g

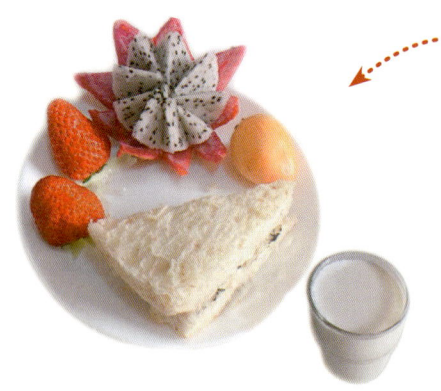

午加餐

麦方包 35g、黑芝麻酱 5g、草莓 35g、火龙果 40g、枇杷 26g、纯牛奶 200mL

晚餐

清蒸泥猛鱼 148g、杂炒豆苗（20g）彩椒（20g）、清炒小白菜 180g、二米饭 150g

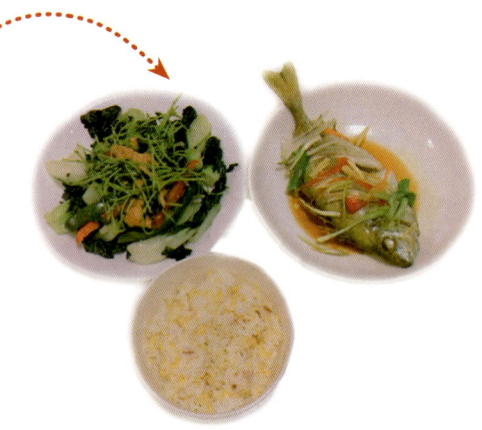

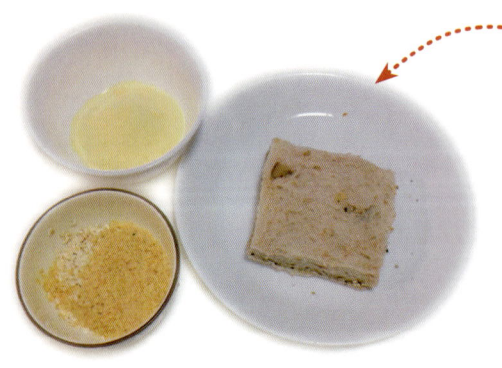

晚加餐

麦方包 35g、糖尿病低糖营养素 10g+ 麦片 5g+ 麦胚芽 10g

	热量 /kcal	占比 /%
总热量	1953	100
早　餐	333	17
早加餐	225	11.5
午　餐	459	23.5
午加餐	279	14.3
晚　餐	468	24
晚加餐	189	9.7
蛋白质	359.4	18.4
脂　肪	554.9	28.4
碳水化合物	1012.2	51.8

周日

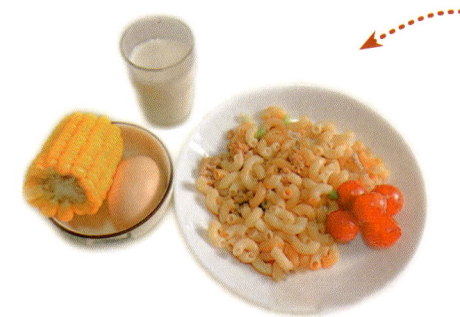

早餐

通心粉 40g、甜玉米 50g、猪瘦肉末 15g、圣女果 60g、鸡蛋 1 个、无糖黄豆浆 150mL

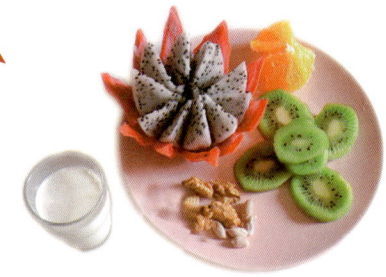

早加餐

核桃 8g、花生米 5g、奇异果 45g、火龙果 50g、橙子 20g、纯牛奶 200mL

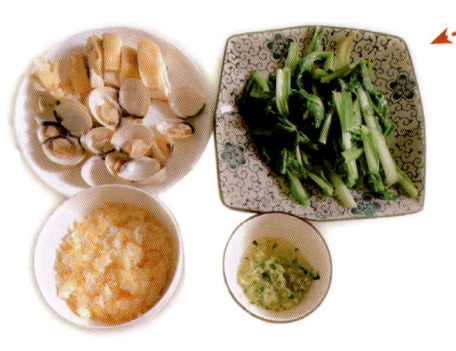

午餐

白切鸡 95g、白灼白贝 65g、白灼油麦菜 200g、二米饭 150g

午加餐

纯牛奶 200mL、饺子 3 个、核桃 7g、番石榴 55g、苹果 42g

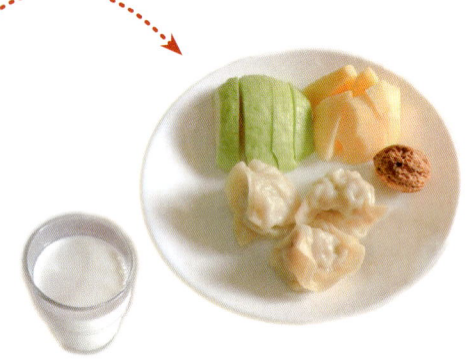

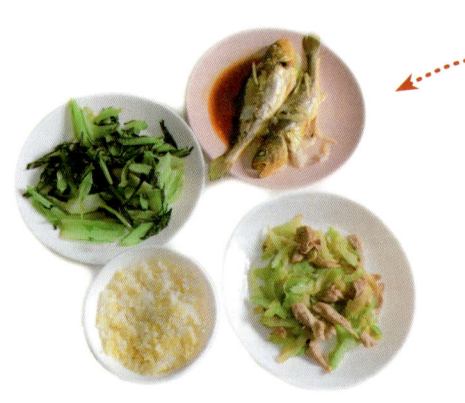

晚餐

清蒸黄花鱼 110g、杂炒猪瘦肉（35g）西芹（50g）苦瓜（30g）、炒菜心（200g）、二米饭 150g

晚加餐

燕窝 2g+ 糖尿病低糖营养素 20g，麦方包 35g

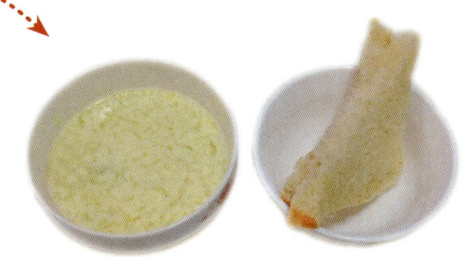

	热量 /kcal	占比 /%
总热量	2052	100
早　餐	369	18
早加餐	252	12.3
午　餐	441	21.5
午加餐	297	14.5
晚　餐	504	24.6
晚加餐	189	9.2
蛋白质	388.7	18.9
脂　肪	609.4	29.7
碳水化合物	1025	50

专家点评

　　胎儿在晚孕阶段发育速度较快，是"营养加油"的关键期，科学安排膳食尤为重要。饮食营养要足够丰富但要控制摄入量，不能够过量，以体重达标为基准。在饮食上不要挑食，食材种类多，摄入的营养才能更为全面。在饮食搭配上，荤素搭配要足够合理，避免出现偏食的问题。荤素的搭配，可以根据气候的特点进行选择。但此阶段胎儿迅速增大导致子宫压迫肠道，孕妈易便秘，建议保证食用适量汤水及新鲜蔬菜、水果，保持大便通畅。

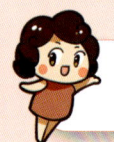

晚孕双胎

早餐

意粉 50g、饺子 4 个、鸡蛋 1 个、圣女果 40g、糖尿病低糖营养素 10g+ 麦片 5g+ 麦胚芽 5g

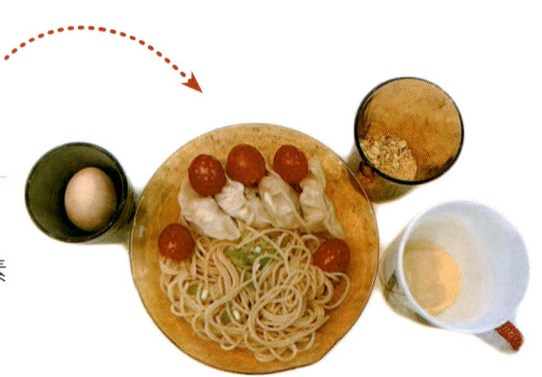

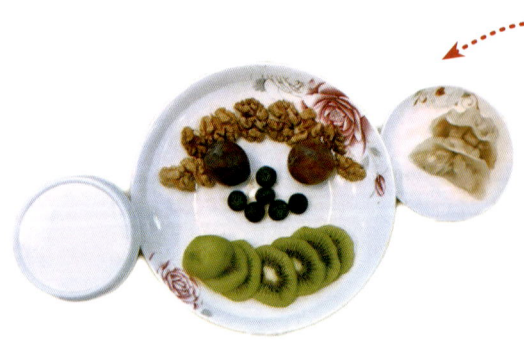

早加餐

饺子 2 个、西梅 30g、奇异果 70g、蓝莓 15g、核桃 15g、无糖酸奶 135mL

午餐

蒸海鱼 85g、蒸排骨 60g、炒上海青 150g、杂炒豆芽（30g）芦笋（30g）莴笋 40g、二米饭 160g

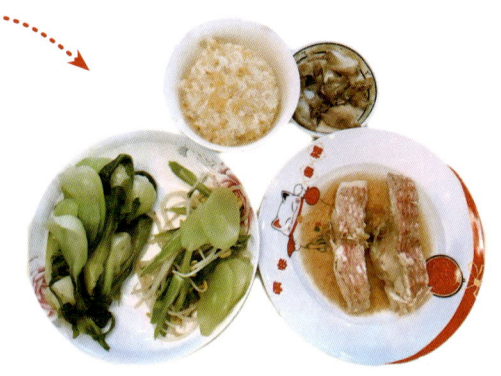

午加餐

饺子 2 个、草莓 50g、番石榴 40g、蓝莓 20g、纯牛奶 220mL

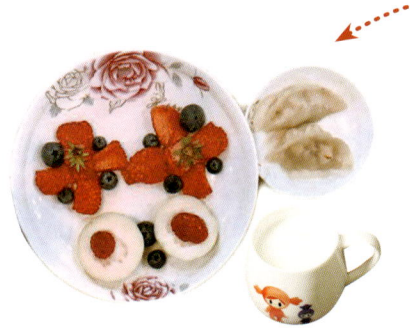

晚餐

蒸桂花鱼 90g、蒸鲍鱼 55g、炒菜心 150g、杂炒芦笋（30g）芹菜（30g）红椒（40g）猪瘦肉（20g）、二米饭 160g

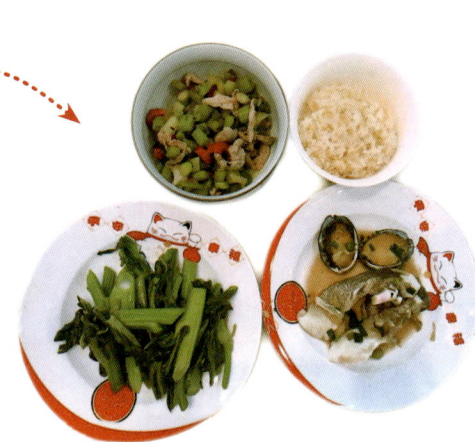

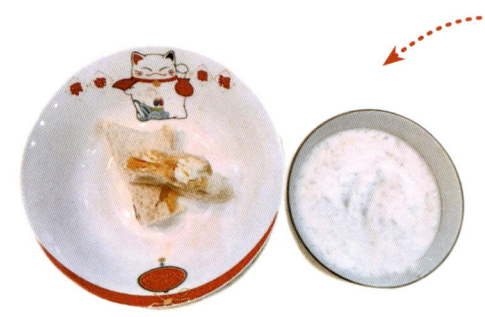

晚加餐

芝士（20g）麦方包（18g）、燕窝 2g+ 纯牛奶 150mL

	热量 /kcal	占比 /%
总热量	2187	100
早　餐	477	21.8
早加餐	297	13.6
午　餐	486	22.2
午加餐	234	10.7
晚　餐	504	23.0
晚加餐	189	8.6
蛋白质	391.3	17.9
脂　肪	613.4	28
碳水化合物	1146.8	52.4

周二

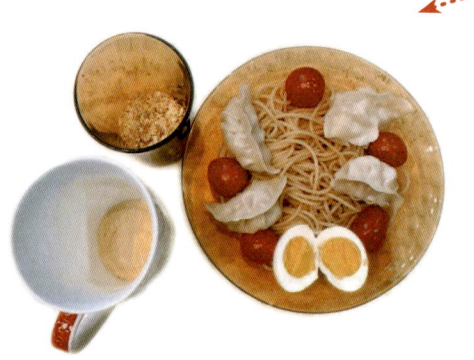

早餐

意粉 50g、饺子 4 个、鸡蛋 1 个、圣女果 40g、糖尿病低糖营养素 10g+ 麦片 5g+ 麦胚芽 5g

早加餐

麦方包 35g、枇杷 40g、西梅 30g、蓝莓 30g、核桃 15g、纯牛奶 236mL

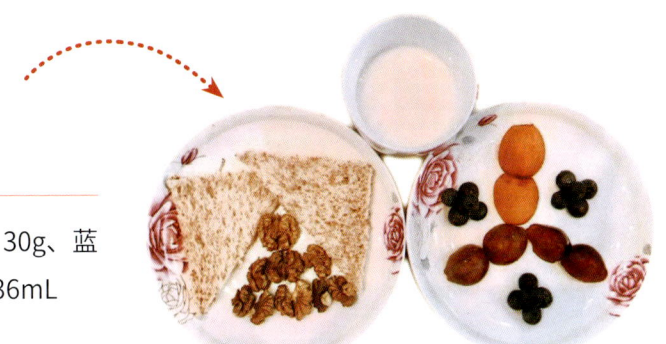

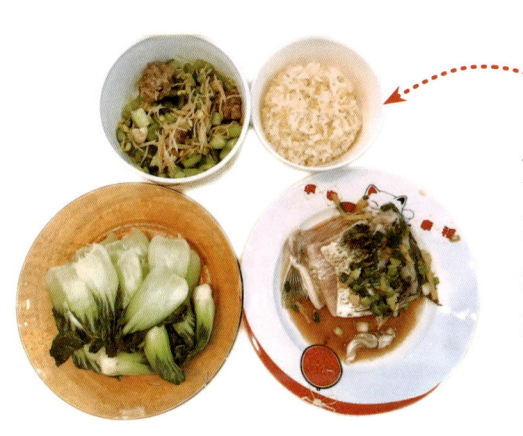

午餐

蒸鲫鱼 130g、炒上海青 150g、杂炒豆芽（40g）芹菜（40g）青瓜（30g）、蒸鸡块 30g、二米饭 160g

午加餐

花卷 35g、苹果 40g、枇杷 30g、蓝莓 30g、海参（水浸，50g）排骨（15g）汤 1 碗

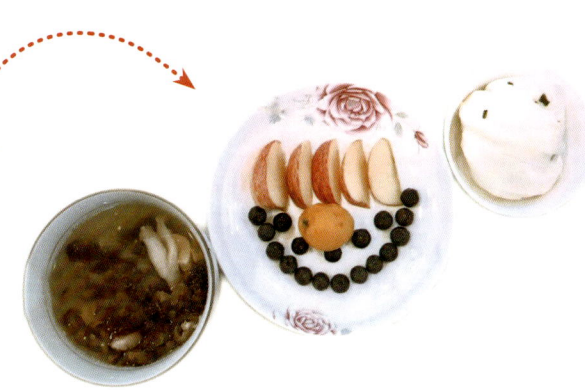

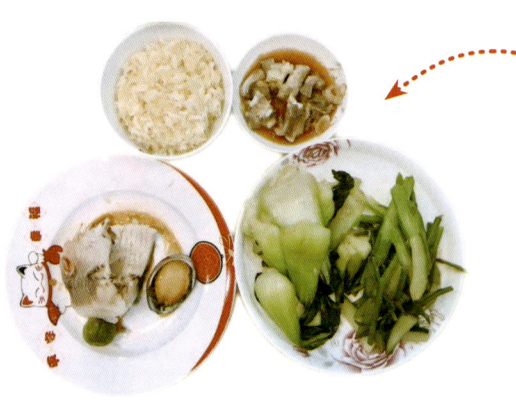

晚餐

蒸鲫鱼90g、蒸鲍鱼20g、蒸排骨50g、炒上海青150g、炒芹菜芦笋青瓜120g、二米饭160g

晚加餐

芝士(15g)鸡蛋(1个)麦方包(35g)、纯牛奶200mL

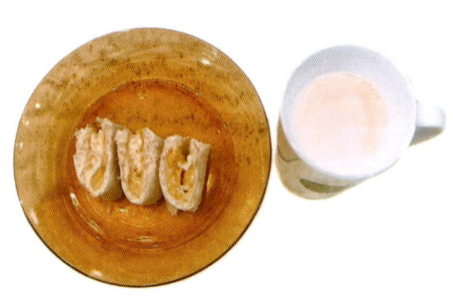

	热量/kcal	占比/%
总热量	2331	100
早餐	477	20.5
早加餐	360	15.4
午餐	504	21.6
午加餐	162	7
晚餐	495	21.2
晚加餐	333	14.3
蛋白质	431.8	18.5
脂肪	653.9	28.1
碳水化合物	1213	52

 周三

早餐

意粉 50g、饺子 4 个、鸡蛋 1 个、圣女果 55g、糖尿病低糖营养素 10g+ 麦片 5g+ 麦胚芽 5g

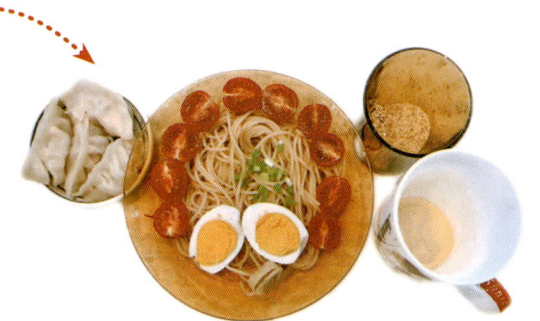

早加餐

麦方包 35g、橙子 50g、枇杷 30g、蓝莓 30g、核桃 10g、黑芝麻酱 5g、纯牛奶 150mL

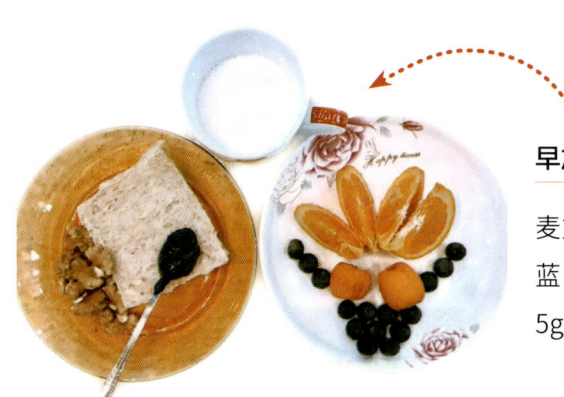

午餐

蒸三文鱼 80g、白灼虾 30g、蒸鸡肝 10g、炒上海青 150g、杂炒芹菜芦笋黄椒 100g、蒸鸡块 50g、二米饭 160g

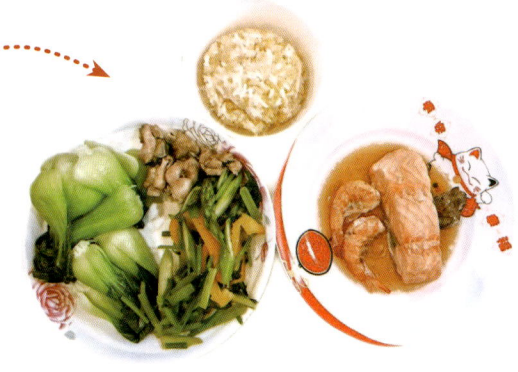

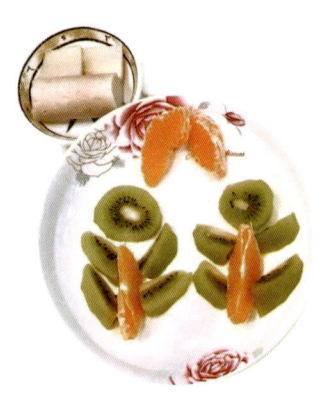

午加餐

淮山 70g、橙子 60g、奇异果 40g、纯牛奶 150mL

晚餐

蒸鲫鱼 100g、白灼花甲 30g、蒸猪肝 40g、炒上海青 150g、炒芦笋豆芽秋葵 100g、二米饭 160g

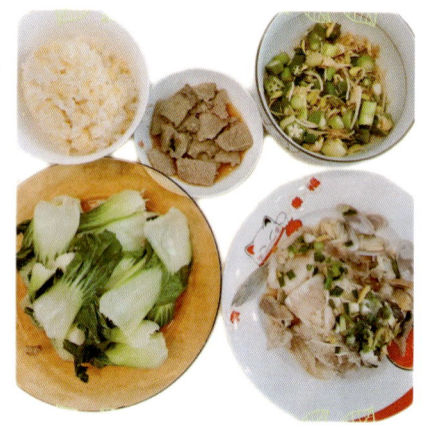

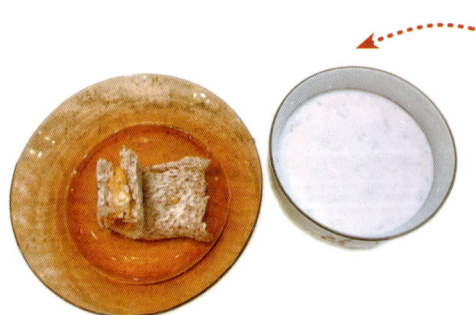

晚加餐

芝士（15g）鸡蛋（1个）麦方包（35g）、燕窝 2g+ 纯牛奶 150mL

	热量 /kcal	占比 /%
总热量	2313	100
早 餐	486	21
早加餐	315	13.6
午 餐	531	23
午加餐	171	7.4
晚 餐	504	21.8
晚加餐	306	13.2
蛋白质	434.9	18.8
脂 肪	654.8	28.3
碳水化合物	1187.6	51.3

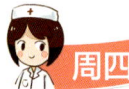

周四

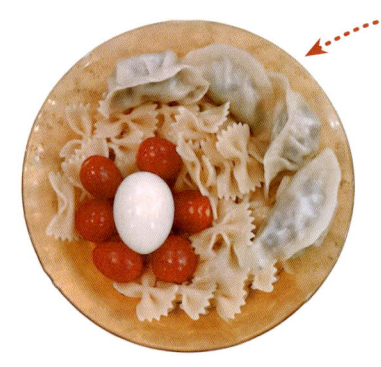

早餐

蝴蝶面 50g、饺子 4 个、鸡蛋 1 个、圣女果 40g

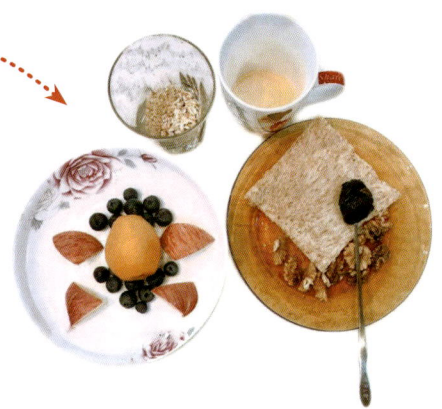

早加餐

麦方包 35g、苹果 30g、枇杷 40g、蓝莓 30g、核桃 15g、黑芝麻酱 5g、糖尿病低糖营养素 10g+ 麦片 5g+ 麦胚芽 5g

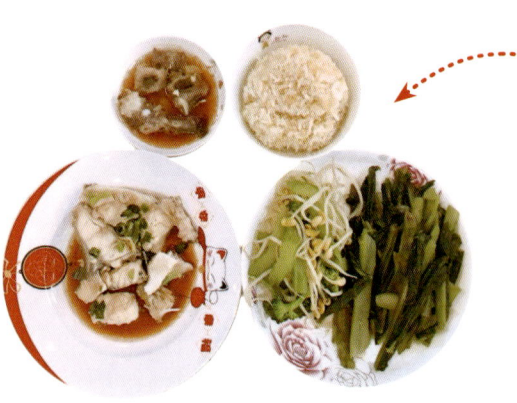

午餐

蒸鲩鱼 120g、蒸排骨 50g、炒苦麦菜 130g、杂炒豆芽芹菜西兰花 120g、二米饭 160g

午加餐

花卷 25g、蒸淮山 70g、橙子 75g、草莓 35g、蓝莓 15g、紫菜（3g）西红柿（50g）虾皮（2g）汤 1 碗

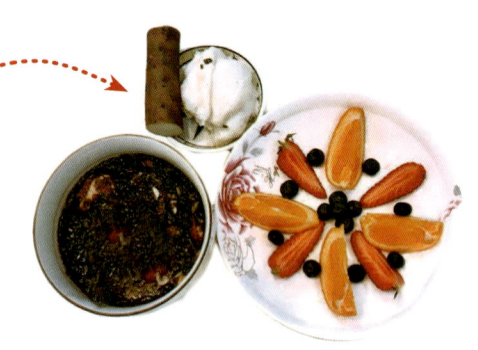

晚餐

蒸鳊鱼（90g）黄眉头鱼（40g）、虫草花蒸鸡 50g、蒸鸡肝 10g、炒菜心 150g、杂炒芹菜芦笋黄椒 120g、二米饭 160g

晚加餐

鸡蛋（1个）芝士（15g）麦方包（35g）、黑芝麻酱 5g、燕窝 2g+ 纯牛奶 150mL

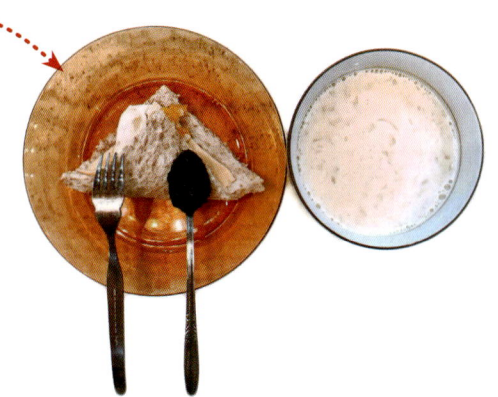

	热量 /kcal	占比 /%
总热量	2304	100
早 餐	396	17.2
早加餐	333	14.5
午 餐	513	22.3
午加餐	189	8.2
晚 餐	540	23.4
晚加餐	333	14.5
蛋白质	428.5	18.6
脂 肪	627.8	27.2
碳水化合物	1210.4	52.5

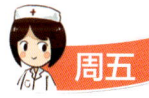

周五

早餐

通心粉 50g、饺子 4 个、鸡蛋 1 个、圣女果 40g

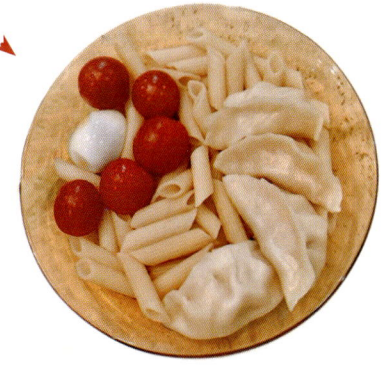

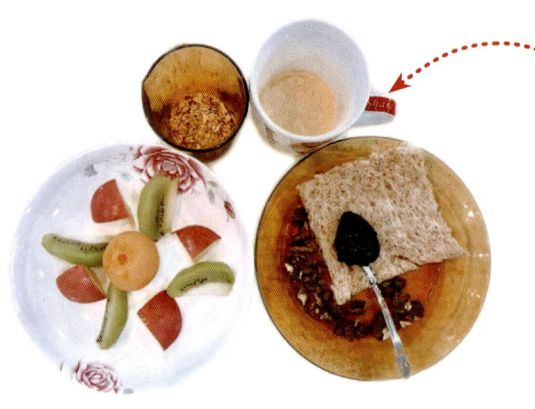

早加餐

麦方包 35g、苹果 30g、枇杷 45g、奇异果 40g、核桃 10g、黑芝麻酱 5g、糖尿病低糖营养素 10g+ 麦片 5g+ 麦胚芽 5g

午餐

蒸皖鱼 80g、蒸龙利鱼 40g、蒸排骨 55g、炒菜心 150g、炒芦笋芹菜青瓜 100g、二米饭 160g

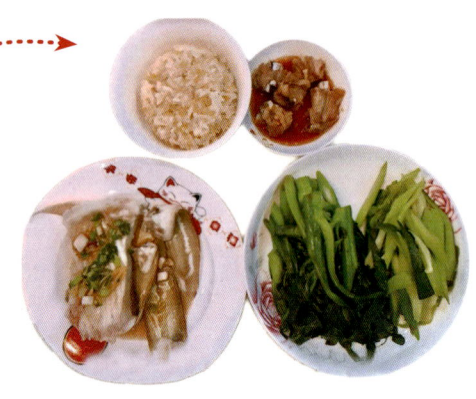

午加餐

花卷 30g、山竹 30g、枇杷 50g、奇异果 40g、纯牛奶 200mL

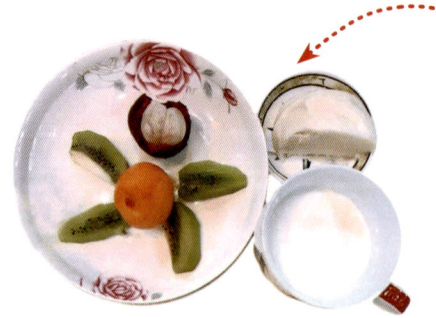

晚餐

蒸龙利鱼 120g、蒸排骨 45g、白灼鱼片 5g、炒生菜 150g、杂炒豆芽芦笋青椒 100g、二米饭 160g

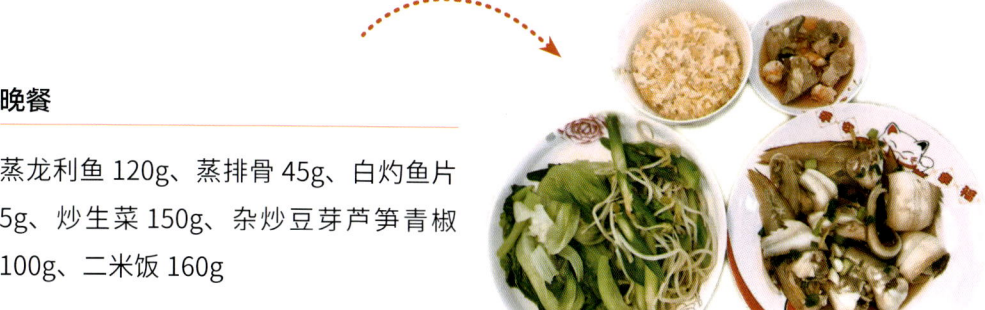

晚加餐

芝士（15g）麦方包（35g）、燕窝 2g+ 纯牛奶 200mL

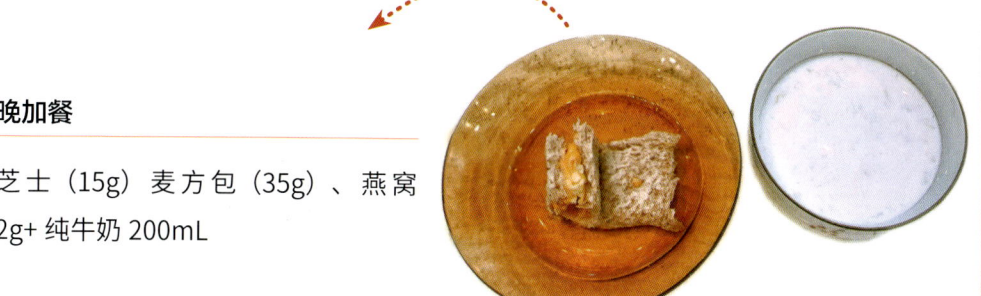

	热量 /kcal	占比 /%
总热量	2250	100
早餐	396	17.6
早加餐	315	14
午餐	522	23.2
午加餐	252	11.2
晚餐	513	22.8
晚加餐	252	11.2
蛋白质	400.1	17.8
脂肪	596.3	26.5
碳水化合物	1217.2	54.1

周六

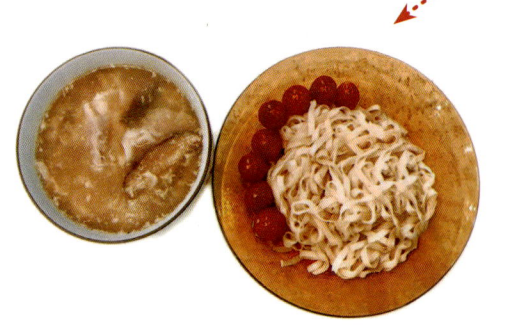

早餐

鸡蛋面 50g、圣女果 50g、紫菜（3g）虾皮（2g）鸡蛋（1个）汤 1 碗 + 饺子 3 个

早加餐

花卷 30g、橙子 60g、枇杷 10g、蓝莓 40g、纯牛奶 200mL

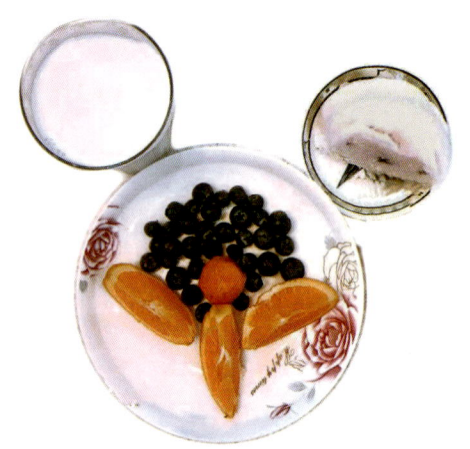

午餐

蒸鲫鱼 120g、白切鸡 50g、炒生菜 150g、杂炒芦笋芹菜莴笋 110g、二米饭 160g

午加餐

麦方包 35g、苹果 65g、火龙果 50g、核桃 15g、黑芝麻酱 5g、糖尿病低糖营养素 10g+ 麦片 5g+ 麦胚芽 5g

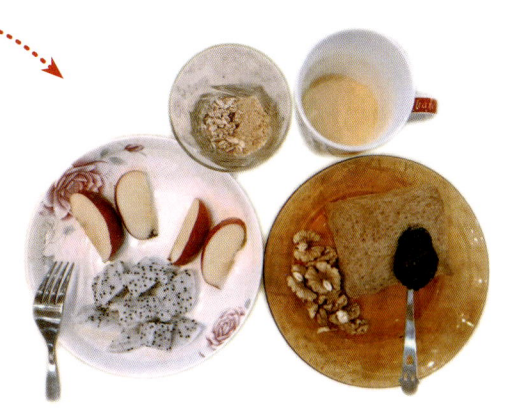

晚餐

蒸黄眉头 120g、蒸排骨 50g、炒菜心 150g、杂炒芹菜芦笋红椒豆芽 100g、二米饭 160g

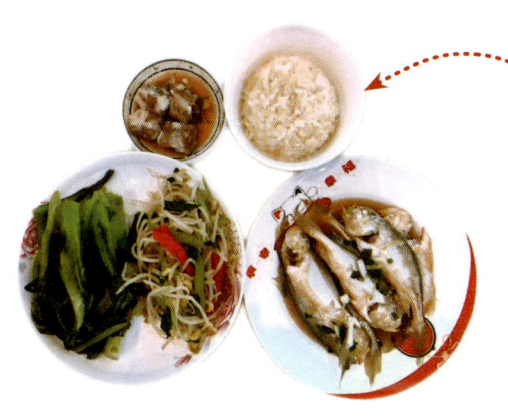

晚加餐

芝士（15g）鸡蛋（1个）麦方包（35g）、麦胚芽 10g+ 纯牛奶 150mL

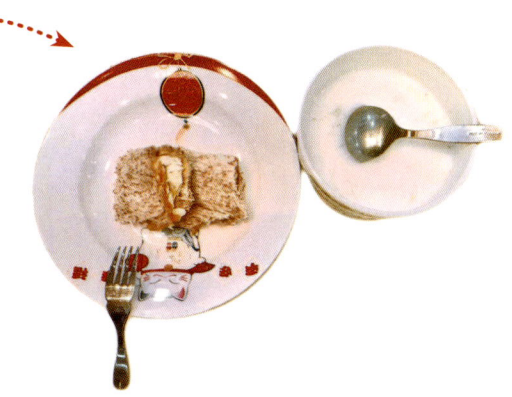

	热量 /kcal	占比 /%
总热量	2277	100
早餐	324	14.2
早加餐	252	11.1
午餐	513	22.5
午加餐	342	15
晚餐	513	22.5
晚加餐	333	14.6
蛋白质	422.6	18.6
脂肪	645.8	28.3
碳水化合物	1176.6	51.7

周日

早餐

意粉 50g、饺子 4 个、鸡蛋 1 个、圣女果 50g

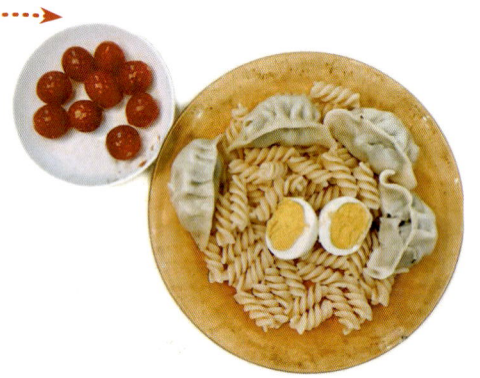

早加餐

麦方包 35g、山竹 30g、青枣 30g、蓝莓 50g、核桃 15g、黑芝麻酱 5g、纯牛奶 200mL

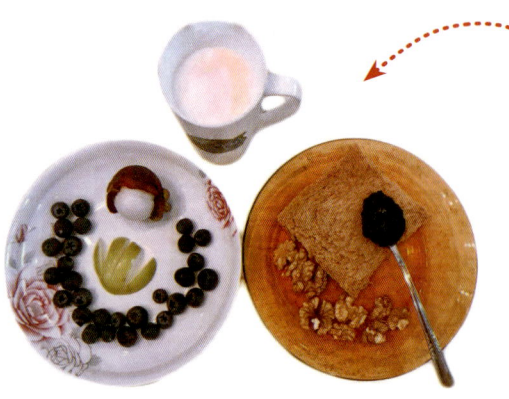

午餐

蒸林哥鱼 120g、白灼虾 30g、蒸排骨 40g、炒上海青 130g、杂炒豆芽芦笋青瓜 120g、二米饭 160g

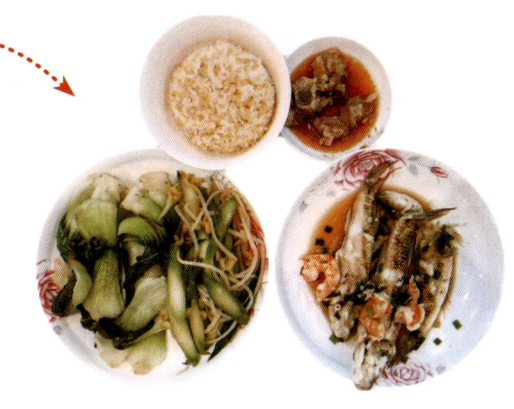

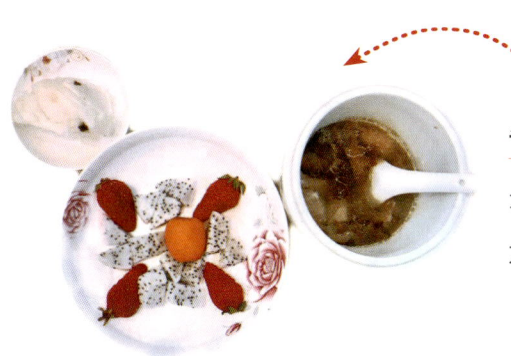

午加餐

花卷 25g、草莓 45g、枇杷 30g、火龙果 50g、海参（水浸，50g）排骨（15g）汤 1 碗

晚餐

蒸黄骨鱼 120g、蒸排骨 50g、炒上海 160g、杂炒豆芽芹菜青瓜 100g、二米饭 160g

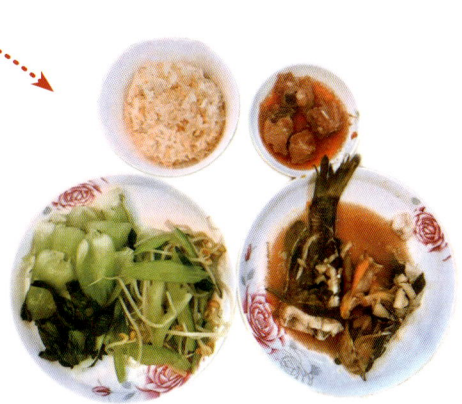

晚加餐

鸡蛋（1个）麦方包（35g）、燕窝 2g+ 纯牛奶 150mL

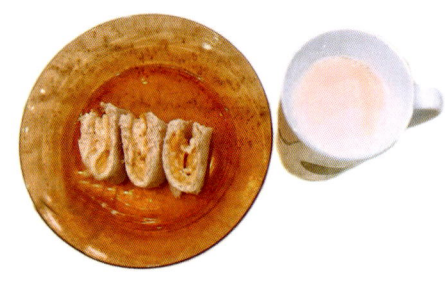

	热量 /kcal	占比 /%
总热量	2232	100
早餐	396	17.7
早加餐	378	16.9
午餐	531	23.8
午加餐	144	6.5
晚餐	513	23
晚加餐	270	12.1
蛋白质	425.5	19.1
脂肪	632.8	28.4
碳水化合物	1136.6	50.9

专家点评

双胎妊娠，孕妇身体和心理均承受着巨大的压力，糖妈妈在孕晚期易发生各种并发症。那双胎糖妈妈如何做到一人吃三人补呢？图册列举了双胎孕妈晚期一周的食谱，热量为2200～2400kcal。糖妈妈按图备餐和进餐是不是相当容易啦？这里再给出如下的提示：

1.双胎生长所需营养量较同孕周单胎多30%，孕妈需特别注意保证足够的热量摄入，并丰富主食的品种。除了谷类食物，孕妈妈可根据个体情况选择淮山、葱花卷、杂粮馒头等，以保证碳水化合物的合理供应。

2.双胎孕妈易患合并贫血，而黑芝麻、鱼、鸡蛋、禽肉、内脏和红肉等是铁的最好来源，同时还能从中摄取维生素B和其他蛋白质，孕妈应注意每日作相应补充。

3.双胎妊娠易并发早产，胎儿生长过快更易增加早产风险，因此更加需要注意饮食中蛋白质、脂肪、碳水化合物的比例。营养而均衡的饮食可以保障母婴营养，保持孕妈和孕宝合理的体重增长。

4.由于孕晚期双胎孕妈心肺负担重、胃肠负担也重，建议适量增加膳食纤维的摄入，保持大便通畅；适当补充柠檬水，促进消化，减轻胃肠负担；维持轻至中等强度的运动。

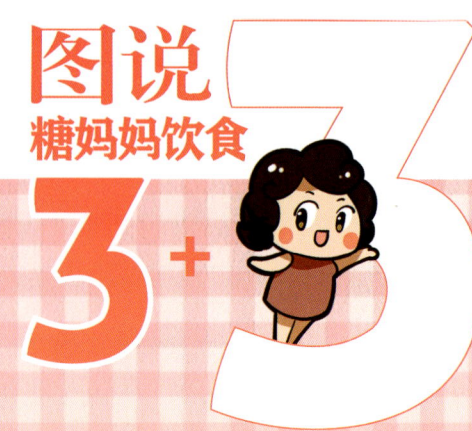

图说
糖妈妈饮食
3+3

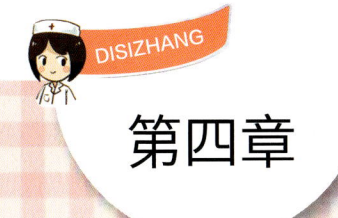

第四章

不推荐的食物搭配

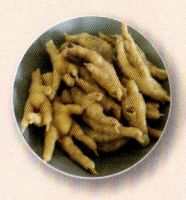
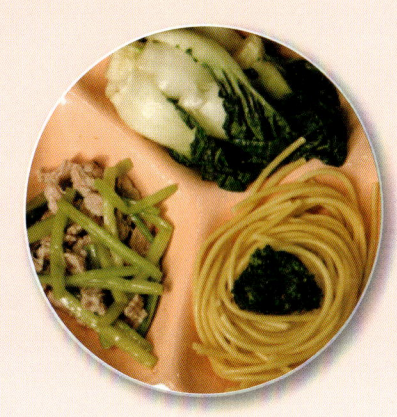
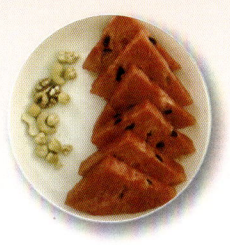

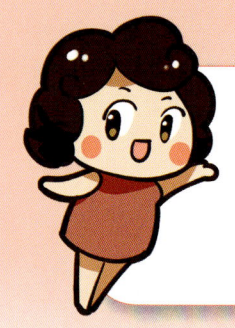

这一章的食物搭配，是不恰当的。糖妈妈们会时不时犯些"小错"，对照一下，你有没有？

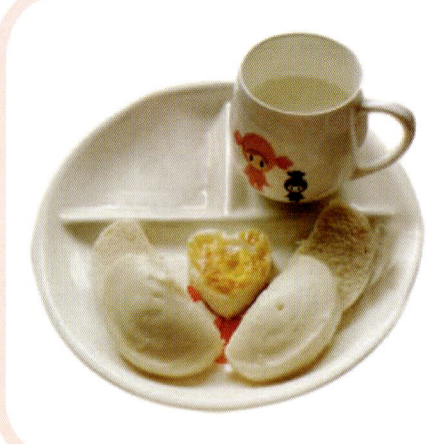

早餐

馒头两个（120g）、煎鸡蛋1个、纯牛奶200mL

点评：碳水化合物过量，煎鸡蛋热量高，饱腹感强，胆固醇过高，不易消化，建议鸡蛋的烹饪方法为水煮。

早加餐

煎饺子4个、核桃10g、黄桃200g

点评：水果过于单一，量过多，煎饺热量高，油脂过多，建议饺子的烹饪方法为清蒸。

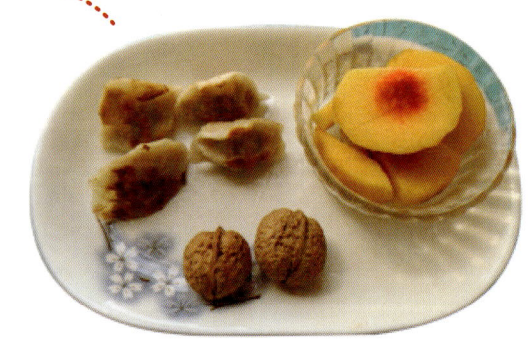

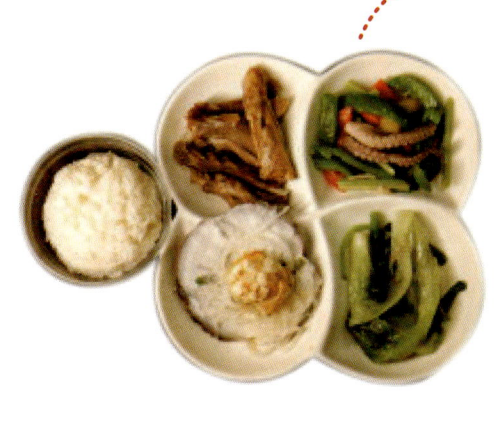

午餐

二米饭150g、炒生菜50g、蒸扇贝20g、杂炒鱿鱼（20g）荷兰豆菜椒（80g）、卤味鸭翅50g

点评：蔬菜量较少，卤制品亚硝酸盐含量高，搭配不合理，三大营养素比例失衡。

午加餐

手撕面包100g、煎鸡蛋卷（鸡蛋2个、火腿肠5g、青椒粒5g）1个、圣女果10g

点评：手撕面包属于烘烤类食品，制作过程中使用大量油脂，反式脂肪酸含量高、热量高，易导致上火，不建议食用。

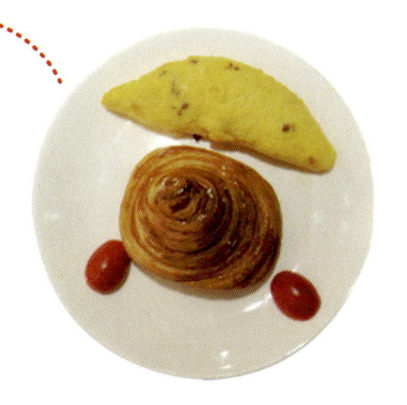

晚餐

纯杂粮米饭140g、肉末（30g）蒸南豆腐（200g）、炒油麦菜150g、蒸三文鱼150g

点评：以纯杂粮为主食，口感粗糙难消化，长期食用影响蛋白质及钙铁等矿物质吸收，不利于母胎体重增长。豆制品过量，易导致胀气。

晚加餐

麦方包 35g，蓝莓 20g，圣女果 10g，苹果 30g，纯牛奶 210mL

点评：晚加餐不建议食用水果，易加重胃肠负担，易损伤胃黏膜，易反酸，影响睡眠，尤其是高热量的水果，会影响次日空腹血糖值。

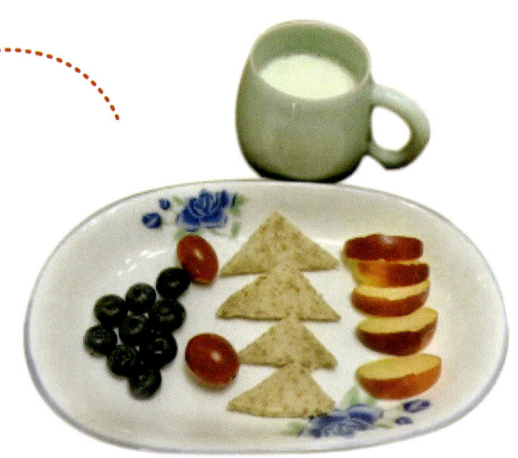

 一日点评

　　一日总热量约2600kcal，其中蛋白质占18%、脂肪占31.9%、碳水化合物占48.8%，三正餐热量占比为21.4%、16.3%、24.9%；三加餐热量占比为10.4%、18%、9%。一日总热量过多，三大营养素比例失衡，脂肪含量过高，加重心血管负担。此类饮食搭配易导致体重增长过快、巨大儿等并发症。

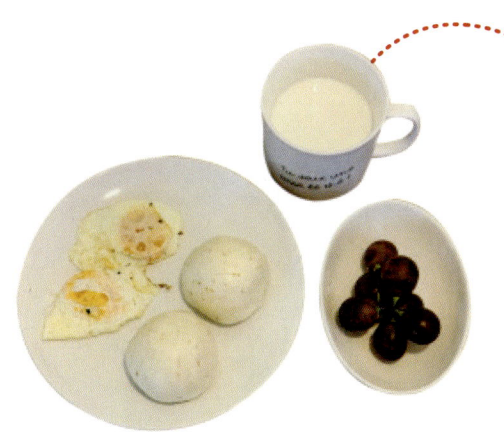

早餐

麦馒头 100g、煎荷包蛋 2 个、红提 100g，纯牛奶 180mL

点评：煎鸡蛋热量高，胆固醇过高，不易消化。红提属于高热量高 GI 水果，不建议正餐食用。

早加餐

核桃 10g、煎芋头糕 80g、纯牛奶 200mL

点评：芋头糕属于精制食品，升糖速度快，且油煎后热量高、油脂高，难消化。

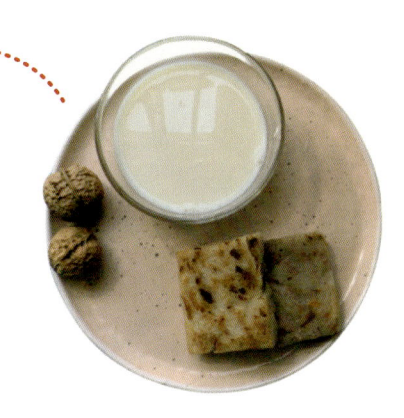

午餐

花样寿司 200g

点评：寿司大部分食材未经煮熟，配制过程易造成微生物超标，孕妇食用易导致胃肠不适。热卡高，三大营养素比例不均衡。寿司大部分属于糯米制品，黏性大，谨慎食用。

午加餐

西瓜 500g、坚果 20g

点评：水果量过多，并且西瓜属于低热量高 GI 食物，单糖含量高，短时间内食用易导致高血糖，血糖平衡欠佳者不建议食用。

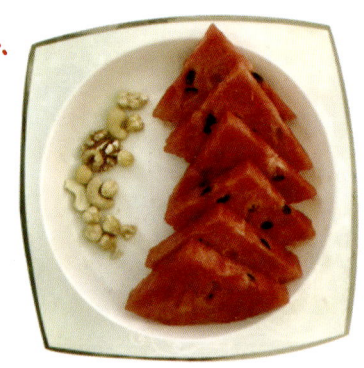

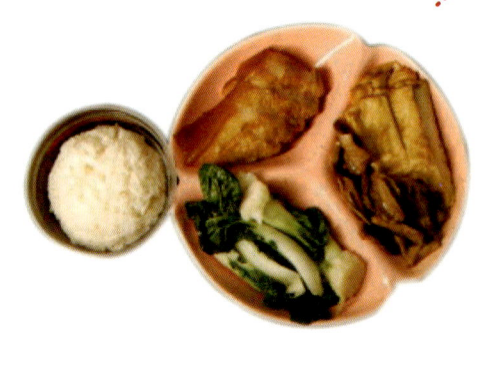

晚餐

二米饭 150g、五花肥叉烧 60g、炒奶白菜 100g、卤豆腐 50g、卤鹅肠 30g

点评：烹饪方式不健康，搭配不合理，三大营养素比例失衡，油脂含量过高，不利于控糖控重。

晚加餐

盐焗鸡爪 250g

点评：盐焗食品含盐量过高，会加重心血管负担。鸡爪的营养物质大部分为蛋白质和脂肪，过多食用易造成胆固醇高。

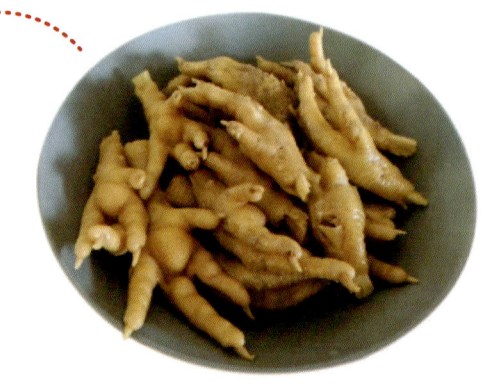

 **一日点评**

　　一日总热量约2700kcal，蛋白质占15.2%、脂肪占34.3%、碳水化合物占48.7%，三正餐热量占比为22.4%、25.8%、22.1%，三加餐热量占比为15%、13%、1.7%。热量过多，三大营养素比例失衡，脂肪含量过高，蛋白质含量不足。一日水果超量，蔬菜量不足，钠盐摄入过量，此类饮食易造成体重增长过快，不利于血糖管控，甚至可能诱发妊娠期高血压等疾病。

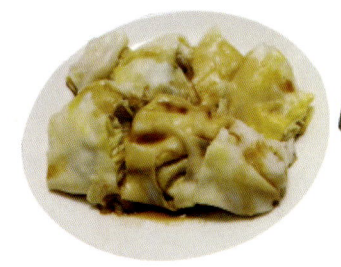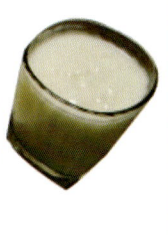

早餐

鸡蛋1个、肠粉300g、纯牛奶200mL

点评：肠粉属于精致食品，淀粉含量高，升糖速度快，不利于血糖控制，对于血糖不佳者不建议食用。

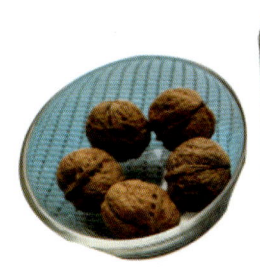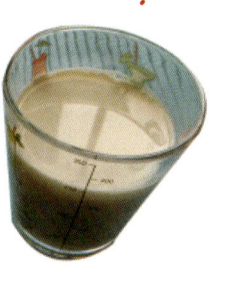

早加餐

核桃30g、纯牛奶250mL

点评：坚果量过多，核桃内油脂含量高，热量高，摄入过量易导致消化不良、腹泻、恶心等不适。对于超重孕妇，更应酌量食用。

午餐

二米饭 90g、蒸银鱼仔 30g、凉拌青瓜西兰花 70g、炒菜心生菜 130g

点评：碳水化合物不足，蛋白质含量少，总热量及营养不足，易引发饥饿性酮症，不利于母胎体重增长。

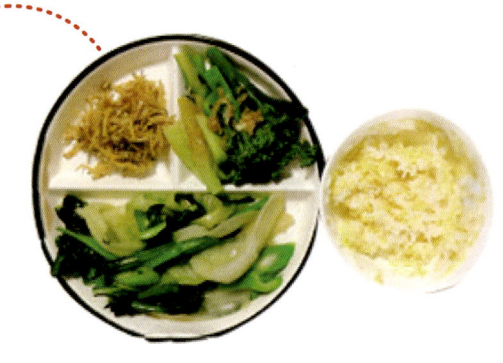

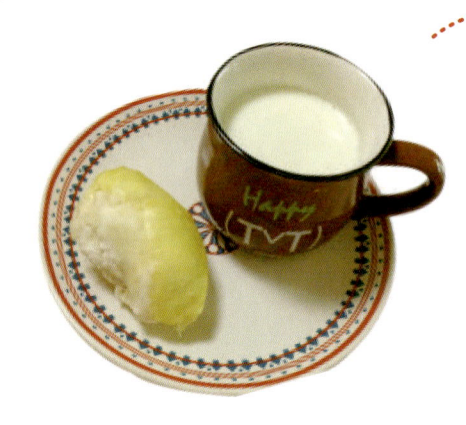

午加餐

榴莲 200g、纯牛奶 180mL

点评：榴莲属于高糖分、高脂肪、高热量的水果，且榴莲性热，易导致上火，引起口舌生疮、便秘等不适。

晚餐

意粉 100g、炒芹菜（20g）猪肉（40g）、炒奶白菜 120g

点评：碳水化合物不足，蛋白质含量少，总热量及营养不足，易引发饥饿性酮症，不利于母胎体重增长。

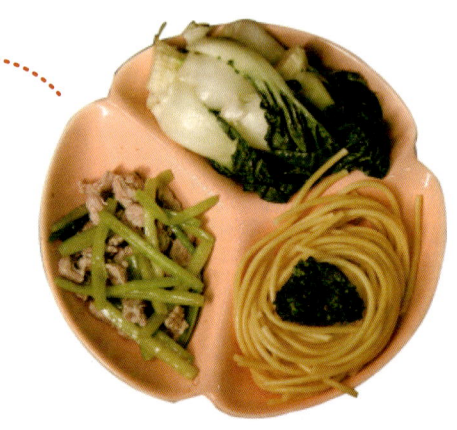

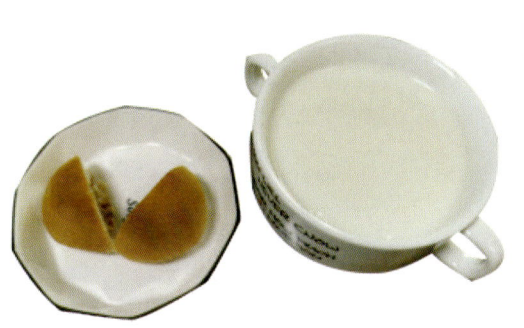

晚加餐

火腿月饼25g、孕妇奶粉35g

点评：月饼属于高脂肪高热量食品，且含有大量的糖分，升糖指数高。孕妇奶粉脂肪含量高，不利于母胎体重管理。

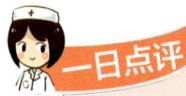

一日总热量约1700kcal，蛋白质占14.3%、脂肪占28.5%、碳水化合物55.4%；三正餐热量占比为22.3%、11.7%、14.3%，三加餐热量占比为17.1%、23.5%、11.1%。此类饮食搭配虽然总热量合理，但三大营养素比例欠佳，其中蛋白质大部分来源于奶制品，肉类摄入不足。

糖妈妈一天总热量要控制在合理范围，且不可因血糖的波动而减少热量的摄入。在食物的选择上，应做到三大营养素均衡。烹饪方式尽量避免煎、炸、焖、烘烤、卤制、腌制、烧烤、精致加工等。

可遵循糖妈妈饮食健康的"十个一"原则：

一份粮食250～300g，粗细搭配（大米∶杂粮=7∶3或8∶2）；一至二杯合适奶制品（300～500mL）；一斤蔬菜（500g），其中绿叶蔬菜占比50%；一日水果200～250g，建议在日间加餐食用，品种多样化，搭配合理化；100g豆制品；一定量的肉类（三至五份，红白搭配）；一个鸡蛋；一定量的调味剂（油25g，盐6g，不用或少用糖）；一定的饮水量（2000mL）；一份坚果（15～20g，建议在日间加餐食用）

参考文献

[1] 顾景范，杜寿玢，郭长江. 现代临床营养学[M]. 2版. 北京：科学出版社，2017.

[2] 杨月欣. 2018中国食物成分表标准版[M]. 6版. 北京：北京大学医学出版社，2018.

[3] 曾果. 公共营养学[M]. 北京：科学出版社，2019.

[4] 季兰芳. 营养与膳食[M]. 北京：人民卫生出版社，2019.

[5] 张爱珍. 医学营养学[M]. 北京：人民卫生出版社，2009.

[6] 中国营养学会. 中国居民膳食指南（2016）[M]. 北京：人民卫生出版社，2016.

[7] 孙长颢，凌文华，黄国伟等. 营养与食品卫生学[M]. 北京：人民卫生出版社，2017.

[8] 杨月欣. 公共营养师[M]. 北京：中国劳动社会保障出版社，2012.

[9] 向红丁. 向红丁图解糖尿病"三五"防糖法[M]. 北京：中国轻工业出版社，2017.

[10] 向丁红. 向红丁糖尿病饮食宜忌[M]. 北京：中国轻工业出版社，2013.

[11] 谢幸，孔北华，段涛等. 妇产科学[M]. 9版. 北京：人民卫生出版社，2018.

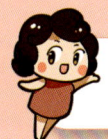

附录一：常见食物中碳水化合物含量表

序号	100g 食物	碳水化合物含量/g	序号	100g 食物	碳水化合物含量/g
1	米饭	25.6	21	青瓜（生）	2.4
2	小米粥	8.4	22	西葫芦	3.2
3	馒头	43.2	23	丝瓜	3.6
4	花卷	45.6	24	莴苣	2.2
5	面包	58.6	25	苦瓜	3.5
6	甜玉米	66.7	26	南瓜	4.5
7	面条	59.5	27	长茄子	3.5
8	魔芋	3	28	黄豆芽	3
9	饺子	24.5	29	绿豆芽	2.1
10	苏打饼	76.2	30	白萝卜	4
11	山药	11.6	31	红萝卜	7.7
12	红薯（生）	21.3	32	西红柿	3.5
13	燕麦片	61.6	33	西兰花	2.7
14	土豆	16.5	34	茭白	4
15	生菜	1.3	35	芹菜	2.5
16	油麦菜	2.7	36	辣椒	3.7
17	圆白菜	3.6	37	洋葱	9
18	白菜（白梗）	2.4	38	豆角	4.6
19	菠菜	2.8	39	荷兰豆	3.5
20	冬瓜	1.9	40	莲藕	15.2

序号	100g 食物	碳水化合物含量/g	序号	100g 食物	碳水化合物含量/g
41	毛豆	6.5	71	无花果	13
42	豌豆	55.4	72	橙子	11
43	鸡蛋	1.3	73	李子	8.7
44	鹌鹑蛋	2.1	74	杏	7.8
45	白切鸡	0.3	75	番石榴	14.2
46	猪瘦肉	2.4	76	石榴	18.7
47	牛肉（瘦）	0	77	樱桃	9.9
48	羊肉	0	78	柚	9.1
49	草鱼	0	79	葡萄	9.9
50	鲢鱼	0	80	西瓜	5.8
51	鲫鱼	3.8	81	西梅	10.3
52	鲳鱼	0	82	蓝莓	14.5
53	鲈鱼	0	83	火龙果（红肉）	13.3
54	鲤鱼	0.5	84	草莓	6
55	泥鳅	1.7	85	香蕉	20.8
56	鳙鱼	4.7	86	纯牛奶	4.9
57	鲍鱼（干）	13.7	87	酸奶	9.3
58	海虾	1.5	88	花生油	0
59	河虾	0	89	玉米油	0.5
60	扇贝	2.6	90	菜籽油	0
61	生蚝	0	91	大豆油	0
62	蛤蜊	2.8	92	橄榄油	0
63	海参	4.5	93	黄油	0
64	南豆腐	3.8	94	猪油	0
65	南豆腐干	10.7	95	花生	5.2
66	腐竹	21.3	96	葵花籽	12.5
67	豆浆	0	97	腰果	41.6
68	梨	7.3	98	核桃	9.6
69	苹果	12.3	99	开心果	21.9
70	桃	10.9	100	榛子（炒制）	4.9

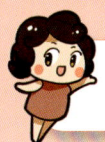

附录二："糖妈妈标准餐具"规格

本书中图片来源于不同的糖妈妈，其所使用的餐具规格不一，但在本书初级版"住院期间如何搭配出健康饮食（5天）"的餐图中统一使用了"糖妈妈标准餐具"，在此我们对"糖妈妈标准餐具"规格列出图示。

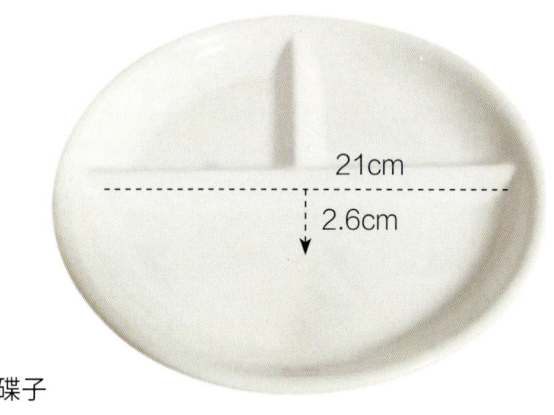

碟子

直径：21cm

深：2.6cm

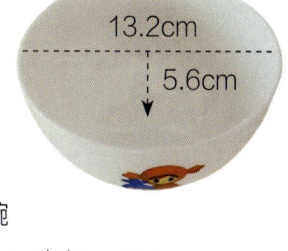

碗

上口直径：13.2cm

深：5.6cm

容量：350mL

杯子

上口直径：8cm

深：7cm

容量：260mL

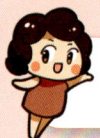

附录三：糖妈妈"背饭"小记

　　自从孕24周升级为"甜蜜蜜"的糖妈妈，外出上班就餐对我来说是考验和难题。上班的日子里，我"留恋家的味道"，希望"我的餐饮我掌控"，要求自己尽量做到每天中午"背饭"，饮食搭配从无从下手到现在可以尽情发挥。在遵守糖妈妈科学饮食搭配大规则的前提下，午餐需要搭得营养又健康，2个月了，我"背饭"吃得卫生、美味又健康，血糖调控得棒棒哒。有心的糖妈妈也可以试试哦。

　　作为"背饭"的上班族，我一般会在前一晚的晚餐后，敲定第二天中午的餐单。这里展示的中午餐单为清炒虾仁、蒸排骨、五彩缤纷杂蔬以及我最爱吃的二米饭。

　　6：50闹钟响起，开始为一日六餐做准备，快速地从冰箱拿出食材，把当天中午的虾仁剥壳，排骨解冻调味。杂蔬已提前一晚切好细丁，用保鲜膜封好，青菜已冲洗好，做好红肉白肉蔬菜淀粉的搭配，简单又快捷，留个美图秀一秀（图1）。

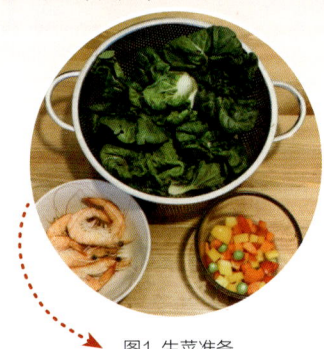

图1　生菜准备

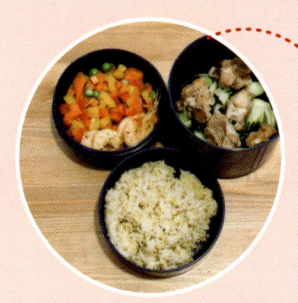

图2 美美哒定妆照

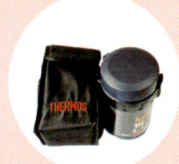

图3 上路私房菜

当然，米饭是先生在睡前用定时开关预设电饭锅煮的8∶2（大米∶小米）的二米饭。

菜的烹饪方式主要是清蒸和白灼，2个炉灶同时工作，先生动作麻利，一边排骨清蒸10分钟，一边虾和青菜分别白灼10分钟和3分钟，然后清炒红白肉丁3～5分钟，整个烹饪时间15～20分钟，丰富的午餐就准备好啦。出门前拍张"美美哒定妆照"（图2）和"上路私房菜"（图3）。

中午12∶05，准时开动，打开保温盒，饭菜都保持着出门前80%的好状态，烫烫的虾仁，热热的排骨，温温的米饭，入口温度刚刚好，味道比"堂食"虽略微逊色，但可以忽略不计，因其中有浓浓的"爱味"（图4）。

刘驿乐

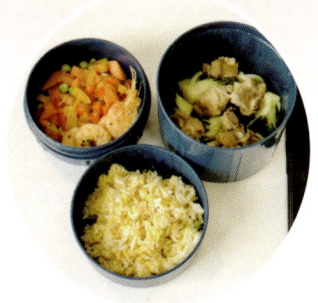

图4 开吃前浓浓的"爱味"

附录四：编委糖妈妈们的孕期控重控糖和产后减重甩糖的战况

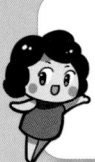

姓名	干预孕周	宝宝出生体重/g	孕前体重/kg	孕期增重/kg	产后3个月体重/kg
陈友焕	12+	3250	60	12	56
叶端玲	24	2945	65	12.5	64.8
温有金	8	3550	95	6	93
黄莉莉	29	3580	57	11	56.5
吴小庄	11	3620	50	12.3	49
陈少意	28+	3520	43	13.7	45
张映暖	6	3690	53	11.5	52
肖彩茶	25	3000	60	11.3	55
艾贤妍	6	3220	48	11.5	51
常结仪	24+	3900	53	14	52
梁嘉敏	24	2620/2330（双胞胎）	57	15.2	58
刘丽静	6	3220	48	11.5	49
陈若芬	26	3490	49.5	14	50
林迎珠	26+	2080/1830（双胞胎）	52	16.5	52
彭迪华	22	3570	57.5	9.5	56
杨韵贤	25+	3290	49	13.4	51
卢 婵	23	2710	45	15	50
韦 新	22	3460	66	9	62.5
白敏华	25	3500	66	9.5	产后1个月63.1
林淑娟	24+	2810	46	10.5	产后1个月51
罗 昊	24	3400	54	16	49.5
刘少婷（孕期）	24+		50		
马敏婷（孕期）	29		55		
樊 瑶（孕期）	24		60		

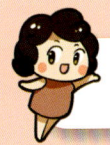 **附录五：扑克牌的设计和使用说明**

2019年美国糖尿病协会发布了有关营养治疗的新共识，强调临床医护需要考虑糖妈妈的文化背景、个人喜好、合并症及所生活的社会经济环境，为其制订个体化的饮食计划。但对于大部分糖妈妈来说，掌握食物交换份法是一个难题，且每餐都计算热量特别繁琐，因此难以实现科学的饮食计划。为帮助糖妈妈更好地实现饮食管理，广州医科大学附属第三医院糖妈妈俱乐部团队，创新地打造了群众喜闻乐见的、以"看图对话"为模式的、简单易懂的《图说糖妈妈饮食3+3》扑克牌。该扑克牌便于看图配餐，让家庭在配餐的喜乐中，学到科学的营养知识，养成良好的生活习惯，对防治未病大有裨益。

扑克牌的设计和使用说明如下：

（1）它是一副完整的扑克牌，共54张。扑克牌元素齐全，可以用于扑克牌游戏。扑克牌中的"大王"和"小王"，分别为一日六餐的食谱图集和备餐原材料大全，展现一日饮食营养的全面均衡和食物的优质，让糖妈妈吃得开心和放心。

（2）它是一套以"看图对话"为模式的饮食科普图集。糖妈妈可以根据自己的身体状况和饮食习惯，参考我们建议的食疗方案，了解自己每天摄入的总能量和所需的营养素的种类。简单易懂，便于实践，可达到控制糖妈妈血糖并促进胎儿健康成长的目的。

（3）利用扑克牌可搭配出一日六餐。"糖妈妈饮食3+3"指一日饮食模式中的"3大餐+3小餐"。"3大餐"指1个早餐+2个正餐（午餐和晚餐）；

"3小餐"指1个宵夜+2个加餐（早加餐和下午茶）。糖妈妈随意挑出一张方块+两张红桃+两张梅花+一张黑桃便可组成一天的饮食计划。

（4）兼顾个体饮食习惯，方便轻松配餐。糖妈妈一日热量需求为1500～2300kcal（具体因人而异），扑克牌中早餐热量为315～453kcal，正餐为421～477kcal，加餐为162～346kcal，宵夜为126～252kcal。

建议的进餐时间：早餐：7:00—7:30；早加餐10:00—10:30；午餐12:00—12:30，下午茶15:00—15:30，晚餐17:30—18:30；宵夜21:00—21:30。

优化进餐时间有利于调控血糖，保障全天24小时母胎热量的合理供给。